Homöopathie in Psychiatrie und Neurologie

Ein Leitfaden

Von Dr. med. Benno Wipp

2., überarbeitete und erweiterte Auflage

Karl F. Haug Verlag · Heidelberg

CIP-Kurztitelaufnahme der Deutschen Bibliothek

Wipp, Benno:
Homöopathie in Psychiatrie und Neurologie: e. Leitf. / von Benno Wipp. — 2., überarb. u. erw. Aufl. — Heidelberg: Haug, 1984.
ISBN 3-7760-0776-1

Herstellerische Betreuung: Axel Treiber

©1979 Karl F. Haug Verlag GmbH & Co., Heidelberg

Alle Rechte, insbesondere die der Übersetzung in fremde Sprachen, vorbehalten. Kein Teil dieses Buches darf ohne schriftliche Genehmigung des Verlages in irgendeiner Form – durch Photokopie, Mikrofilm oder irgendein anderes Verfahren – reproduziert oder in eine von Maschinen, insbesondere von Datenverarbeitungsmaschinen, verwendbare Sprache übertragen oder übersetzt werden.
All rights reserved (including those of translation into foreign languages). No part of this book may be reproduced in any form – by photoprint, microfilm, or any other means – nor transmitted or translated into a machine language without written permission from the publishers.

2. Auflage 1984

Verlags-Nr. 8407 · ISBN 3-7760-0776-1

Gesamtherstellung: Pfälzische Verlagsanstalt, Landau/Pfalz

Inhalt

Vorwort zur 2. Auflage	9
Vorwort zur 1. Auflage	11
Einleitung	13
Homöopathische Semiologie	15
Inaffinimentationstheorie	18
Homöopathische Semiologie als Kunde von den Krankheitszeichen und -zufällen	22
Die Semiologie und ihre Bedeutung	33
Technik homöopathischer Therapie	36
Meine Erfahrungen mit homöopathischer Therapie in der Neurologie und Psychiatrie	53

1. Teil:

Neurologie in kurzgefaßten Fallschilderungen 65

Ein Fall von Halbseitenlähmung im Gesicht	67
Ein anderer Fall von Nervenlähmung	67
Ein dritter Fall einer Halbseitenlähmung	67
Ein vierter Fall einer Halbseitenlähmung	68
Ein fünfter Fall einer Halbseitenlähmung	68
Nun einige Fälle von Lumbago	69
Nächster Fall	69
Nächster Fall	70
Ein Fall von Ischias	70
Noch ein Fall von Ischias	71
Noch ein Fall von Ischias	72
Zentrale Neurologie	74
Ein anderer Fall von Kopfschmerzen	75
Ein anderer Fall von Kopfschmerzen	76
Ein weiterer Fall von Kopfschmerzen	76

Noch ein Fall von Kopfschmerzen 77
Noch ein Fall von Kopfschmerzen 77
Ein weiterer Fall von Kopfschmerzen 78
Noch ein Fall von einem solchen Patienten 79
Noch ein Fall solcher Kopfschmerzen 79

2. Teil:
Psychiatrie in kurzgefaßten Fallschilderungen 81
Ein Fall von Magersucht 85
Ein anderer Fall von Magersucht 86
Ein anderer Fall von Magersucht 87
Ein anderer Fall von Magersucht 88
Noch ein Fall von Magersucht 88
Nun ein Fall von Fettsucht 89
Nächster Fall von Fettsucht 90
Noch ein Fall von Fettleibigkeit 91
Noch ein Fall von Fettsucht 92
Noch ein Fall von Fettsucht 92
Noch ein Fall von Fettsucht 93
Noch ein Fall von Fettsucht 93
Erst ein Fall von seniler Demenz 94
Über Demenz im besonderen 95
Nun ein paar Zeilen über den Schwachsinn 96
Was ist Verhältnisschwachsinn? 97
Wie muß ein Mensch beschaffen sein, um nicht als Trottel angesehen zu werden? 99
Ist der Mensch „normal" oder ist er es nicht? 100
Ist der Mensch abnorm oder ist er es nicht? 100
Ist der Mensch stur oder nicht? 101
Ist der Mensch schon Mensch oder wird er es erst? . . . 101
Ist der Mensch frei oder ist er es nicht? 102

Kann der Mensch seine Liebes- und Sexualwünsche unterdrücken oder nicht? 102
Ist der Mensch schon Mensch in seiner Zeugungsminute oder nicht? 103
Kann man Menschen still verkommen lassen oder nicht? . . 104
Ist der Mensch irr oder ist er es nicht? 105
Ist der Mensch verrückt oder nicht? 105
Ist der Mensch schizophren oder ist er es nur manchmal? . . 108
Ist der Mensch depressiv oder ist er es nicht? 109
Ein besonderer Fall einer Depression 111
Noch ein Fall einer Depression 112
Noch ein Fall von Depression 113
Noch ein Kapitel über menschliche Sonderheiten 114
Die sturste Krankheit, die es gibt 114
Ein Fall von Eifersuchtswahn 115
Ein Fall normal-menschlicher Liebessehnsucht 117
Ein Fall von Altersdepression 118
Ein Fall von Sucht 118
Ein Fall von Epilepsie 119

3. Teil:
Eine Fallschilderung in extenso – Eine Psychose? 123

4. Teil:
Ausgewählte Kapitel aus der Psychiatrie 133
    Illusionen – Halluzinationen – Visionen 135
    Eine Betrachtung über menschliche Bewußtseinslagen . . . 141

5. Teil:
Fallschilderungen in extenso aus meiner homöopathischen Nervenarztpraxis 149
    Grundsätzliche Leitgedanken 151

Ein Fall von postluischer Mastdarmlähmung 156
Ein Fall von Fieberdelir 156
Ein Fall von Fieberhalluzination 157
Therapie einer blanden schizophrenen Psychose 157
Eine Halbseitenlähmung und ihre Heilung 168
Ein Fall von Zyklothymie und ihre homöopathische Heilung mit Aurum 170
Über die Brauchbarkeit normaler antibiotischer Therapie und normaler Laboruntersuchungsergebnisse 174
Homöopathische Hochpotenzen und ihre Wirkung 176
Seneca, Sucht und Inaffinimentation im Dienst der Neurosenbehandlung und deren Heilung mit homöopathischen Arzneien 179
Der labile Hochdruck und seine homöopathische Therapie . 185
Ein Fall von Epilepsie ohne abklärbare Ursachen 194
Nun ein Fall von nicht abklärbarer Epilepsie 200
Zusammenfassung der wichtigsten homöopathischen Arzneien in der Psychiatrie 201
Die Semiologie in der Homöopathie und die Symptomatologie in der Klinischen Lehre 205
Ein Fall von Fazialisparese 213
Ein Fall von Hypoglykämie 216
Die geistartige Wirkung homöopathischer Arzneien in psychiatrischer Sicht 218
Normale Psychotherapie in Verbindung mit normaler ärztlicher Hypnose 226
Allgemeine Schlußbetrachtungen 248
Schlußwort 254
Register 255

Vorwort zur 2. Auflage

Mit stillem Dank habe ich die Aufforderung des Verlegers aufgenommen, eine zweite Auflage meines Erfahrungsberichtes auszuarbeiten.

Sie liegt nunmehr fertig vor mir. Und, nachdem ich mich entschlossen habe, diese Auflage zu überarbeiten, ist daraus mehr als ein Erfahrungsbericht geworden. Jetzt ist dieses Buch nämlich ein Leitfaden für menschengemäße Therapie und sieht schon mehr aus nach einem Leitfaden menschlichen und menschenwürdigen Behandelns und Heilens schlechthin.

Meine Semiologie habe ich nunmehr so klar und feindifferenziert aufgezeichnet, daß nunmehr jeder sich in ihr nicht nur zurechtfindet, sondern sie auch gleich sinnvoll anwenden kann.

Sie ist das Kernstück gekonnter Befunderhebung und differentialdiagnostischer Abklärung von Krankheitszeichen und -zufällen, nicht nur im homöopathischen, sondern im streng wissenschaftlichen Sinn überhaupt.

Vor mir hat es in der gesamten Inneren Medizin an Klarheit der Begriffe genauso gefehlt wie an Klarheit der Ordnung von Zeichen und Zufällen innerer Krankheiten.

Genauso hat es auch an klaren Begriffen gefehlt hinsichtlich medizinischer Vorstellungen, nicht nur in diagnostischer, sondern auch in prognostischer und demnach auch in therapeutischer Hinsicht. Nicht zuletzt habe ich genaue Erfahrungswerte gebracht hinsichtlich des therapeutischen Vorgehens bei alten Krankheitsprozessen und Leidenszuständen, bei denen die allopathische Heilweise von jeher versagt hat und auch weiterhin versagen wird, so lange sie nicht ihre alten Denkmodelle revidieren will oder wird.

Nehmen wir nun auch noch jenes Kapitel vor, das die Wirkung homöopathischer Arzneien betrifft. Hier erfolgt eine klare Abrechnung mit jenen, die Medizin studiert haben und behaupten, verstanden zu haben. Hier muß ich sie Meßwerte abnehmen lassen, über die weder ein Chemiker noch ein Physiker ein Wort verlieren, weil es für sie normale Größen sind.

Daher zum Schluß noch einige Aphorismen des Göttinger Physikers *Georg Christoph Lichtenberg* (1742–1799) zum Nachdenken:

„Es habe die Wirkung, die gemeiniglich gute Bücher haben: Es machte die Einfältigen einfältiger, die Klugen klüger und die übrigen Tausende blieben ungeändert."

„Wenn ein Kopf auf ein Buch stößt und es tönt dabei hohl, so liegt die Schuld nicht allemal am Buche."

„Die meisten Glaubenslehrer verteidigen ihre Sätze nicht, weil sie von der Wahrheit derselben überzeugt sind, sondern weil sie diese Wahrheit einmal behauptet haben." –

München, im Frühjahr 1984 *Benno Wipp*

Vorwort zur 1. Auflage

Von meinen Kollegen ermutigt, wage ich es, diesen Erfahrungsbericht, der die Ergebnisse meines Wirkens als Neurologe und Psychiater umfaßt, der Öffentlichkeit zu übergeben.

Es stellt dies nichts weiter dar als den Versuch, mit strengster klinischer Untersuchungstechnik zu beweisen, daß Menschen Menschen sind und als solche ernst genommen werden wollen.

Vielen meiner Kollegen habe ich mit meiner streng klinischen Untersuchungsmethode und mit meiner streng *Hahnemann*schen Therapie wieder zu Gesundheit und voller Schaffenskraft verholfen und sie – nach ihren eigenen Worten – von einer chemischen Zwangsjacke befreit und ihnen wieder menschenwürdiges Leben und Wirken als verantwortungsbewußte Ärzte ermöglicht.

Für meine Kollegen vom Fach soll dies ein Hinweis sein, wie man noch ärztlich wirksam sein kann, ohne der klassischen Psychiatrie untreu werden zu müssen, trotzdem noch brauchbare Behandlungsergebnisse zu bewerkstelligen und Menschen Mensch sein zu lassen.

Für alle medizinisch Tätigen soll es eine Möglichkeit der Heilung aufzeigen, die von jedem Arzt zu erlernen ist, wenn er genügend klinische Psychiatrie während seiner Assistentenzeit kennengelernt und sich mit den Grundsätzen *Hahnemann*scher Therapie und klinischer Diagnostik vertraut gemacht hat.

Ohne genaue Kenntnis der klinischen Untersuchungstechnik und ohne Kenntnisse der Semiologie in der von mir erarbeiteten Form, kann ich schon jetzt sagen, daß eine brauchbare Therapie sowohl von Psychosen als auch von neurologisch-internen Erkrankungen nicht möglich ist und zur menschlichen Katastrophe führt.

Meinen jungen Kollegen möge es ein Ansporn sein, möglichst gute Semiologen zu werden, um schnell und sicher diagnostizieren zu können und keiner Labormedizin sich verschreiben zu müssen, sondern menschlich mit Menschen umgehen zu lernen und nur dort Laborwerte anzuerkennen, wo menschlich keine andere Wahl mehr möglich ist.

Unter extremsten Bedingungen trotz aller Schwierigkeiten noch klinisch untersuchen und therapieren zu können, soll jedem jungen Arzt als inneres Leitbild vor Augen stehen. Nur dann wird er sich frei machen können für ein normal-menschliches Verhalten seinen Patienten gegenüber und für eine Therapie, ohne Illusionen und Versprechungen kranken Menschen zu machen, die nicht erfüllt werden können.

München, im April 1979   *Benno Wipp*

Einleitung

Die homöopathische Therapie ist eine spröde Technik. Wer aber einmal das Prinzip erkannt hat, will sie nie mehr missen.

Ich habe mit strengster klinischer Observanz meine Therapie ausgefeilt und mit stets gleichbleibendem Erfolg einsetzen können und wirken sehen.

Eine Voraussetzung ist jedoch unabdingbar notwendig, nämlich eine disziplinierte klinische Untersuchungstechnik, weil sie allein die Gewähr für eine erfolgreiche Therapie ist.

Alles kann man den homöopathischen Ärzten vorwerfen, nur eines nicht, nämlich oberflächliche Untersuchungsmethodik. Gerade diese treue klinische Untersuchungsmethodik aber ist es, was den homöopathisch arbeitenden Arzt ausmacht und nicht seine „verdünnten" Arzneien. Sie stehen außer Diskussion, weil sie genauso erklärbar sind wie alle anderen Arzneien.

Wer etwas anderes behauptet, ist nicht auf dem laufenden.

Aber gerade die homöopathische Diagnostik und Therapie erfüllt die Forderungen nach einer wissenschaftlichen Medizin: Sie ist streng am Menschen geprüft und in ihren Zeichen und Zufällen so einmalig präzis und verläßlich, daß man sich immer wieder wundern muß, mit welcher Sorgfalt und Treue unsere Kollegen vor nunmehr über 150 Jahren ihre Prüfungsprotokolle führten über Arzneien, die sie an sich selbst prüften und deren Wirkungen heute noch genauso zuverlässig sind wie damals.

Wo ist in der heutigen Zeit ein solches Kollegium von Ärzten aller Fachrichtungen, das sich zu solchen gefährlichen und opfervollen Arzneiprüfungen bereit erklärt und seine Gesundheit aufs Spiel setzt, um Menschen helfen zu können? Ich kenne kein solches Kollegium außerhalb der homöopathischen Ärzteschaft.

Ich kenne nur Kollegen, die sich – ohne irgendeine Sachkenntnis zu besitzen – hinstellen und sagen: „Wer mit solchen Methoden arbeitet, ist nichts weiter als ein Scharlatan und im besten Falle selber die Arznei für seine Patienten." Wäre es je so gewesen, dann gäbe es schon längst keine solchen Ärzte mehr, weil sie schon längst ausgestorben wären, gerade in der heutigen Zeit, in der menschliches Mitempfindenkönnen schon als romantisch-nostalgischer Versuch gilt, sich interessant zu machen.

Jede Therapie ist letztlich eine Therapie der Person und nichts sonst.

Dies gilt sowohl für den Patienten als auch für den Arzt.

Homöopathische Semiologie

In meinem Bemühen um klare Begriffe bin ich immer wieder über den Gebrauch des Wortes „Symptom" gestolpert, weil es mich in seiner Anwendung auf das Krankheitsgeschehen beim Menschen durch seine Ungenauigkeit störte. Es forderte mich zur sprachwissenschaftlichen Abklärung heraus. Zu meinem Erstaunen stellte ich fest, daß das Wort „Symptom" im normalen Sprachgebrauch nur „Zufall" bedeutet, sonst nichts.

Ich suchte nun nach einem anderen Wort in der Krankheitslehre der alten Ärzte vor *Virchow*, nämlich nach dem Wort „Semiologie". In Griechenland ist dieses Wort noch heute jedem Arzt geläufig.

Ich suchte in alten medizinischen Lehrbüchern aus der ersten Hälfte des 19. Jahrhunderts und fand dort eine normale Trennung zwischen „Symptomatologie" und „Semiologie".

Ich ging nun diesem Unterschiede nach und stellte fest, daß die „Semiologie" die Lehre von den „Krankheits-Zeichen" ist und sonst nichts.

Schon in meinem Wörterbuch der altgriechischen Sprache steht unter „Semeion" die deutsche Übersetzung: „Sichtbares Zeichen."

In der alten Semiologie bis zur Mitte des vorigen Jahrhunderts wurden – irrtümlich – hierunter nur pathologisch-anatomische Substrate im Sinne von Krebsgewächsen, die makroskopisch sichtbar waren, verstanden.

Meine Vermutungen, daß solche abstrusen Vorstellungen von *Virchow* verworfen werden mußten, sollten sich bestätigen. Von ihm wurde das Wort „Semiologie" nicht mehr in den Mund genommen. Somit wurde mir klar, daß just er es war, der seine Vorstellungen von einer strengen klinischen Semiologie revidieren mußte und dafür Mißverständnisse eintauschte.

Krankheitszeichen und -zufälle wurden unter dem verwaschenen und irreführenden Begriff der „Symptomatologie" zusammengefaßt und erschwerten klares folgerichtiges Denken und Handeln in diagnostischer und erst recht in therapeutischer Hinsicht.

Objektiv faßbare Krankheitszeichen und subjektiv geäußerte Krankheits-Zufälle oder kurz: „Beklagte Beschwerden des Kranken" wurden seither immer mehr in der diagnostischen Bewertung einander gleichgestellt und führten immer mehr zur Verunsicherung ärztlicher Zusammenschau und Diagnostik eines Krankheitsbildes, die bis heute in einem mit äußerster Akribie betriebenen Objektivierungsversuch moderner Labordiagnostik ausgeschaltet werden soll.

In der Neurologie und Psychiatrie ist solches Vergehen bis heute noch nicht möglich. Hier gelten noch semiologische Gesetzmäßigkeiten wie eh und je.

Ohne mir etwas vorhalten lassen zu müssen, kann ich sagen, daß rund 95 % aller internen Erkrankungen – und psychiatrische Erkrankungen sind nichts anderes – meist ohne jegliche Laboruntersuchungen klinisch abgeklärt werden können und von mir in dieser Art abgeklärt werden.

So und nur so ist es möglich, klinische Psychiatrie zu betreiben und homöopathische Arzneitherapie zu ermöglichen, weil sie nämlich sehr präzise Differenzierung nach Zeichen und Zufällen in ihrer Arzneiwirkung kennt und nicht – wie es immer wieder heißt – stupide Symptomenhascherei betreibt.

Nur wer solche Unterscheidungen zu machen weiß, ist in der Lage, die Wirkungen von homöopathischen Arzneien wissenschaftlich zu beurteilen. Ohne eine solche streng klinische Untersuchung und ohne strenge hierarchische Ordnung von befundenen Zeichen und Zufällen ist eine auf das Krankheitsbild passende Arzneimittelwahl nicht möglich.

Erst kommen die äußeren sichtbaren Zeichen. Ihnen folgen die inneren Zeichen erster und zweiter Ordnung, nämlich Zwerchfellstand und Lebergrenzen, danach Ausscheidungen über Darm, Nieren und Haut sowie qualitative und quantitative Beschaffenheit der Menstruation und ihre Regelmäßigkeit im weiblichen Organismus.

Nach den somatischen Zeichen kommen die somatischen Zufälle, auch beklagte Beschwerden des kranken Menschen genannt. Erst dann kommen die psychischen Zeichen und nach ihnen die psychischen Zufälle.

Warum die psychischen Zeichen und Zufälle an den Schluß kommen, ist logisch verständlich, weil just sie den Ausschlag geben sollen bei der Differenzierung des zum Einsatz kommenden Arzneimittels und seine Führung durch den Heilungsprozeß.

Bei ihm wird sonnenklar, wie vielschichtig ein Prozeß ist, der bei einer Psychose abläuft. Ein solcher Prozeß ist weit vielschichtiger als

Menschen es sich vorstellen, die nicht logisch denken wollen oder können. Sonst müßten sie schon längst pathologische Zustände bei Psychosen funktionell und nicht statisch aufzufassen gelernt haben.

Weder Zeichen noch Zufälle eines Krankheitsbildes sind statischer Natur, solange der Kranke noch lebt. Erst, wenn er tot ist, setzt die Statik ein.

Solange also ein Mensch noch lebt, ist alles noch im Fluß. Wir nennen das funktionell-pathologisches Geschehen. Und als solches ist noch Menschenmögliches zu tun.

Solange noch ein stummer Austausch von Energien im Körper des kranken Menschen erfolgt, sind noch Hilfen möglich, die sehr viel weiter reichen als Menschen es sich vorstellen können, die, kurz gesagt, homöopathische Arzneien unter schwersten Bedingungen noch nicht haben wirken sehen. Sauberes Arbeiten und Denken sind unumgängliche Voraussetzung und außerdem noch genaueste Kenntnis aller semiologischen Gesetzmäßigkeiten, von der äußerst präzisen und umfassenden Kenntnis aller in Frage kommenden homöopathischen Arzneien, deren Wirkungen und Anwendungen sowie deren exakte Dosierungen.

So, nur so, kommt man hinter Zusammenhänge, die bei einer Psychose bestehen und die anders niemals aufgedeckt werden konnten, bis mir ihre Aufdeckung in jahrzehntelanger mühevoller Beobachtung gelungen ist.

Ich wäre wahrscheinlich längst darüber verrückt geworden, wenn ich nicht immer wieder die gleichen Beobachtungen bei allen psychisch erkrankten Menschen gemacht und nicht immer wieder die gleichen Heilerfolge gehabt hätte bei stets gleicher Wirksamkeit der Arzneien.

Die Semiologie ist das Kernstück der homöopathischen Diagnostik und Therapie und eine unumgängliche Voraussetzung für das Verständnis ihrer Wirkung.

Jeder Arzt sollte sie kennenlernen und sie im ärztlichen Sinne als alleinig menschenadäquate Therapie gelten lassen. Dies ist man jenen Kollegen schuldig, die vor Generationen ihr Leben und ihre Gesundheit einsetzten und menschengemäße Arzneien auf ihre Brauchbarkeit und Wirkung prüften. Ihnen soll stets unser Dank gewiß sein! –

Inaffinimentationstheorie

Im vorigen Kapitel sagte ich schon, daß das Geschehen beim Patienten nur funktionell aufgefaßt werden kann und soll.

Ich will es noch genauer differenzieren:

Wird ein Organ in seiner Funktion gestört, so funktioniert sofort jedes nachfolgende Organ nicht mehr normal. Ist ein solches Organsystem erst einmal in seiner normalen Funktion gestört, so folgen sämtliche anderen Organsysteme nach. Gerade diese Störungen nenne ich schlicht eine gestörte Affinimentation oder kurz ausgedrückt „Inaffinimentation".

Sie umfaßt den gesamten Funktionsablauf von den Störungen im Stoffwechsel der einzelnen Zellen über ein ganzes Organ und schließlich aller Organsysteme.

Wie weit solche Störungen reichen können, kann nur ein Psychiater geistig erfassen und würdigen.

In Anbetracht der Verhältnisse, in denen unsere medizinische Wissenschaft sich heute befindet, halte ich es für nötig, folgende Tatsachen zu überprüfen:

1. In jeder Krankheit ist ein Prozeß zu verfolgen, der nach bestimmten Gesetzmäßigkeiten abläuft. Man nennt solche Prozesse kurz „akute" Prozesse.

    Ist ein solcher Prozeß nicht sofort heilbar, dann wird er „subakut" und schließlich chronisch.

    Ein solcher Prozeß ist dann nicht mehr sofort heilbar, weil er schon mindestens mehrere Organbereiche ergriffen hat und nicht mehr nur einen. Somit ist er nicht mehr auf einen einzelnen Organbereich fixiert, sondern bereits auf nachfolgende und nachgeordnete.

    Wenn man nun versuchen will, einen solchen subakuten Prozeß zu heilen, dann muß man ihn erst wieder in den akuten Prozeß überführen, um ihn gerade aus diesem heraus dann zu heilen.

    In einem Prozeß, wie er mit aller Folgerichtigkeit bei einer schweren Psychose vorliegt, kann man von mindestens vier solcher gestörten Organbereiche sprechen, nämlich:

    a) von einem intestinalen Bereich,

b) von einem endokrinen Bereich,
c) von einem seelischen Bereich und
d) von einem geistigen Bereich.

Ich will nur nochmals aufzeigen:

zu a) Jeder psychisch Kranke hat intestinale Störungen. Man muß sie allerdings zu finden wissen, was aber sehr leicht ist, nämlich im Zwerchfellhochstand.

zu b) Jeder psychisch Kranke hat endokrine Störungen, nämlich äußerst sichere Stigmata an Händen und Füßen, weil sie nämlich entweder kalt oder heiß, verschwitzt oder verfärbt sind.

zu c) Im seelischen Bereich stimmen niemals Stimmungslage und Verhaltensweise.

zu d) Im geistigen Bereich liegen immer Störungen des Gedächtnisses und seiner nachfolgenden Funktionen, nämlich im formalen und inhaltlichen Denken, vor.

2. Ist ein psychischer Prozeß frisch, so kann man ihn sehr schnell ausheilen, nämlich mit einer einzigen Arznei, wie man es bei einer reaktiven Depression beispielsweise beobachten kann. Ist sie aber älter als ein Vierteljahr, dann muß man still und streng die ganze innere Skala von Krankheitsmöglichkeiten abspielen, sonst kommt man nie zu einer normalen Ausheilung von solchen psychischen Erkrankungen.

In meiner psychiatrischen Praxis habe ich nur sehr selten einmal das Glück gehabt, eine so frische Psychose zur Behandlung zu bekommen, daß ich sie mit nur einem Mittel zur Normalisierung führen konnte.

In der Regel kommen faustdicke Depressionen erst nach ein paar Jahren in psychiatrische Behandlung, weil just solche Patienten unter sehr leicht faßbaren körperlich-internen Störungen zu leiden sich beklagen: angefangen bei den Schlaf- und Appetenzstörungen bis hin zu den menschlichen Versagensstörungen in Beruf, Familie und Ehe.

Bis so ein psychisch Kranker zum Nervenarzt kommt, sind meist schon ein paar Jahre vergangen. Erst ihm soll es gelingen zu sagen: „Das ist eine schwere Depression." – In meiner Praxis häufen sich in letzter Zeit solche Patienten.

„Normale" Menschen habe ich in meiner Praxis noch nicht erlebt, von gelegentlich frischen neurologischen Fällen abgesehen.

3. In mancher psychiatrischen Praxis kommen schon einmal „frische" Fälle von Psychosen vor. Bei mir sind sie wie gesagt sehr selten.
Das liegt nicht an mir und nicht an meinen Patienten, sondern in der Natur der Sache.
In absehbarer Zeit werden solche Patienten sehr viel häufiger sein, und ich hoffe, daß sich meine Kollegen vom Fach dann sehr gerne meiner Methoden bedienen werden, weil sie dann sehr schnell werden helfen können. Mehr möchte ich nicht sagen.

Ich habe mir lange den Kopf zerbrochen, wie ich meine Therapie am leichtesten verständlich machen soll.
Ich bin zu der Überzeugung gekommen, daß ich sie menschlich gesehen am besten verständlich machen kann, wenn ich meinen Kollegen sage, wie sie vorgehen sollen. Gerade das ist sehr leicht verständlich, wenn ich ihnen sage, sie sollen sich jeden Patienten klinisch vornehmen und ihn nach den Regeln der klinischen Untersuchungstechnik durchuntersuchen.
Sie kommen sehr schnell hinter einen Zwerchfellhochstand. Sie finden sehr schnell ein körperlich-internes Krankheitszeichen und sehr schnell noch andere körperlich-interne Störungen, wenn sie diese nur finden wollen. Sie kommen sehr schnell auf die seelischen und geistigen Krankheitszeichen, wenn sie sich ihrer klinischen Psychiatrie erinnern wollen.
Just so muß man nämlich vorgehen, wenn man eine Psychose heilen will. Dann sieht man auch von selbst, daß Psychosen nichts anderes sind als eine besondere Art von internen Erkrankungen.

Die Wahl der Mittel ist sehr leicht, wenn man nur streng und genau nach den Richtlinien der klinischen Semiologie vorgeht und ihre hierarchische Ordnung kennt. Sie ist sehr leicht und unmißverständlich; genau wie ein psychischer Befund für einen Psychiater nach psychiatrisch-klinischen Gesichtspunkten keine Schwierigkeiten bietet.

Ich habe so Menschen normalisieren können, von denen man sonst mindestens fünf bis zehn Jahre Klinikaufenthalt in den staatlichen Nervenkrankenhäusern zu erwarten gehabt hätte.

Ich möchte nicht prahlen, sondern nur sagen, daß so etwas nicht ins Reich der Fabeln gehört.

Homöopathische Semiologie als Kunde von den Krankheitszeichen und -zufällen

Einteilung der Krankheitszeichen und -zufälle bei inneren Erkrankungen:

I. Alle äußeren Zeichen

Abmagerung, Untergewicht, Körperhaltung, Gang, Gesichtsausdruck, Gesichtsfarbe, Lippen-, Nasen-, Ohrenfarbe, Haarfarbe, Haarausfall, Gebißbeschaffenheit, Zungenbelag, Beschaffenheit der Mund- und Nasenschleimhaut, Beschaffenheit und Größe der Mandeln, Mundgeruch, Körpergeruch.

Beschaffenheit der Körperhaut:

a) Normale Haut ist nicht trocken, sondern feucht und warm, dies bezeichnet man als Hautturgor;
b) Haut trocken, ohne Abschilferung;
c) Haut trocken – abschilfernd, Abschilferung wie Staub;
d) Haut trocken – abschilfernd in kleineren oder größeren Schuppen;
e) Haut feucht, ohne Rötung und ohne Abschilferung; normal noch nicht als Schweiß zu bezeichnen;
f) Haut gerötet, fleckenweise, ohne Abschilferung, ohne Absonderung;
g) Haut gerötet und nässend, Hauteiterungen, Eiterpusteln, Blasen, eitrig oder serös;
h) Hautfurunkel, -karbunkel, -abszesse, Phlegmonen;
i) Hautauswüchse: Muttermale, Rhagaden, Risse, Warzen plan oder zerklüftet; Feuermale;
j) alle sonstigen Hauteffloreszenzen, Hornhaut und Schwielen;
k) Gesichtsfarbe, Lippen- und Ohrmuschelfarbe, Verfärbungen an Fingern, Händen, Füßen, Zehen.

II. Innere Zeichen

A) Innere Zeichen 1. Ordnung

Zwerchfellhochstand, Auftreibung des Oberbauches, des Unterbauches, Lebergrenzen, Herzgrenzen, Herztöne, Atmungsanomalien.

B) Innere Zeichen 2. Ordnung

Ausscheidungen

a) Ausscheidungen und Absonderungen über Nase, Lungen, Haut und Schleimhäute, als Schweiß, als Ekzem nässend und trocken, geruchlos oder unangenehm riechend, Atemgeruch.
b) Ausscheidungen über Nieren- und Blasensystem; Prostata;
c) Ausscheidungen über den Darm;
d) Ausscheidungen über das weibliche Genitalsystem.

C) Innere Zeichen 3. Ordnung

a) Alle Untersuchungen mit dem Mikroskop;
b) alle Untersuchungen mit Chemikalien;
c) alle Untersuchungen mit optischen Meßgeräten;
d) alle Untersuchungen mit elektrischen und elektronischen Meßgeräten, Spiegelung des Augenhintergrundes;
e) alle Untersuchungen mit Strahlen: Laser- und Röntgen-Strahlen.

D) Alle äußeren Zeichen bei organischen Nervenerkrankungen

1. Alle mimischen Störungen;
   a) willkürliche Innervation, unwillkürliche Zuckungen;
   b) alle sichtbaren Lähmungserscheinungen im Gesicht.
2. Alle Hörstörungen;
   a) Hörverlust;
   b) Hörempfindlichkeit;
3. Alle Sehstörungen;
   a) Lichtscheu;
   b) Blindheit, totale, subtotal-partielle, temporäre;
   c) Seelenblindheit (nach Schock);

d) Ausfälle im Gesichtsfeld;
   e) Nystagmus;
   f) Pupillenspiel;
   g) Lidspalt, Lidschlag, Lidkrampf;
   h) Exophthalmus, Enophthalmus.
4. Alle Riechstörungen;
   a) Überempfindlichkeit des Riechvermögens;
   b) total und partiell gestörtes Riechvermögen, temporär nach Traumen und nach Krankheiten.
5. Alle Störungen des Schmeckvermögens.

E) **Alle Störungen beim Gehen und Stehen**

1. Alle schlaffen Lähmungen;
2. alle spastischen Lähmungen;
3. Gehstörungen bei offenen und geschlossenen Augen (= gleichbedeutend mit dem Gehen in der Dunkelheit), Umfallen bei geschlossenen Augen.

F) **Alle Störungen der Muskelkraft**

Muskelschwund, Muskelzuckungen faszikulär, fibrillär.

G) **Alle sonstigen äußerlich wahrnehmbaren Störungen**

1. Gestörte Wärme- und Kälte-Empfindung;
2. Hyperaesthesie und Hypaesthesie;
3. Hypalgesie und Analgesie.

H) **Alle inneren Zeichen organischer Nervenerkrankungen**

1. Luftfüllung der Hirnkammern;
2. Gefäßfüllungen;
3. Elektronische Messungen, z. B. Elektroenzephalogramm u. a.

I) **Sprachstörungen**

1. Totaler Sprachverlust;

2. Lallen;
3. Näseln;
4. Stammeln;
5. Stottern;
6. Skandieren.

J) Schluckstörungen

1. Totales Schluckunvermögen;
2. Schlucken von festen Speisen unmöglich oder erschwert;
3. Schlucken flüssiger Speisen unmöglich oder erschwert.

III. Geistige Zeichen

Bewußtseinslagen

1. **Quantitative Bewußtseinslagen**

    a) Allseits orientiert, örtlich, zeitlich, situativ;
    b) Abgeschlagenheit;
    c) Müdigkeit;
    d) Somnolenz;
    e) Sopor
    f) Torpor
    g) Koma
    h) Exitus.

2. **Qualitative Bewußtseinslagen**

    a) Doppelte Orientierung;
    b) Dämmerzustand;
    c) Illusion, Fieberdelir, Delirium tremens;
    d) Vision.

IV. Alle körperlichen Zufälle, heutzutage als Klagen und Beschwerden normal verständlich gemacht

A) Kopfschmerzen, nach Ort, Empfindung und Umständen

1. *nach Orten*
   a) Stirn;
   b) Scheitel;
   c) Schläfen;
   d) Hinterhaupt.

2. *nach Empfindungen*
   a) bohrend, berstend, drückend, einengend, hämmernd, pulsierend, stechend, Völlegefühl.

3. *nach Umständen*
   a) schlechter im Liegen, besser im Liegen;
   b) schlechter nach dem Aufstehen, besser nach dem Aufstehen;
   c) beim Hinunterbücken, beim Wiederaufrichten;
   d) in der Kälte schlechter, besser;
   e) in der Wärme schlechter, besser;
   f) morgens, nach dem Aufwachen, nach dem Aufstehen;
   g) vormittags, mittags, nachmittags, abends, nachts;
   h) anfangs, während, nach Menses.

B) Alle Beschwerden der Nase

1. Geruchlosigkeit;
2. herabgesetztes Riechvermögen;
3. verschärftes Riechvermögen;
4. Riechvermögen gestört infolge Stoß, Schlag, kurzum nach Trauma, fieberhaften Erkrankungen;
5. in Begleitung innerer und anderer organischer Erkrankungen.

C) Alle Beschwerden der Lungen

Atmungsstörungen

1. spastisch, beim Ein- oder Ausatmen;

2. lähmungsartig, beim Ein- oder Ausatmen.

D) Herzbeschwerden

Herzklopfen, plötzlich-anfallsweise, rasend, aussetzend, mit oder ohne Angstgefühl, mit nachfolgendem Harndrang oder Stuhldrang, beim Gehen und Steigen, nach dem Essen, nach oder bei fieberhaften Erkrankungen, nach oder bei Erregung, beim Erwachen, im Liegen besser oder schlechter, beim oder nach dem Aufstehen besser oder schlechter, nach Brustkorberschütterung.

E) Abdominelle Beschwerden

Mit oder ohne Belastung von Magen und Darm, nach Mahlzeiten; auftreibend, blähend, drückend, stechend, allgemein belastend, unmittelbar nach Essensbeginn, kurze Zeit nachher; schläfrige Müdigkeit nach dem Essen;
kolikartige Krämpfe im abdominellen Bereich: im Oberbauch, im Unterbauch, mit oder ohne Harn- und Stuhldrang.

F) Beschwerden im Wärmehaushalt

Hitzegefühl, Hitzewallungen, mit nachfolgendem Frösteln, mit nachfolgendem Schweiß;
Blutandrang zum Kopf, zum Herzen, – Durstgefühl;

Frieren: 1. allgemein;
         2. kalte Hände und Füße;
            im Bett, im Aufsein;

G) Alle geistigen Beschwerden

Halluzinationen

a) optische Halluzinationen;
b) akustische Halluzinationen;
c) haptische Halluzinationen;

d) osmische Halluzinationen;
e) geusische Halluzinationen.

Wahnvorstellungen

a) Versündigungsideen;
b) Verlust der Nähe Gottes;
c) Verlust der ewigen Seeligkeit;
d) Verlust des Lebenswillens.

Wahninhalte

a) Missionierungswahn, religiös und politisch;
b) Abstammungswahn;
c) Größenwahn, Expansionswahn;
d) Erlösungswahn, Sendungswahn;
e) Vernichtungswahn, Tötungswahn;
f) Verfolgungs-, Beeinträchtigungs-, Beziehungs- und Versündigungswahn;
g) Liebeswahn, Eifersuchtswahn.

H) Geistig-seelische Zeichen

1. Allgemeine Arbeitsunlust, geschwächtes Gedächtnis und Urteilsvermögen;
2. Aufnahme- und Wiedergabevermögen erschwert, infolge von:
   a) mangelnder Konzentrationskraft;
   b) allgemeiner Merkschwäche;
3. Gedankenablauf formell gestört:
   a) infolge Weitschweifigkeit;
   b) infolge Gedankenabreißens;
   c) infolge Verlust des Leitgedankens.
4. Gedankenablauf inhaltlich gestört:
   infolge von Wahnvorstellungen und Halluzinationen.

Seelische Zeichen:
1. Stimmung labil
   a) launisch mit Lachen und Weinen;
   b) leicht erregbar;

c) leicht reizbar;
   d) jähzornig;
   e) streitsüchtig;
   f) wütend;
   g) zornig.
2. Stimmung niedergeschlagen
   a) ohne Grund;
   b) infolge äußerer Umstände, wie:
      nach schlechtem Schlaf;
      nach schlechten Nachrichten;
      nach Verlust geliebter Menschen;
      nach oder infolge Krankheit;
   c) Selbstmordversuche;
   d) Raptus melancholicus mit Suizid.

Seelische Zufälle oder Beschwerden

Fühlt sich verlassen, unverstanden, Frustrationsgefühl allgemein;
Selbstvorwürfe;
Lebensmüde, Lebensüberdruß;
Todesgedanken, Todessehnsucht;
Selbstmordgedanken, Selbstmordandrohung.

Lebensuntauglichkeit

a) infolge schwerster innerer gesundheitlicher Störungen, als da sind:
   Folgen frühkindlicher Hirnschäden
   a) infolge Keimschädigung;
   b) infolge Geburtsdrauma;
   c) in Form von Idiotie und Imbezillität.
b) Schwachsinn ist Debilität und eine Normvariante in qualitativer und quantitativer Hinsicht.
   Schwachsinn ist sowohl partiell als auch allgemein qualitativ und quantitativ nachgerade in allen Bildungsstufen aller Gesellschaftsordnungen nahezu endemisch.

Normale Lebenstüchtigkeit ist nicht so häufig wie man meint.

Abnorme Menschen sind nicht von vorneherein schon als sture Kerle anzusehen. Nachgerade halten sie die Welt in Schwung.

Normale Menschen sind so selten, daß sie normalerweise von den Menschen ihrer Gesellschaftsordnung als abnorm angesehen werden und nachgerade für alle Gemüts- und Geistesstörungen herhalten müssen.

Menschen, die lebensuntüchtig sind, fallen ihrer Umgebung als Neurotiker auf, weil sie ihr Leben nicht alleine meistern können.

Neurosen und Neurotiker

Nach meinen jahrzehntelangen Beobachtungen und Erfahrungen nehmen sich Neurotiker so wichtig, daß just außer ihnen nichts anderes mehr zu existieren scheint als ihre Neurose.

Man nehme es mir nicht übel, wenn ich mit diesem Urteil, ohne es zu wollen, jeden Neurotiker als den größten Ich-Menschen verstehen gelernt habe.

Ein Beispiel möge das klar aufzeigen:

Ein Mann heiratet eine Frau, die körperlich nach einem Unfall geschädigt ist. Sie ist so behindert, daß sie auf seine ständige Hilfe angewiesen ist. Mit aller erdenklichen Liebe umgibt jener Mann seine Frau. Sie nimmt dies als selbstverständlich hin. Nachgerade hat sie ja eine Rente, mit der sie ihr Leben fristen könnte.

Normalerweise heiratet ein Mann eine solche Frau nicht aus Not, sondern aus Liebe, weil er schon so schlechte Erfahrungen gemacht hat mit Frauen seiner Altersstufe, daß er sich lieber eine verstümmelte Frau nimmt, um nachgerade nicht wieder von ihr verlassen zu werden wie von den anderen vorher, denen seine liebevolle und feinsinnigstille Art nicht angepaßt schien für einen normalen Mann, von dem man nur körperliche Kräfte, aber keine seelischen erwarten möchte, obwohl er sportlich gut ausgebildet und trainiert ist.

Normal hätte eine solche Frau niemals einen solchen Mann gefunden. Nachgerade hat dieser Mann sein Leben für diese Frau geopfert, ohne jedoch normale Liebe und normale Lebensfreude jemals kennen gelernt zu haben.

Auf dieser Erde ist ein solcher Mann normal schon als Abnormalität zu bezeichnen.

Mit *Paulus von Tarsos* ist dieser Mann jedoch zu verstehen, der sich wie folgt äußerte: „Und hättet ihr der Liebe nicht..."

Ein anderer Fall von Neurose und Neurotiker:
Ein liebevoller Mensch nahm eine Halbwaise bei sich auf. Sie konnte auf diese Weise Elternliebe und Familienglück erleben, mit normaler Lebensfreude.

Nachgerade läßt dieser liebevolle Mann sie nicht mehr von sich gehen, als ihm seine Liebste weggenommen wird, um nicht noch einmal heiraten und als alternder Mann lieblos leben zu müssen. Sie nimmt die Stelle just dieser Frau ein, nicht als Frau im normalen Sinne, sondern als Hilfe im Haus und Geschäft. Sie nimmt auch noch die Stelle als Krankenpflegerin ein, als ihn ein Apoplex niederstreckt. Aber er erholt sich so großartig, daß der behandelnde Arzt ihr hohes Lob aussprechen muß.

Nach diesem Apoplex lebt dieser alte Mann noch fünf Jahre beschwerdefrei, ohne Geh-, Schreib- oder Sprechbehinderung und geht eines Nachts infolge Herzschlages klaglos hinüber ins andere menschliche Sein.

Noch ein Fall:
Eine liebevolle Frau nimmt einen liebevollen schwerversehrten Mann zum Ehemann. Ihr Leben ist vor der Zeit schon verbraucht durch die liebevolle Pflege, mit der sie ihn umsorgt.

Normale Menschen nehmen solche Fälle als normal hin. Jedoch kann ein Mensch nur so lange Liebe geben als seine Lebenskraft reicht.

Psychosen und Psychotiker:
Ein Mann liebt seine Frau innig, aufrichtig und rückhaltlos. Sie lebt und webt mit ihrem ganzen Sein in ihm und mit ihm. So kann sie ihr Leben meistern. Nicht jedoch ihr Mann, den sie mit ihren Liebes- und Lebensängsten sowie mit ihren leiblichen Störungen psychisch und auch physisch ein Menschenleben lang belastet. So erkrankt er im Laufe der Jahre schwer an Körper und Seele. Nicht, weil ihm ihre Liebe nicht genügt hätte, sondern weil sie ihn nicht liebevoll hat leben lassen, wie er es just hätte tun sollen.

Somit ist dieser Mann liebeskrank geworden. Nachgerade könnte er noch gesunden, wenn sie beide normal menschlich lieben und leben könnten.

Menschen, die ihr Leben zwar meistern, ohne zu klagen oder sich dadurch – ohne es zu merken – in den Mittelpunkt stellen, nach Jahrzehnten scheinbar normalen Lebens in eine Psychose verfallen, einerlei ob in Depressionen oder Halluzinationen, nehmen den größten Teil jener kranken Menschen ein, mit denen Ärzte aller Heilrichtungen zu tun haben.

Die Semiologie und ihre Bedeutung

Mittlerweilen sind schon zwölf Jahre vergangen, seitdem ich eine merkwürdige fieberhafte Erkrankung bei einer siebzigjährigen Patientin, die wegen anderer Störungen mich schon mehrere Male konsultiert hatte, diagnostizieren und behandeln mußte.

Folgendes Krankheitsbild will ich kurz umrissen vorstellen: Hohes Fieber, sehr schneller Puls um 130/Minute, Kopf heiß, Augen gerötet, Zunge hochrot, Stimme heiser, Mund trocken, großer Durst, Atem übelriechend, Bronchophonie über der ganzen Lunge, Herzrhythmus normal, Herzaktion tachycard, Leib weich, Milz- und Leberbereich druckempfindlich, Zwerchfellstand normal, Hautefforeszenzen von kleinen roten Pusteln am ganzen Körper, wässeriger, wundmachender Katarrh der Nase.

Nach den semiologischen Gesetzmäßigkeiten konnte ich „Mercurius solubilis" als einziges in Frage kommendes Heilmittel feststellen und nehmen lassen. Ich verordnete Merc.sol. LM VI dil. 4 × täglich 4 Tropfen in 4 Eßlöffeln Wasser. Nach einer Woche hatte ich die alte Patientin fieberfrei und nach einer weiteren Woche konnte sie wieder ihren Haushalt versorgen. –

Heute nehme ich bei so hochfieberhaften Erkrankungen eine weit höhere Dosierung vor, weil ich nunmehr die Technik homöopathischer Therapie bei so hochfieberhaften akuten Erkrankungen in den Griff bekommen habe. Heute würde ich bei dieser Patientin mit ihrer Erkrankung stündlich 4 × 4 Tropfen in vier Löffeln Wasser von „Mercurius solubilis" LM VI dil. bis zur Abfieberung einsetzen und sichere, schnelle Heilung binnen weniger Tage erreichen. –

Nach Hause zurückgekehrt nahm ich just zufällig die Werke von *Hippokrates* zur Hand und fand nach ein paar Seiten die genaue Beschreibung der attischen Pest, wie sie von *Thukydides* in seinem peloponnesischen Kriegsbericht niedergeschrieben ist.

Er hatte sie selbst am eigenen Leibe durchmachen müssen und sie überstanden.

Ich bringe den Text nur auszugsweise, zur Mahnung für alle, die meinen, Krankheitszeichen seien unwichtig und nur Laborwerte hätten objektive Aussagekraft.

Nach *Thukydides* wurde die attische Pest von ägyptischen Matrosen in den Hafen von Piräus eingeschleppt, nachdem diese Krankheit just aus Äthiopien zu ihnen gekommen war.

Die Ärzte konnten aus Unbekanntschaft mit der Seuche, und, weil sie selbst als die ersten derselben zum Opfer fielen, den Tod nicht abwehren und ebensowenig eine andere menschliche Kunst.

Es geht die Sage, daß *Hippokrates* nicht nach Athen gekommen sei, um diese Seuche zu bekämpfen, weil er gesagt haben soll: „Ich kenne diese Krankheit nicht, ich kann sie nicht behandeln, ich komme daher nicht." –

Nun kurz die Krankheitszeichen dieser sogenannten „attischen Pest":
„Entzündung der Augen, Zunge hochrot, Atem übelriechend, extrem starker Durst, Hitze im Kopf, Niesen, Entzündung der Mundhöhle, Heiserkeit, Husten erschütternd, Erbrechen von Galle, Durchfälle, Galle im Stuhl, Schluchzen, Konvulsionen, Rötung der Haut, Hauthitze, Pusteln, Geschwüre, Hitzegefühl innerlich, Durst brennend, Verlangen nach kühlem Wasser, Röte der Augen."

Bei der Repertorisation dieser Zeichen und Zufälle kommt als tragendes Mittel im höchsten Wirkungsgrade „Mercurius solubilis" heraus. Also ein Fiebermittel bei katarrhalischen – wir würden heute sagen – „Virus"-Erkrankungen!

Nun kannten damals weder die Griechen noch die Ägypter ein Mittel gegen diese Viruskrankheit und daher entvölkerte sie den ganzen Mittelmeerraum und ging als Gespenst noch bei unseren Vorfahren um, als diese mit den Mittelmeervölkern in Berührung kamen und, weil ohne Immunschutz, gegen katarrhalische Erkrankungen, von dieser Krankheit genau so hinweggerafft wurden wie vordem die Mittelmeervölker.

Nehmen wir dies zur Kenntnis. Nachgerade habe ich mit diesem Beispiel nicht nur unter Beweis stellen wollen, was homöopathische Semiologie und Therapie zu leisten vermögen, sondern noch etwas, daß nämlich Viruserkrankungen zu allen Zeiten solche Pandemien auslösen können und dann Menschen sterben müssen, weil niemand unter den Ärzten mehr Zeichen und Zufälle zu bestimmen vermag.

Als Nachsatz folgende Bemerkung:
Meister *Hahnemann* starb an einer fieberhaften Erkrankung. Wie wir aus seinen letzten Tagen wissen, haben weder er noch seine liebevolle Frau *Melanie*, und leider auch nicht sein bester Schüler, genaue Kentnisse semiologischer Gesetzmäßigkeiten und ihrer hierarchischen Ordnung gehabt. Sonst hätten sie mit Leichtigkeit nach einer kurzen körperlich-internen Untersuchung eine schleichende Bronchopneumonie feststellen und mit ein paar Tropfen Phosphorus LM VI – und nichts sonst – ausheilen und *Hahnemanns* Leben um Jahre verlängern können.

Nachgerade hatte *Hahnemann* schon seine LM-Potenzen entwickelt und in praktischer Benutzung gehabt.

Somit mußte sich erst ein tragisches Geschick ereignen, ehe Nachfolgern *Hahnemanns* allmählich die Einsicht kam, nichts als die normale Lehre von den Krankheits-*Zeichen* für die Arzneimittelbestimmung gelten zu lassen. – Hier haben wir den Beweis für die Wichtigkeit normaler semiologischer Kenntnisse.

Technik homöopathischer Therapie

Normale Therapie ist nicht so normal wie man meinen möchte. Normalerweise kennt man aus der Allopathie normale Einzeldosis, normale Tagesdosis und normale Maximaldosis einer Arznei.

In der Homöopathie ist es anders, hier kennt man nur eine Optimaldosierung.

Diese normalen Gesetzmäßigkeiten der allopathischen Therapie gibt es also in der Homöopathie nicht. Homöopathische Therapie ist ein Kunststück für sich.

Homöopathische Therapie ist jedoch normalerweise nicht schwierig, wenn man homöopathische Gesetzmäßigkeiten zur Kenntnis nimmt und sie immer berücksichtigt.

Nehmen wir mal an, Menschen sollen Menschen sein und bleiben können. Nehmen wir mal an, sie sind Menschen geblieben, so nehmen wir zur Therapie ihrer gesundheitlichen Störungen normalerweise normale Potenzen aus der Dezimal-Verdünnungsreihe, also 1 : 10 als Ausgangsgröße.

Nehmen wir mal an, ein normaler Mensch hat eine normale Grippe. Nehmen wir mal an, er ist sonst gesund gewesen, dann können wir ziemlich sicher mit einer Dezimalpotenz in einer Verdünnungsreihe von 1 : 10 000 000 mit Sicherheit eine schnelle Heilung zuwegebringen.

Nehmen wir mal an, mit ganz normalen Mitteln. Also nicht nur „kurieren", sondern „heilen".

Bekanntlich sagt man einer Grippe nach: „Drei Tage kommt sie, drei Tage bleibt sie, am vierten Tage geht sie oder kehrt sie wieder".

Das wäre dann die Komplikation, die jeder Arzt fürchtet und deswegen Antibiotika gibt, um dieser Komplikation vorzubeugen.

Nachgerade wird der menschliche Körper infolge der Grippe nicht gerade gesünder, sondern durch sie für einige Tage in seiner Abwehrkraft geschwächt und ist dann in hohem Maße anfällig für bakterielle Infektionen.

Nehmen wir mal an, so eine Grippe vergeht von alleine und nehmen wir mal an, wir haben so eine Grippe mit allen Mitteln moderner allopathischer Therapie behandelt, ohne gerade zwingende Notwendigkeit, so haben wir menschlich gesehen nicht nur einen Kunstfehler größten Ausmaßes begangen, weil wir ohne echte Notwendigkeit, da ohne bakteriologisch fundierten Anhalt, diesen Infekt mit antibiotischen Mitteln behandelt und obendrein noch mit Antipyretika den Kreislauf, das Herz sowie Leber und Nieren schwerstens belastet haben.

Nehmen wir noch die enzymschädigende Wirkung eines jeden Antibiotikums dazu, so haben wir einen Menschen in seiner Gesamtheit so geschädigt, wie er mit einer homöopathischen Arznei niemals geschädigt werden kann, weil sie jenseits der toxischen Grenze in ihrer Auswirkung liegt. Normalerweise ist dies alleine schon deswegen nicht mehr möglich, weil ja so hohe Verdünnungen zwar jeden Filter passieren, aber keinerlei Toxizität mehr aufweisen.

Um langatmige Diskussionen zu erübrigen, nehmen wir mal folgendes Krankheitsbild an: hohes Fieber um vierzig Grad Celsius rektal, trockene Nasenschleimhäute, trockene Rachenschleimhaut, trockener Husten und noch obendrein ein Keuchen über den Bronchien.

Nehmen wir mal an, kein Mensch kann hier einen Arzt herbeiholen, weil Ärzte zu solchen „Bagatellfällen" nicht gerufen werden sollen.

Nehmen wir mal an, der Patient kennt sich schon in homöopathischer Arzneikunde so gut aus, daß er ohne große Schwierigkeiten ein homöopathisches Mittel findet, mit dem er seine Grippe binnen dreier Tage auskuriert hat, so nehmen wir mit Befriedigung zur Kenntnis: normale Herz- und Kreislaufsituationen, Nieren-Leber- und Fermentsysteme in der Funktion normal; so haben wir nicht nur schnell und ohne zu schaden geholfen, sondern obendrein ihm eine bessere Gesundheit mit dieser Therapie gegeben als er sie jemals zuvor hatte.

Mit einem Wort: Wir haben eine normale Therapie angewandt und jenen Kranken vor einer „Verschlimmbesserung" bewahrt.

Nehmen wir mal an, einen Patienten mit einer chronischen Krankheit. Nehmen wir mal an, er hat eine Präzirrhose der Leber mit aufgetriebenem Leib, das Zwerchfell steht vier Querfingerbreiten oberhalb des Thoraxwinkels, Herzachse dadurch quergestellt und Koronargefäße dadurch eingeengt; obere Lebergrenze zwei Querfingerbreiten oberhalb des Thoraxwinkels, untere Lebergrenze drei Querfingerbreiten vor dem rechten Rippenbogen, indolent auf Druck und

Erschütterung, Milzregion druckempfindlich, Magenausgangsbereich und Pankreasbereich druckschmerzhaft, prätibiale Ödeme, die nicht über Nacht verschwinden. Obendrein noch Herzklopfen beim Treppensteigen und bei Anstrengung, so nehmen wir just das gleiche Mittel wie oben bei der akuten Grippeerkrankung, nur in einer anderen Konzentration, nämlich aus einer Verdünnungsreihe von 1 : 50.000.000.000.000.000.000.000.000.000 und nennen diese Potenz eine Quinquagesima-Milia-Potenz, weil wir hier mit konzentrierten Arzneien nichts mehr ausrichten können, weil just solche in einem Filter steckenbleiben müssen.

Nehmen wir mal an, ein solcher Filter wird mit grobkörnigem Kaffeepulver gefüllt und mit heißem Wasser übergossen, so haben wir einen normalen Kaffeeaufguß mit wenig Bodensatz von feinstem Pulver. Nehmen wir jedoch mal hochfein gemahlenes Kaffeepulver, um nichts vom Kaffee zu verlieren, so haben wir bei gleichem Filtervorgang am Boden der Kanne reichlich feinstes Pulver mit hochfeiner Kaffeewirkung, nämlich mit typischen Coffeinvergiftungszeichen, als da sind Herzklopfen, Handschweiß und Ideenzudrang. Nehmen wir nun eine Arznei mit der gleichen Beschaffenheit, nämlich einmal von grobstofflicher und einmal von feinstofflicher Beschaffenheit, so haben wir das gleiche Verhältnis wie beim Kaffee verschiedener Körnungsgröße.

Nehmen wir also mal an, jene alternative Arznei in feinster Lösung hat so gut wie keinerlei Filter mehr zu fürchten, so haben wir hier eine großartige Möglichkeit, jenem ziemlich infausten Prozeß noch ganz ordentlich heilerisch beizukommen. Nehmen wir mal an, just schon nach einem Jahr nicht nur normalen klinischen Befund, nämlich normalen Zwerchfellstand, normale Größe der Leber und normale Magen- und Duodenal-Schleimhaut sowie normale Laborwerte von Leber und Pankreas in aller Ruhe jedem Klinikchef vorlegen zu können, so verweist man dies ins Reich der Fabeln.

Nehmen wir mal in aller Ruhe an, ich habe solche Laborwerte nicht nur einmal, sondern hundertmal vorzulegen, so mag man meinetwegen glauben, ich leide an Pseudologia phantastica. Meine Patienten werden aber zur Objektivanamnese Dinge berichten, die man dann auch ins Reich der Fabeln verweisen mag. Man nehme jedoch zur Kenntnis, daß mancher Sohn der Wüste ein solches Verhalten eine „Fata morgana" nennt, weil mancher ruhig vor dem Lebensbrunnen verdurstete, da er just Realität und Irrealität nicht zu trennen vermochte.

Nehmen wir mal an, jener Kranke hat jetzt eine neue Gesundheit mit normalen Körperfunktionen, so nehme man ihn als stillen Beweis für mein obiges Beispiel.

Ohne noch länger zu Annahmen zu greifen, diene folgendes zur Kenntnis: Menschen sollen Menschen sein und bleiben, und nachgerade will dies jeder von uns.

Also, mehr Mut zur Sache!
Unser schlimmster Feind ist die Zweideutigkeit unserer Standespresse. Nehmen wir dies in Ruhe zur Kenntnis. Einerseits sollen wir modern therapieren, andererseits soll man dem Menschen nicht schaden.
Nochmal: Nehmen wir dies still zur Kenntnis!
Johannes, der Jünger, hat einmal gesagt: „Ihr habt Furcht in der Welt. Aber seid getrost, ich habe die Welt überwunden!"
Er soll hundert Jahre gelebt haben.
Nehmen wir mal an, ein Kranker habe inveterierten Heuschnupfen, seit Jahrzehnten.
Nachgerade hat jede Therapie versagt, ihn auszuheilen. Also, nicht nur bessern, sondern ausheilen, so daß er nichts mehr einnehmen muß gegen seinen Heuschnupfen.
Nehmen wir mal an, ich hätte einen Patienten mit einem solchen Heuschnupfen, und ich nähme jetzt eine Verdünnung von 1 : 100 und hiervon dann nochmals eine Verdünnung mit zweiundsechzig Nullen dahinter, also eine dreißigste Centesimal-Verdünnung.
Hiervon nimmt der Patient täglich vier Tropfen. Im nächsten Jahr hat er so gut wie keinen Heuschnupfen mehr. Er ist nachgerade „normalisiert", aber noch nicht „geheilt". Er braucht noch ein Jahr lang Arznei, nachgerade jetzt in „D 10 dil.", weil sein Zustand jetzt nicht mehr chronisch ist, sondern weil er sich jetzt in einem subakutchronischen Stadium befindet und jetzt die letzten Reste seiner chro-

nischen Krankheit damit herausgelöst werden können und was nunmehr die „Heilung" bringt.

Nehme man mir's nicht übel. Ich bin kein Welterneuerer, sondern nur ein passionierter Arzt, dem Beobachten und Nachdenken noch Freude macht.
Hippokrates hat vom Arzt verlangt, daß er Muße habe.
Als Lohn für dieses Zeithabenkönnen hat er ihn mit den Göttern verglichen.

Nehmen Sie sich also mal Zeit und lesen Sie dieses Buch so oft und so lang immer wieder, bis Sie es in sich aufgenommen haben.
Nach ein paar Mißerfolgen haben Sie schönste Erfolge, und nachher wollen Sie diese Therapie nicht mehr missen.

Nun mache ich Sie mit der Schreibweise dieser hohen „Verdünnungen" bekannt:
Nach homöopathischer Manier schreibt man eine Dezimal-Verdünnung in der 10. Potenz von 1 : 10.000.000.000 in alter homöopathischer Art = D 10 dilutum, eine Quinquagesima milia-Verdünnung in der 6. Potenz von 1 : 50.000.0000.0000.0000.0000.0000.0000 in alter homöopathischer Art = LM VI dilutum und eine Centesimal-Verdünnung in der 30. Potenz von 1 : 100, mit 62 Nullen rechts vom Komma, in alter homöopathischer Art = C 30 dilutum.
Bis jetzt war immer nur von „Verdünnungen" die Rede. Nehmen wir mal an, eine solche „Verdünnung" wird just so hergestellt, daß wir einen Tropfen einer normalen Tinktur in ein Glas Wasser von einem Liter Inhalt geben, so geschieht nichts.
Nehmen wir aber ein normales Reagenzglas und nehmen wir zu neun Teilen bei jeder Lösungsstufe von D 1 bis D 10 einen Teil der vorhergegangenen Lösungsstufe, die jedesmal hundertmal geschüttelt wird, so kommen wir auf eine derartige Oberflächenvergrößerung dieses Arzneistoffes und derartig feine Verteilung desselben, daß sie nicht mehr vorstellbar ist und infolge dieser Eigenschaft jeden Filter passieren kann, dem er begegnet, dann nennt man dieses Phänomen die „heilerische Potenz" einer verdünnten Arznei oder kurzerhand eine „dynamisierte" Arznei.

Wir haben in diesen Arzneien nicht mehr stofflich wirksame Arzneikörper vor uns, sondern rein energetische „heilerische Informationen" mit den Arzneiqualitäten der grobstofflichen Arznei.

Man kann diese Art von Arzneien auf zweierlei Weise veranschaulichen, je nach Ausgangsposition des Betrachters: entweder physikalisch-energetisch oder chemisch-energetisch.

Physikalisch haben wir folgende Größen vor uns, in Milli-Ampère ausgedrückt:
In einer D 10 dilution = 2 Milli-Ampère Energie;
in einer LM VI dilution = 6 Milli-Ampère Energie;
in einer C 30 dilution = 30 Milli-Ampère Energie.

Betrachten wir einmal die chemisch-energetische Seite dieser Arzneikörper, so kommen wir bei einer normalen Molekulargewichtsberechnung dieser Arzneikörper schon nach kurzem Überblicken einer solchen Berechnung zu sehr konkreten Zahlen und Größenordnungen, wie sie in der allopathischen Medizin heute gang und gäbe sind.
Nach Ansehen einer solchen Berechnung hört jedes Gerede von der Inhaltslosigkeit homöopathischer Arzneien ein für alle Male auf.
Nehmen wir es lieber nicht zu tragisch. Seit die Welt besteht, leben die Dummen schon immer auf Kosten der wenigen Klugen!
Fangen wir mal an mit „Argentum nitricum" = $AgNO_3$, dessen Molekulargewicht = 169,8119. In Gramm ausgedrückt = 169,81 g oder „1 Mol".

1 Mol $AgNO_3$ wiegt also 169,81 g. Hiervon ein millionstel Gramm sind immerhin noch *17 Gamma oder Mikro-Gramm und nachgerade ein „Argentum nitricum D 10".*

Nächstes Beispiel:
„Aurum muriaticum" = Goldchlorid-Chlornatrium = $Na\,(AuCl_4) \cdot 2H_2O$, dessen Molekulargewicht = 397,79948. In Gramm ausgedrückt sind das 397,79948 g oder „1 Mol".

1 Mol Aurum muriaticum wiegt also 397,80 g. Hiervon ein millionstel Gramm sind demnach immerhin noch *40 Gamma oder Mikro-Gramm und nachgerade ein „Aurum muriaticum D 10".* Solch hohe Dosen nehmen wir gar nicht, weil sie vom Körper gar nicht angenommen werden. Sie können das Körperfilter auf natürlichem Wege nicht passieren und müssen deshalb noch höher verdünnt werden,

nämlich in Anlehnung an die Konzentration des Wassers nochmals um eine Million. Und schon sind wir im Bereiche der LM-Potenzen.

Verdünnen wir nochmal um eine Million, so sind wir im Bereich einer Centesimal-Verdünnung, und zwar einer C 30 dilutio. Dabei haben wir den materiellen Bereich immer noch nicht verlassen. Dieser wird erst mit einer C 60 dil. oder mit einer LM XVIII dil. überschritten.

Nehmen wir als drittes Beispiel:
„*Mercurius sublimatus corrosivus*" = Quecksilberchlorid oder Sublimat = $HgCl_2$ = dessen Molekulargewicht = 271,13806. In Gramm ausgedrückt = 271,13806 g oder „1 Mol".

1 Mol $HgCl_2$ wiegt also 271,14 g. Hiervon ein millionstel Gramm sind immerhin noch *27 Gamma oder Mikro-Gramm und nachgerade ein „Mercurius sublimatus corrosivus D 10".*

Zum Abschluß noch ein viertes Beispiel:
„*Acidum phosphoricum*" = Phosphorsäure = H_3PO_4 =; dessen Molekulargewicht = 97,99531. In Gramm ausgedrückt 98,0 g oder „1 Mol".

1 Mol Acidum phosphoricum wiegt also 98,0 g. *Hiervon ein millionstel Gramm sind demnach immer noch 1 Gamma oder Mikrogramm Acid. phos. D 10.*

So lassen sich alle homöopathischen Arzneien in ihrem Wirkstoffgehalt bestimmen.

Hat nicht jeder Arzt einmal mindestens vier Semester Physik, Anorganische und Organische Chemie studiert und zum Bestehen des Physikums in diesen Fächern über Kenntnisse und Wissen verfügen müssen wie ein Chemiker und Physiker für sein Vordiplom?

Worin ist denn die Medizin eine Naturwissenschaft, wenn sie es hier nicht ist?

Oder sollte hier etwa ein Ausspruch Fürst *Ottos von Bismarck* zutreffen: „Bildung ist, was übrig bleibt von dem, was man gelernt hat."?

Haben wir nun alle Voraussetzungen kennengelernt für eine menschengemäße und menschenwürdige Therapie in arzneilicher Hinsicht, so wollen wir jetzt noch den Gesetzmäßigkeiten nachgehen, die jede Krankheit in sich trägt.

Nehmen wir eine akute Grippeerkrankung der Lunge als Modellfall, weil hier alle Stufen einer Krankheit am augenfälligsten verfolgt werden können.

Wird nämlich eine Grippe-Lungenentzündung im akuten Stadium nicht ausgeheilt, so geht sie in ein subakut-chronisches Stadium über mit ständig aufflackernden Bronchitiden, mehr oder minder hoch fiebrig mit Atemnot und Husten.

Gelingt in diesem Stadium die Ausheilung nicht, so geht sie in ein Stadium des Leidens über, das anfangs noch als „asthmoide Bronchitis" und nach Jahr und Tag als „Asthma bronchiale" die Lungenheilstätten füllt.

Wir nehmen also still zur Kenntnis: akutes Stadium – akute Heilmöglichkeit; subakutes Stadium – erschwerte Heilmöglichkeit; Leidens- oder Konstitutions-Stadium nach allopathischen Gesichtspunkten – Heilunmöglichkeit, mit sehr labilen, kurzfristigen Zeiten einer gewissen Besserung eines Leidens, das schon ein Teil der körperlich-seelischen Konstitution eines solch armen Kranken geworden ist.

Aus homöopathischer Sicht sieht dieses ganze menschliche Drama in therapeutischer Hinsicht allerdings viel positiver aus: Haben wir Kranke mit ausgesprochenen konstitutionellen Schäden, so nehmen wir ganz kleine Dosen, um diese konstitutionell verankerten Leiden so weit aufzulockern, daß sie nach einigen Monaten von Arzneien stärkerer Konzentration heilbar gemacht werden können.

Fassen wir nochmals alles kurz zusammen:
Alte Leiden, bereits in der Konstitution eines Menschen verankert, führen wir mit allopathischen Arzneien nicht zur Heilung. Homöopathisch nehmen wir die kleinsten, heilerisch jedoch hochwirksamen, Arzneidosen und diese in relativ seltenen Gaben, nämlich 1 × täglich 4 Tropfen in C 30 dil., sofern es sich um körperliche Leiden handelt. Bei Leiden geistig-seelischer Art nehmen wir in der Regel 1 × täglich 4 Tropfen LM VI dil., selten mehr und wenn, dann unter ständiger ärztlicher Kontrolle von stündlich 4 Tropfen bis zu stündlich 4 × 4 Tropfen in jeweils 4 Eßlöffeln Wasser, bis zur Erreichung einer Arzneiprüfung, weil nur so eine Arzneiwirkung als sicher gilt.

Nach einer LM VI-Arzneiprüfung kommt eine LM XII dil.-Stufe in gleicher Anwendung bis zur Arzneiprüfung.

Eine Centesimal-Potenz lassen wir genauso lange 1 × täglich 4 Tropfen in 4 Eßlöffeln Wasser nehmen, jedoch ohne mehrmalige Wiederholung am gleichen Tage, bis Arzneiprüfungszeichen auftreten und auf diese Weise die Heilung anzeigen.

Im Falle eines Lungenleidens nehmen wir jetzt schon anschließend an eine C 30 dil. eine D 10 dil., weil so die Möglichkeit für eine Ausheilung günstig ist und mit Sicherheit auch erfolgt.

Sollten dabei mittlere Dosierungen von 1 × täglich 4 Tropfen bis 4 × täglich 4 Tropfen D 10 dil. in 4 Eßlöffeln Wasser sich als nicht ausreichend erweisen, so können ohne weiteres bis zu 4 × täglich 8 Tropfen, ja sogar 8 × täglich 8 Tropfen oder 8 × täglich 8 × 8 Tropfen in jeweils 4 Eßlöffeln Wasser verabreicht und genommen werden.

Wie jetzt schon ersichtlich, hat hier ein Kranker genauso wie sein behandelnder Arzt viel zu tun. Dafür haben beide schon nach relativ kurzer Zeit befriedigende Resultate zu verzeichnen.

Kranken zu helfen ist eine so schwere Kunst, daß sie wohl ihres Lohnes wert ist und schon gar, wenn allopathische Therapie versagen mußte, weil sie jenen Konsens in soeben dargestellter Art und Weise nicht kennt oder nicht zur Kenntnis nehmen will.

Woran es liegt, weiß niemand. Manchmal wohl am Nachdenken, weil dem Arzt die Zeit hierfür nicht mehr gegeben wird, oder weil er sie nicht mehr erübrigen kann, weil er sonst nicht einmal den Lohn eines durchschnittlichen Facharbeiters in einer großen Fabrik nach Abzug aller Spesen nach einem arbeitsreichen und sorgenschweren Monat für sich und seine Familie „zur Brust nehmen" kann.

Nehmen wir still zur Kenntnis – noch in meiner Kindheit galt dieser Spruch — Menschen von heute wandeln ihn ab, aber lassen wir ihn ruhig so bestehen wie er einst lautete: „Den Reiter siehst Du wohl, jedoch die Sorge nicht, die hinter ihm im Sattel sitzt."

Nun sind alle Fakten abgeklärt, die in der Homöopathie gelten, so lange sie besteht.

Vor *Hahnemann* ließ man Arzneien literweise nehmen.

Dies mochte noch angehen, so lang es dabei um Würzweine ging.

Just *Hahnemann* fällt ein großes Verdienst zu, nämlich normale Gabengrößen allgemein gebräuchlich gemacht zu haben. Nachgerade läßt sich keine Therapie schonend durchführen, wenn man nicht die Gesetzmäßigkeiten der Krankheiten einerseits und jene der Arzneiwirkung andererseits beachtet.

Nachgerade muß sich die Arznei dem Krankheitsbild angleichen. Und dies sowohl in der groben Arzneiabstimmung, der Potenzstufe, als auch in der Feinabstimmung, der abgegebenen Tropfenzahl. Dies nicht nur in Zahl und Häufigkeit derselben, sondern auch hinsichtlich der Menge des Wassers, mit welcher die Tropfen eingenommen werden.

Nehmen wir mal folgenden Krankheitsfall an:

Ein Patient kommt in meine Ordination, geführt von seiner Frau.

Er nimmt nichts wahr, begrüßt den Arzt nicht, obwohl sie sich kennen. Er brütet stumpf vor sich hin und gibt auf Befragen nur einsilbige Antworten, die von seiner Frau noch ergänzt werden müssen. Nach jeder Antwort verfällt er wieder in stures, dumpfes Brüten.

Sein Gesicht ist zyanotisch-blaß, die Pupillen sind mittelweit. Nichts sonst.

Nun fangen wir an und nehmen normal folgendes zur Kenntnis: Gesicht zyanotisch-blaß verfärbt und stumpfes Vorsichhinbrüten sind zwei feinstoffliche Krankheitszeichen.

In einem solchen Falle nehmen wir eine LM-Potenz, weil nur sie in jene Bereiche menschlichen Seins einzudringen vermag, die nicht mit so massiven Arzneistoffen – wie konzentrierte Arzneien es nun mal sind – therapeutisch wirkungsvoll angegangen werden können.

Nach etwa fünf Minuten ist jedoch ein solcher Stupor – und um diesen Zustand handelt es sich hier! – nicht nur durchbrochen, sondern nach ein paar weiteren Minuten nachhaltig behoben. Jetzt kann man von Patienten hören, daß er sich in einem grauenhaften seelischen Zustande befunden habe mit lähmender Auswirkung auf Sprache und Bewegung wie unter einem Bann, von irrsinniger Angst gequält; ohne jede Hoffnung auf Hilfe.

Er meinte, so etwa müßten Höllenqualen sein.

Nun nehmen wir mal einen Kranken mit rein somatischen Krankheits-Zeichen und -Beschwerden.

Er ist schlaflos, trockener und heftiger Husten quält ihn anfallsweise, nachts mehr als tagsüber; Liegen und kalte Luft verschlechtern seinen Zustand. Sonst nichts Auffälliges. Nun fangen wir an zu repertorisieren und kommen auf genau das gleiche Mittel wie vorhin beim Stupor. Wir geben genau die gleiche Menge in der gleichen Potenz-Stufe und erleben genau so normale Abheilung binnen weniger Minuten.

Nochmal: Binnen weniger Minuten erleben wir die Heilung von zwei grundverschiedenen menschlichen Erkrankungen!

Nachgerade halten wir einen Arzneistoff in Händen, mit dem wir sämtliche menschlichen Seinsbereiche normal erreichen können.

Nehmen wir also nichts als ganz normale Arzneien und nehmen wir sie nie als stumme Krücken, wenn wir sie nicht genau bestimmen können! Überhören wir solche Warnungen der Natur, so nimmt uns kein Mensch mehr ernst, wenn wir Menschen als Versuchsobjekte hernehmen und uns über ihre Stupidität auslassen, wenn es gilt, ihre seelischen Qualitäten zu überprüfen hinsichtlich Zurechnungsfähigkeit bei Mord und Totschlag oder Gewaltverbrechen schlechthin.

Nun, nachdem wir eine genaue Ausführung über die Wirkungsweisen der homöopathischen Arzneipotenzen kennengelernt haben, nehmen wir jetzt die genauso interessante sachliche Seite des therapeutischen Ansatzes homöopathischer Arzneipotenzen in Angriff.

Nehmen wir mal folgenden Krankheitsfall an:
Ein Kranker beklagt Kopfweh und er hat oft Nasenbluten. Nehmen wir mal an, just erst seit einigen Wochen. Sein Gesicht ist gerötet; sein Körper ist normal konfiguriert. Nichts ist auffällig an ihm. Ein wenig Schwindel hat er beim Aufstehen vom Liegen.

Sonst ist nichts ausfindig zu machen.

Nach den Gesetzmäßigkeiten der Semiologie hat dieser Kranke folgende Krankheitszeichen: gerötetes Gesicht und Nasenbluten.

Dazu klagt er über Kopfweh und Schwindelgefühl beim Aufstehen vom Liegen (als subjektive Beschwerden).

Bei der Repertorisation seiner Zeichen und Zufälle (=beklagte Beschwerden!) kommen wir auf „Phosphorus".

Hier nehmen wir, ohne uns lange zu besinnen „Phosphorus D 10 dil." und lassen von dieser Arznei täglich morgens vier Tropfen nehmen und zwar in vier Eßlöffeln Wasser. Nach ein paar Tagen hören Nasenbluten und Kopfweh sowie Schwindel auf. Nach ein paar weiteren Tagen normalisiert sich dann auch noch die Gesichtsrötung, jedoch nicht so auffallend, daß ihm niemand mehr anmerken könnte, früher ein gerötetes Gesicht gehabt zu haben.

Nun noch eine Feinheit: Kaffeegenuß ist jedem Kranken der Phosphorus-Medikation untersagt, weil sonst Phosphorus nicht wirken kann, wenn Kaffee getrunken wird. Nehmen Sie dies ernst, weil Sie sonst nämlich Phosphorus nie wirksam werden sehen!

Nun nehmen wir einen anderen Krankheitsfall.

Nehmen wir mal einen großen Politiker, den gerade jeden Morgen schon ein Fläschchen Sekt, noch im Bett genossen, just erst richtig munter machen kann, weil er nachts sehr oft nicht schläft, sondern jede Stunde aufwacht. Weil er zum normalen Leben keine Zeit hat, liegt er nachts wach und denkt nach.

Nehmen wir mal an, er trinkt nicht, um sich zu betäuben, sondern um sich frisch zu machen. Eine geradezu menschlich paradoxe Wirkung auf seinen Zustand.

Trotzdem nehmen wir – nach Zeichen geordnet – Phosphorus als konstitutionelle Eigentümlichkeit, ohne lang zu überlegen. Und zwar nehmen wir hier – normal im wahrsten Sinne des Wortes – als Heilmittel „Phosphorus C 30 dil.", jeden Morgen genau wieder vier Tropfen in vier Eßlöffeln Wasser vor dem Frühstück. Kaffee ist auch hier untersagt.

Nach ein paar Monaten kann jener Herr zufriedenstellend nicht nur ein- sondern auch durchschlafen, und sein Sektkonsum hält sich in normalen Grenzen, nämlich gelegentlich mal ein Gläschen, außer dem normalen Nachmittags-Tee, wenn er sich angenehm entspannen und erfrischen möchte.

Nun nehmen wir mal einen Kranken mit ganz „normalen" Depressionen. „Normal" vom Krankheitsbild her zu verstehen; nämlich morgens genau so niedergedrückt wie abends, ohne sich ihrer erwehren zu können, ohne äußeren Anlaß, voll Lebensüberdruß und nächtlichem Wachliegen nach dem Schlaf bis Mitternacht, mit fürchterlichen Angstzuständen beim Alleinsein; sonst nichts!

Nehmen wir den *Kent* zur Hand, so machen wir die Erfahrung, daß mit allen Zeichen dieser Krankheit nur *ein* Mittel übereinstimmt, nämlich „Arsenicum album".

Nehmen wir mal an, er hat noch nie ein solches Mittel genommen und er hat es auch noch nie verordnet bekommen. Er hat auch noch keine Psychopharmaka genommen.

Dieser Kranke hat die unwahrscheinliche Chance, schon nach ein paar Wochen durch diese Arznei, die wir hier mit absolut zuverlässiger Wirkung in LM VI dil. genau wieder mit vier Tropfen in vier Eßlöffeln Wasser haben nehmen lassen, frei von Depressionen zu sein.

Nehmen wir nochmal genau zu Kenntnis: Wir haben einen Menschen nicht geheilt, sondern er hat keine Depressionen mehr. Er hat sie unter Arsenicum album verloren.

Nehmen wir mal an, ohne Arsenicum album hätte er in der gleichen Zeit seine Depressionen verloren. – Was weiß man denn konkret über die Krankheiten und ihren gesetzmäßigen Rhythmus? Was weiß man schon, wie lang ein Mensch braucht, um Depressionen zu bekommen, von Kindern angefangen bis zu Menschen in der Vollkraft ihrer Jahre und nachgerade in der stillsten Phase ihres Lebens, im Alter? – Nehmen wir mal an, niemand zu haben, um sich aussprechen zu können; niemand zu haben, um gerade jedem Menschen jeder Altersstufe menschliche Zärtlichkeiten zu erweisen, nicht nur in Worten, sondern auch in Taten.

Gerade jene Skala gefühlswarmer Menschlichkeit zu befriedigen, die nichts als Liebesvarianten sind, wie sie nun einmal Menschen das Leben lebenswert machen.

Nachgerade halten Menschen es als Mensch nicht lange aus, ohne Liebes- und Zärtlichkeitsbeweise zu leben.

Nehmen wir mal an, nichts als leere Gesten und nichts als leere Worte der Liebe geboten zu bekommen und das eine Reihe von Jahren oder Jahrzehnten, so nimmt man es solchen Menschen gerne ab, depressiv geworden zu sein.

Nun nehmen wir also „Ars. alb." und nach Wochen klingen die Depressionen ab. Wir haben dabei aber noch nicht den Kern einer Depression getroffen, sondern nur deren Auswirkungen. Nun haben wir schon einmal gehört, Menschen sollen Menschen sein und bleiben können. Und jetzt nehmen wir diesen Menschen mit „Ars. alb."

LM VI – LM XII dil. die Depressionen. Wie ist es nun mit ihren Sehnsüchten und ihrem normalen menschlichen Verlangen nach Menschlichkeitsbeweisen?

Nehmen wir mal an, sie hätten sie nicht verloren, sondern nur – allgemein gesagt – nicht mehr so vordergründig und nicht mehr so hautnah, so hätten wir doch Eines erreicht, nämlich sie wieder lebensbejahend gemacht, ohne jedoch körperlich in irgendeiner Form geschadet zu haben, so hätten wir alleine deswegen schon Grund, als Ärzte froh und dankbar zu sein, Menschen geholfen zu haben, ohne ihnen zu schaden. – Vergleichen wir einmal hiermit die andere übliche Therapie mit Psychopharmaka, die nie in ihrer Wirksamkeit so weit gehen, um auch nur annähernd solche Erfolge zu erreichen. –

Nun nehmen wir einen anderen Kranken:
Er hört und sieht, was andere nicht hören und nicht sehen können. Er halluziniert!

Nun haben wir in der homöopathischen Medizin Arzneimittel, die zuverlässig just solche Halluzinationen zu beheben vermögen, ohne zu schaden!

Und zwar nehmen wir bei optischen Halluzinationen „Calcarea carbonica Hahnemanni" in LM VI, LM XII, LM XVIII und in LM XXX dil. und schon nach ein paar Wochen sind diese optischen Halluzinationen verschwunden. Und dies, ohne zu schaden! – Nun nehmen wir genau so bei akustischen Halluzinationen „Phosphorus" LM VI dil. und danach LM XII dil.. Nach ein paar Wochen sind diese akustischen Halluzinationen genauso verschwunden. Und dies wiederum, ohne zu schaden.

Welcher Arzt würde nicht sofort und ohne lang zu überlegen diese Therapie aufgreifen und anwenden wollen?

Es fehlt doch nur die Kenntnis homöopathischer Arzneien und die homöopathische Semiologie, um diese Therapie anwenden zu können. Nichts sonst.

Nebenbei ist der Arzt noch Mensch und der Patient genauso. – Also, was soll's?

Nehmen wir nochmal einen Kranken:
Er hat keine Halluzinationen, sondern allgemeine Krampfanfälle. Nehmen wir mal an, sonst nichts als diese.

Nehmen wir mal an, nach Einnahme von „Cuprum" LM VI – LM XII dil. hören die Krämpfe nach einigen Monaten zwar nicht vollständig auf, weil nämlich dieses Leiden schon zu viele Jahre besteht, um es völlig ausheilen zu können, so ist dies doch ein genauso großer Erfolg, wie er gerade, nur mit krampfunterdrückenden Mitteln, möglich gewesen ist. Jedoch mit einem Unterschied: Ein homöopathisch behandelter Anfallskranker darf Mensch sein und bleiben, weil weder Leber noch Nieren und schon gar das Zentralnervensystem nicht beeinträchtigt werden.

Nehmen wir mal an, ein solcher Kranker nimmt nur noch „Cuprum" und setzt die Antikonvulsiva zu schnell ab, so kann eines passieren, daß er einen gefährlichen Status epilepticus bekommt, weil just die Krampfanfälle, die zur Regulation seines gestörten Wasserhaushaltes im Zentralnervensystem nötig gewesen wären, durch Jahr und Tag unterdrückt worden sind und dies auf Kosten normal menschlichen Lebens, das just durch eine Antikonvulsivtherapie mit Anfallsketten und Serienanfällen zu rechnen gewohnt ist.

Was ist menschlicher im Vergleich zu „Cuprum"?

Nehmen wir nochmal einen Kranken.

Nehmen wir mal einen Süchtigen, einen Drogensüchtigen. Er braucht jeden Tag vierhundert Mark für Drogen. Familie und Geschäft leiden schon seit Jahren darunter. Nehmen wir mal an, ein liebevoller alter Mensch hält die Firma dieses Drogensüchtigen über Wasser, bis zum totalen Ruin derselben, weil sie nicht mehr Schritt halten kann mit der modernen Entwicklung und Neuanschaffungen nicht mehr möglich sind, weil jede eingenommene Mark zum Kauf von Drogen benötigt wird.

Nehmen wir mal an, nach dreißig Jahren ist die ganze Substanz verbraucht. Von Generationen in mühsamer Kleinarbeit alltäglicher Arbeitsfron zusammengespart, um normal menschlich den nachfolgenden Generationen einen günstigeren Start nicht nur in beruflicher und gesellschaftlicher Hinsicht zu ermöglichen, sondern um auch selber normal menschlich als Mensch geachtet zu werden. Nehmen wir mal an, ich hätte solche Menschen schon vor einem Menschenalter homöopathisch heilen können und diese alteingeführte Firma wäre heute noch ein Begriff, nicht nur in der Geschäftswelt, sondern auch bei ihrer Kundschaft, so geht einem die Tragik einer solchen Krankengeschichte unter die Haut.

Nachgerade habe ich mir diesen Fall gemerkt und in meiner Praxis nicht nur einmal, sondern immer wieder solchen Patienten normal menschlich mit „Sulfur" C 30 dil., täglich vier Tropfen im Frühstücksgetränk genommen, ohne daß der Süchtige etwas davon wußte, geholfen, mit ihrer Sucht fertig zu werden. Nun frage mich einer: „Wieso, ohne daß er es wußte?"

Man höre und staune: Nur so sind Süchtige von ihrer Sucht zu heilen!

Nur noch ein paar Worte zur Therapie von alten endogenen Depressionen und genauso bei alten halluzinatorischen Psychosen.

Am sichersten geht man so vor:

Anfangstherapie bei Depressionen endogener Art mit „Ars. alb. LM VI" dil. 1−2 × täglich 4 Tropfen in 4 Eßlöffeln Wasser, acht Wochen lang. Anschließend „Ars. alb. LM XII" dil. 4 × täglich 4 Tropfen in 4 Eßlöffeln Wasser, acht Wochen lang.

Nach weiteren vier Monaten Wiederholung nach dem gleichen Schema.

Nach einem Jahr abermals.

Nun noch ein Therapie-Schema bei halluzinatorischen Psychosen:

Anfangstherapie bei optischen Halluzinationen mit 2 × täglich 4 Tropfen „Calcarea carbonica Hahnemanni" LM VI dil. in 4 Eßlöffeln Wasser und bei akustischen Halluzinationen mit 2 × täglich 4 Tropfen „Phosphorus" LM VI dil. in 4 Eßlöffeln Wasser. Genauso jeweils acht Wochen lang. Anschließend acht Wochen lang genauso LM XII dil. in genau der gleichen Dosierung wie schon bei Depressionen aufgezeigt. Wiederholung nach vier Monaten und nach einem Jahr.

Möge jedem Leser dieser Zeilen ein Versuch auf Anhieb gelingen. Nehmen Sie jedoch schon heute zur Kenntnis: Ohne menschliche Wärme und ohne menschliche Zuwendung zum kranken Mitmenschen und ohne den nötigen Respekt vor der Persönlichkeit des Patienten, sei es nun eine Persönlichkeit aus höheren Gesellschaftsschichten oder aus Arbeiterkreisen, wird diese Therapie nicht zum Erfolg führen, weil normalerweise die seelische Führung dieser Patienten von grundlegender Bedeutung ist.

Nicht zuletzt versagen allopathische Psychopharmaka, weil sie nicht am Menschen und an seiner differenzierten seelischen Struktur erprobt worden sind und werden.

Nehmen wir an, just all das, was ich hier in diesem Kapitel niedergeschrieben habe, sei milde gesagt Augenwischerei, so nehme ich an, Sie haben menschliche Medizin noch nicht verstanden.

Meine Erfahrungen mit homöopathischer Therapie in der Neurologie und Psychiatrie

Menschen zu behandeln ist eine sehr schwere Aufgabe. Jeder Arzt weiß das. Ich möchte daher nur so viel über ärztliche Tätigkeit berichten als notwendig ist und nur die Tatsachen sprechen lassen.

Meine Erfahrungen mit Homöotherapie sind vielschichtig, angefangen bei der Therapie von Nervenschmerzen bis hin zur Psychosen- und Suchtbehandlung. Was sie miteinander verbindet, sind nur die gleichen Arzneien und die gleichen klassischen Gesetzmäßigkeiten in der Folge der Arzneien; sonst nichts.

Sehr unterschiedlich ist dagegen die psychiatrische Therapie in ihrer seelisch-geistig außerordentlich vielfältigen Pschopathologie. Sie muß streng von der klinischen Psychiatrie unterschieden werden, weil man sonst niemals hinter Zusammenhänge zwischen seelischer und körperlicher Gemeinsamkeit kommt.

In meiner Assistentenzeit an den Münchener Universitätskliniken legten meine Lehrer sehr großen Wert auf diese Unterscheidung. Sie hatten recht.

Heute hat sich das Bild gewandelt. Man therapiert ohne klinische Psychiatrie und sieht in der Psychoanalyse die Lösung des Problems der Heilung geisteskranker Menschen.

Die Erfolge sind nicht sehr überzeugend; weder von der psychoanalytischen Seite her gesehen, noch von der Therapie mit Psychopharmaka aus betrachtet. Somit suchen wir seit Jahren nach Heilungsmöglichkeiten, die sowohl von der psychiatrisch-klinischen Seite her gesehen als auch von der psychotherapeutisch-analytischen Seite nicht nur am Menschen, sondern auch am kranken Menschen orientiert sind.

Auf meiner Suche nach solchen Möglichkeiten stieß ich schon vor Jahren auf die homöopathische Medizin.

Ich mußte mich durch eine sehr reichhaltige Literatur arbeiten, um mich in dieser scheinbar altmodischen Therapie zurechtzufinden. Aber schon nach kurzer Zeit fand ich den roten Faden, der mich durch das Labyrinth dieser Literatur führte.

Es war mit schlichten Worten nichts weiter als die von uns stets betriebene, aber nie richtig verstandene alte Disziplin der Semiologie. Aber auch hierin mußte ich roden und sichten, bis nur noch ein kleiner Rest einer zuverlässig brauchbaren modernen Semiologie übrig blieb, die ich erstmalig festlegte und niederschrieb. Mit dieser löse ich seit Jahren präzis jeden Krankheitsfall und führe ihn zur sicheren Heilung.

Dieser Weg ist so sicher, daß es keine Zufallstreffer mehr gibt, sondern nur noch hin und wieder Pannen bei der Repertorisation von semiologisch erhobenen Krankheitszeichen und -zufällen, infolge mangelnder Repertorisations-Technik.

Nachgerade kann ich es ohne Repertorium niemals zu Wege bringen, was ich bei meiner klinischen Untersuchung befinde und schon gar nicht, was ich seelisch-geistig befinde; allerdings nur aufgrund meiner semiologischen Untersuchungstechnik. Ohne diese ist es unmöglich, solche Fälle zu repertorisieren und zu therapieren, geschweige sie zu heilen. Nur noch ein Wort zur Therapie:

Sie ist so zuverlässig und normal-menschlich, daß sich meine Patienten wundern, selten nur stürmische Reaktionen erleben zu müssen. Sie können es nur schwer glauben, daß sie ohne schwere Störungen geheilt werden. – Wer kann das von der Therapie mit Psychopharmakas sagen? Schon *Hahnemann* forderte, daß eine Therapie schnell, sicher und angenehm sein soll. Ist sie das nicht, so ist sie keine menschliche Therapie mehr und nicht menschenwürdig!

In meiner Praxis ist sehr viel menschliches Leid zu sehen und sehr viel menschliches Glück.

An menschlichem Leid soll man sich orientieren, wenn man diese meine Therapie anfangen will durchzuführen. An menschlichem Glück soll man sich erst freuen, wenn man das Leiden eines Patienten nicht nur gebessert, sondern geheilt hat.

Seit Jahren lerne ich solche Erfolge schätzen. Sie machen mich nicht übermütig, und sie drücken mich nicht zu Boden, weil ich nunmehr Menschen heilen kann.

Normalerweise kann man von einer Heilung erst dann sprechen, wenn alle gesundheitlichen Störungen ausgeheilt sind; nicht nur die obenhin sichtbaren Krankheitszeichen und -zufälle. Somit ist eine Heilung sehr viel mehr als nur eine symptomatische Abdeckung von Zeichen und Zufällen durch eine homöopathische Arznei und ihre Behebung.

Mein einstiger Lehrer *Werner Wagner* suchte immer nach Zeichen als objektiven Marken im Krankheitsgeschehen. Ohne objektive Zeichen ist weder in der Psychiatrie noch in der allgemeinen Inneren Medizin etwas Brauchbares zu erreichen.

Wie sollte denn eine Krankheit beschaffen sein, wenn sie keine sichtbaren Zeichen hätte und somit nichts Faßbares bietet? Wie sollte denn eine Therapie aufgebaut sein, wenn sie sich nicht auf sichtbare Zeichen stützen könnte?

Man scheint diese grundlegenden Dinge nicht mehr so ernst zu nehmen, sonst könnte man sich nicht so menschenunmöglich in der Psychopharmakatherapie verhalten. Ich meine hier nicht die großen Kliniken, in denen es einfach an genügend Ärzten und Pflegern fehlt, um menschenwürdige Therapie zu betreiben, sondern jene Praxen, in denen nach meinen Beobachtungen oft kritiklos äußerst differenzierte Arzneikörper verschrieben werden, vor denen jeder Psychiater heillosen Respekt hat, weil er die gesundheitlichen Schäden kennt, die sie nahezu stets hinterlassen.

Ich erinnere nur an die interstitielle Hepatitis und die Agranulozystose nach Psychopharmakatherapie. Sie wissen so gut wie ich, daß die Schäden nach Psychopharmakamedikation schier so umfangreich sind wie ihre sonst unbestritten hilfreichen Wirkungen. Aber von einem Segen dieser Arzneien kann noch keine Rede sein. Der sicherste Segen ist, daß durch die Psychopharmakatherapie die Behandlung von psychischen Erkrankungen wieder eine normale interne Therapie geworden ist. Wie weit sie aber noch von der eigentlichen Therapie entfernt ist, will ich kurz aufzeigen:

Normalerweise sind Menschen als Menschen zu behandeln und als hochdifferenzierte Lebewesen. Somit ist der Standort schon abgegrenzt. Wer in der Psychiatrie mit der therapeutischen Höhe des Seelenlebens von weißen Mäusen und Ratten beginnt, liegt von vornherein schon schief. Solang er nicht den Menschen und dessen Seelenleben zur Grundlage seines Therapierens macht, ist jedes Bemühen sinnlos und menschlich sehr fragwürdig. Verzeihen Sie mir dieses harte Urteil, aber Sie werden mir bald recht geben müssen.

Sie selbst möchten doch niemals so behandelt werden; oder doch?

Die Kollegen, die zu mir in die Sprechstunde kamen, wollten von der chemischen Zwangsjacke befreit werden und wieder klar denken können. Sie wollten in ihrer Praxis voll verantwortlich tätig sein, trotz schwerster Depressionen oder trotz schwerster Sorgen um ihre verbrauchte Lebenskraft im Dienst am kranken Menschen.

Ich habe sie von ihren Sorgen und Depressionen befreit und ihnen ihre Schaffenskraft wiedergegeben, ohne sie in Vergiftungszustände abtauchen zu lassen und ohne sie arbeitsunfähig werden zu sehen. Ich kann keine Namen nennen, daher müssen Sie es mir so glauben. Sie haben ihr Leben so leben können wie früher, ohne jede Einschränkung und Verzicht auf alle Annehmlichkeiten des menschlichen Daseins. – Ich frage: Welche Therapie macht das? – Menschen sollen menschenwürdig behandelt werden und nicht wie Versuchstiere.

Ich möchte Sie nun mit der therapeutischen Technik der von mir entwickelten psychiatrisch-homöopathischen Behandlungsweise der Gemüts- und Geistes- sowie Suchtkranken bekannt machen:

Allerdings muß ich das Verständnis der klinisch-ärztlichen Untersuchungstechnik und Befunderhebung nach den Regeln klinischer Untersuchungsweise als bekannt voraussetzen.

Wie man den Befund ordnet, will ich kurz aufzeigen:

Wir betrachten erst einmal den Kranken, das ist die „*Inspectio*". Sie umfaßt sehr viel mehr als man gemeinhin annehmen möchte: *Haltung, Mimik und Motorik.*

Schon haben wir sehr vieles zur Kenntnis zu nehmen. Ist der kranke Mensch sehr niedergedrückt, so sehen wir es schon an seinem Gesichtsausdruck. Wirkt er sehr schlapp und müde in seiner Körperhaltung, so ist er sehr abgeschlafft. Ist sein Gesichtsausdruck leer, so ist er mindestens schon seit Jahren schwer krank. Hält er sich ganz kerzengerade und ist er sehr menschenscheu, so ist er sehr kurz erst krank und kann sich noch innerlich vom Kranksein distanzieren.

Ist seine Gestik spärlich, so ist er schon lange krank. – Ist sie noch sehr ausdrucksreich, dann ist sein Kranksein noch frisch. Setzt er sich nieder und schnauft sehr tief durch, so ist er sehr schwermütig.

Nun kommt die Untersuchung:

Wir fangen an beim Kopf, von oben nach unten: Ist das Haar schon ergraut, ist es sehr schütter oder besteht schon Kahlköpfigkeit?

Nun kommen die Augen:

Treten sie hervor oder sind sie eingesunken: Sind die Pupillen weit oder eng? Sind die Skleren weiß, gelb oder blutig? Besteht ein Strabismus? Wie ist die Pupillenreaktion auf Licht und Konvergenz? Besteht Nystagmus? Ist das Gesichtsfeld normal? Ist der Lidspalt weit oder eng? Hängen die Lider herab?

Nun die Nase:

Ist sie normal geformt? Ist sie sehr schmal, ist sie sehr breit? Hat sie einen Sattel? Ist sie frei durchgängig? Ist sie verstopft? Klingt die Stimme näselnd?

Nun die Ohren:

Sind sie normal offen oder zugefallen durch Ohrenschmalz? Wie ist das Hörvermögen?

Nun der Mund:

Sind die Lippen rot, blaß oder bläulich? Sind sie rissig oder geschwollen?

Nun kommt der Mund- und Rachenraum:

Welche Farbe hat die Zunge; ist sie belegt und wie sieht dieser Belag aus? Ist die Zunge glatt? Weist sie Bißnarben auf? Kann sie frei bewegt werden; kommt sie gerade hervor? Wie steht das Gaumensegel und wird es seitengleich gehoben? Wie sieht das Zahnfleisch aus? Wie sehen die Zähne aus? Sind sie saniert? Ist das Gebiß lückenhaft oder ist es prothetisch versorgt? Bestehen Mißbildungen am Gebiß? Sind an der Stellung des Gebisses Fehler zu sehen? Wie muß er zubeißen und wie beißt er zu?

Nun die Mandeln:

Sind sie vergrößert? Sind sie zerklüftet? Sind sie überhaupt noch da? Sind sie eitrig und tragen sie Eiterstippen? Tragen sie einen Belag und wie sieht er aus?

Nun kommt der Rachen:

Ist er trocken? Ist er gerötet? Ist er belegt? Wie sieht er sonst aus?

Nun die Kehle und der Kehlkopf:

Ist der Kehlkopf von normaler Form? Ist die Kehle frei von irgendwelchen Hindernissen? Wie klingt die Stimme? Klingt sie rauh, heiser, krächzend, monoton oder tonlos?

Nun kommt der Hals:

Halsumfang; Größe und Beschaffenheit der Schilddrüse. Reicht sie hinter das Brustbein?

Nun zum Thorax:
Form und Umfang, ausgeatmet und eingeatmet. Form und Beschaffenheit der weiblichen Brust. Sind Knoten tastbar? Sind die regionären Lymphknoten in den Achselhöhlen tastbar, vergrößert?

Nun kommt die Lunge:
Weist sie normales Vesiculär-Atmen auf oder hört man ein Brummen, Fauchen, Giemen, Knistern oder Rasseln? Sind die Lungengrenzen gut verschieblich? Wie ist die normale Kapazität der Lunge? Wie ist die Sonorität der Lunge?

Nun noch die Atmung:
Ist sie normal-ruhig, beschleunigt, aussetzend? Besteht Atemnot beim Aus- oder Einatmen? Wie klingt der Atemvorgang? Wie riecht der Atem?

Nun zum Herzen:
Wie liegt es im Thorax und wo stehen seine Grenzen? Wie ist der Herzrhythmus und wie klingen die Herztöne? Wie ist die Herzaktion? Ist sie verlangsamt? Ist sie beschleunigt? Ist sie frei von Nebengeräuschen?

Nun kommt das Abdomen:
Ist der Leib aufgetrieben? Ist er eingefallen? Wie ist der Zwerchfellstand? Wie stehen die anderen Organe des Bauchraumes zum Zwerchfell? Wie liegt die Lebergrenze im Verhältnis zum rechten Rippenbogen? Ist die Leber vergrößert oder verkleinert? Ist sie druck- und/oder erschütterungsempfindlich? Ist der Leber-Gallenblasenbereich druckempfindlich oder druckschmerzhaft?

Nun zur Milz:
Ist sie vergrößert? Ist sie tastbar oder nicht? Ist ihr Bereich druckempfindlich?

Nun zum Magenbereich:
Ist er druckempfindlich oder druckschmerzhaft? Ist er druckempfindlich, so ist es eine Reizung oder eine sogenannte „Gastritis". Ist er druckschmerzhaft, so handelt es sich um ein sogenanntes „Geschwür". Ist der Pankreasbereich druckempfindlich oder nicht?

Die Nierenlager:
Sind sie druck- und/oder erschütterungsempfindlich? Ist der Ureterverlauf beidseits frei oder ist er druckempfindlich und/oder druck-

schmerzhaft? Ist die Blase frei oder druckempfindlich oder druckschmerzhaft? Wie ist ihr Füllungszustand nach klassischer Perkussion?

Nun die Adnexe:
Sind sie frei oder sind sie druckempfindlich oder druckschmerzhaft? Wie ist der Darmtonus? Hört man Darmgeräusche?

Nun die Leistengegend und die Genitalien:
Sind Schwellungen in der Leistengegend sichtbar? Sind sie druckempfindlich, indolent, prall-elastisch, wie ein eingeklemmter Bruch? Ist eine „weiche Leiste" oder eine Bruchpforte tastbar? Ist der Puls der Arteria femoralis tastbar? Ist er kräftig oder schwach? Ist der Penis normal gebildet? Bestehen Entzündungen im Bereich der Glans penis und des Praeputiums? Wie sehen diese aus? Ist das Scrotum normal gebildet? Bestehen Schwellungen oder ein sogenannter „Wasserbruch"? – Wie sind die Hoden und Nebenhoden beschaffen? Bestehen Verdickungen? Sie sind druckschmerzhaft? Sonstige patholog.-anatom. Veränderungen? Ist die Vulva normal konfiguriert? Bestehen Entzündungen? Wie sehen diese aus? Sonstige pathologisch-anatomische Veränderungen im Bereich der Labia majora, der Klitoris und Labia minora, des Introitus vaginae?

Nun der Analbereich:
Bestehen Entzündungen, Haemorrhoidalknoten?

Nun der Prostatabereich:
Ist sie bei digitaler Untersuchung gut tastbar, von normaler Größe und Konsistenz? Ist sie allseitig gut umgreif- und abgrenzbar? Ist sie derb-höckerig oder prall-elastisch? Ist sie druckschmerzhaft?

Soweit ist alles ohne jedes technische Hilfsmittel, außer dem Stethoskop, zu untersuchen. Auf diese Weise ist schon manches Menschenleben ohne sonstige technische Hilfsmittel gerettet worden. In der Gefangenschaft konnten wir nur so arbeiten und uns ist nie ein Patient gestorben, obwohl wir ohne Labor und Radiologie arbeiten mußten. Derartige Untersuchungen sind nur nötig zur Abklärung von Neoplasmen.

Nun die Arme und Beine:
Sind sie normal gestaltet und ist die Muskulatur normal ausgebildet? Wie ist der Puls an Armen, Beinen und Füßen tastbar? Wie ist

der Puls in seiner Qualität und in seiner Schlagfolge? Wie ist der Puls ohne vergleichende Kontrollmöglichkeit zu prüfen? Wir kennen unseren eigenen Puls und wir wissen ungefähr, wie schnell er ist. Ist er schneller als unser Puls oder genauso in der Schlagfolge und in der Schlagfüllung? Wie sind die Venen beschaffen? Bestehen Ödeme?

Nun weiter zum Nervensystem:

Vom Kopf bis zu den Füßen: Nervenaustrittspunkte am Kopf, an den Armen und Beinen. Wie sind die Reflexe? Wie ist die grobe Kraft? Wo ist der Nervus ischiadicus druckempfindlich? Wo ist er zugempfindlich? Wie ist die Oberflächen- und Tiefensensibilität? Wie ist die Empfindung für kalt und warm? Wie ist der Gang bei offenen und geschlossenen Augen? Beim Gehen auf den Zehenspitzen und auf den Fersen? Beim Seiltänzer-Gang? Wie ist das Stehvermögen bei geschlossenen Augen und Füßen? Wie hält sich der Patient?

Nun der psychische Befund:

Wie ist die Bewußtseinslage? Ist sie normal klar? Ist sie quantitativ oder qualitativ verändert? Ist sie quantitativ verändert im Sinne eines Stupors, einer Somnolenz, eines Torpors, eines Komas? Reagiert der Patient auf Sinnesreize in akustischer oder haptischer Hinsicht? Ist er bewußtlos? Nun die qualitativen Veränderungen: Ist er in einem Dämmerzustand? Ist er halluzinotisch? Spricht er normal oder wirr? Ist der Patient normal orientiert über Ort und Zeit sowie über seine Lage? Wie verhält er sich bei der Untersuchung? Wie ist sein Erinnerungsvermögen? Wie ist seine Merkfähigkeit? Wie ist sein Kritikvermögen? Wie ist sein Kombinationsvermögen? Wie ist sein Gedankenablauf? Wie spricht er? Wie ist der Gedankeninhalt? Wie bringt er seine Gedanken zum Ausdruck? Welche Gedankeninhalte bringt er zur Sprache? Ist sein Gedankenablauf unterbrochen? Findet er nicht mehr zum Anfang seines Gespräches zurück, sondern fängt er an, weitschweifig zu werden oder den Faden des Gespräches ganz zu verlieren? Wie sind seine Gedankeninhalte? Meint er, ein Prophet zu sein oder eine Mission erfüllen zu müssen? Worin besteht seine Missionsidee? Meint er, alle Menschen glücklich machen zu müssen, oder möchte er sie alle umbringen?

Nun noch die Gefühlsinhalte:

Fühlt er innerlich irgendwelche abnormen Zustände und wo sitzen sie?

Hört er irgendetwas normal Erscheinendes oder nur innerlich-menschlich eine Stimme? Oder Gedankenlautwerden? Oder Gedankenbeeinflussung? Hört er Stimmen und was sagen sie? Wird er von Ihnen bedroht oder kommentieren sie sein Tun? Verlangen sie, daß er einen Menschen töten soll, und wie soll er es tun? Soll er sich selbst töten? Was soll er sonst tun, wenn sie ihm irgend etwas sagen? Kann er die Gedanken der Menschen lesen, oder hört er ihre Gedanken wie gesprochene Worte?

Nun noch kurz die Wahnstimmungen:
Ist er der Ansicht, daß ein schreckliches Unglück passieren werde? Meint er, daß die Welt untergehen werde? Daß er kurz vor seinem Tode stehe? Daß er verloren ist? Ist der Patient schon immer so gewesen oder erst seit kurzem? Was berichten seine Angehörigen?

Somit kommen wir schon zur Anamnese:
Seit wann und wie lang ist er schon in seinem jetzigen Zustand? Wie und wodurch ist er in diesen Zustand gekommen? Wir fragen stets: Quis, quid, ubi, cur, quomodo, quando, qua re, quibus auxiliis?

Nun kommen alle vegetativen Funktionen:
Hunger und Eßlust, Zustand nach dem Essen; wann hat er zum letzten Male gegessen?
Stuhlgang und Beschaffenheit des Stuhles in Form, Farbe, Konsistenz, Geruch, Häufigkeit und Menge; Blähungen und Winde? Aufstoßen, Aufschwulken, Sodbrennen, Aufstoßen von Speisen?

Blasenfunktion:
Wie oft und wie lang muß er tagsüber und nachts seine Blase entleeren? Bestehen Hindernisse beim Wasserlassen und wie sind sie? Hat er Beschwerden vor, während, nach dem Wasserlassen in der Blasengegend und/oder in der Harnröhre? Wie beurteilt er das Aussehen seines Urins? Wie riecht er?
Wie ist der *Flüssigkeitsbedarf* des Patienten? Muß er viel oder wenig trinken? Hat er trockene Lippen oder trockenen Mund? Hat er eine trockene Kehle?
Nun der *Schweiß:*
Muß er oft und viel schwitzen und bei welchen Gelegenheit? Muß er nachts schwitzen? Wie ist der Schweißgeruch? Wie ist sein Ein-

druck vom Schweiß? Empfindet er ihn kalt oder klebrig? Schwitzt er nur an bestimmten Stellen des Körpers?
Ist ihm sehr schnell kalt? Ist ihm leicht oder immer zu heiß?

Nun zu den *Gewichtsnormen:*
Hat er in letzter Zeit sehr schnell abgenommen oder schwankt sein Gewicht sehr leicht? Hat er Untergewicht oder Übergewicht im Verhältnis zu seiner Körpergröße?

Vita sexualis:
Wie ist die Libido und Potenz? – Potentia coeundi? – Potentia satisfaciendi? – Potentia generandi? – Ejaculatio praecox? – Frigidität?

Nun noch der *Schlaf:*
Schläft er sofort ein und kann er normal durchschlafen? Träumt er und welche Trauminhalte hat er? Sind sie ängstlichen oder anderen Inhaltes? Nun noch bisherige Medikationen: Welche Arzneien hat er bisher genommen?

Nun noch die *Menses:*
Sind sie regelmäßig in ihren Intervallen und ihrer Dauer? Wie ist ihre Beschaffenheit? Stockig-klumpig? Auffallend hell, auffallend dunkel, auffallend reichlich? Ist sie schmerzhaft? Ist sie unterbrochen? Besteht Ausfluß und wie ist er in Aussehen und Beschaffenheit und wie wirkt er auf die Patientin?

Nun noch die *Genußgifte:*
Raucht der Patient? Was, wie oft und wieviel?
Trinkt der Patient schwarzen Tee oder Bohnenkaffee, wie oft und wieviel?
Was konsumiert er an Alkohol?
Was sagen seine Angehörigen zu diesem Punkt?

Nun noch die Objektiv-Anamnese:
Was können seine Angehörigen außerdem noch berichten? Welche Vorerkrankungen lagen vor?
Welche Operationen hat er schon zu überstehen gehabt?
Welche Kinderkrankheiten hat er schon gehabt?
Wie oft ist er schon durchleuchtet worden?

Welche Leiden sind schon festgestellt worden? Wie oft war er deswegen schon in stationärer Behandlung und wie lang? Bestehen Rückfälle einer solchen Krankheit? Wie viele und wie lang dauerten sie?

Nun kommt die Ordnung unseres Befundes:
Welche sichtbaren *äußeren Krankheitszeichen* können wir feststellen? Welche *inneren Krankheitszeichen* können wir erheben? Welche *Beschwerden* beklagt der Patient?

In eine normale Ordnung gebracht ergibt sich nun das *Krankheitsbild:* Wir gehen von außen nach innen! Haben wir keine äußeren Zeichen, dann folgen die inneren Zeichen; haben wir keine solchen, dann kommen die körperlichen Beschwerden. Haben wir keine solchen, dann folgen die seelischen Beschwerden. Haben wir auch keine seelischen Beschwerden feststellen können, dann müssen wir sagen, daß der Patient nach unserem Dafürhalten normal gesund ist.

Nun nehmen wir das Repertorium zur Hand und repertorisieren streng nach obigem Schema: Erst die Zeichen, dann die Zufälle (= körperlichen Beschwerden) und als ausschlaggebenden Schluß die seelisch-geistigen Zeichen und Zufälle!

Das gefundene Mittel lassen wir nach Notwendigkeit nehmen. Wir nehmen nur LM-Potenzen (= quinquagesima milia-Potenzen); entweder viertelstündlich, halbstündlich, stündlich oder einmal täglich, je nach Situation; entweder zwei Tropfen in zwei Eßlöffeln Wasser oder vier Tropfen in vier Eßlöffeln Wasser so lange, bis merkliche Besserung eingetreten ist. Zeigen sich Arzneiprüfungssymptome und zwar nur Arzneimittelprüfungszeichen, dann gehen wir entweder in der Dosierung zurück oder nehmen die nächste Stufe: LM XII oder LM XVIII. Jedoch muß jede Stufe so lange gegeben werden, bis sich Arzneiprüfungszeichen einstellen; just die Pulsfrequenz ist ein solches inneres Zeichen! Eher kann man von keiner echten Besserung sprechen. Eine „Heilung" kommt erst nach langer Behandlung in Frage und jeweils nur unter ständiger Kontrolle des jeweiligen Fortschrittes in der Besserung bis hin zur Heilung!

Nun kommen wir zu solchen Krankheitsfällen, wie sie mir unter anderen im letzten Jahrzehnt begegnet sind.

Ich nehme nur solche Fälle, die instruktiv sind.

1. TEIL

Neurologie in kurzgefaßten Fallschilderungen

Ein Fall von Halbseitenlähmung im Gesicht

Ein Mann von 50 Jahren kommt in meine Ordination, von einem Kollegen geschickt: Er hat seit einer Nacht plötzlich eine Lähmung der rechten Gesichtshälfte. Speichel fließt aus dem einen hängenden Mundwinkel und sein rechtes Auge kann er nicht mehr schließen.

Bei der Untersuchung zeigt er Tabakblasenphänomen, das rechte Auge kann nicht geschlossen werden, der rechte Mundwinkel hängt in Ruhe und bei willkürlicher Innervation der mimischen Muskulatur.

Ich verordne ihm halbstündlich 4 Tropfen Causticum LM VI in 4 Eßlöffeln Wasser. Nach 14 Tagen ist seine Lähmung ausgeheilt. Er kann wieder normal essen und seine mimische Muskulatur ist wieder seitengleich inneviert. Er ist niemals wieder mit einer solchen Lähmung erschienen.

Ein anderer Fall von Nervenlähmung

Ein Lokomotivführer, Mitte 50, kommt, von einem Kollegen geschickt, wegen einer Lähmung seines linken Armes. Ich stelle hohen Blutdruck fest und sonst noch eine Menge innerer Störungen. Die Lähmung ist ganz frisch, und er muß mit seinem Dienst aussetzen. Ich schreibe ihn krank für vier Wochen und verordne Causticum LM VI dil. ½stündlich 4 Tropfen in 4 Eßlöffel Wasser. Nach 14 Tagen ist er von seiner Halbseitenlähmung geheilt. Ich behandle nun seine sonstigen körperlichen Störungen bis zur Normalisierung derselben.

Ein dritter Fall einer Halbseitenlähmung

Eine Lehrerin, Mitte 40, kommt wegen plötzlich aufgetretener Halbseitenlähmung rechter Arm. Die grobe Kraft in diesem Arm ist nahezu aufgehoben. Ich verordne Causticum LM VI wie oben, und nach einer Woche ist die Lähmung behoben.

Ein vierter Fall einer Halbseitenlähmung

Eine Patientin, Endfünfzigerin, kommt in meine Sprechstunde. Sie hat eine plötzlich aufgetretene Halbseitenlähmung der rechten Gesichtshälfte, ausgelöst durch Gehen in Wind und Regen. Ich verordne Causticum LM VI mit striktest genauer Administration von 6 × täglich 4 Tropfen in 4 Eßlöffeln Wasser, weil sie mir sehr arzneiempfindlich zu sein scheint. Aber sie nimmt stur 6 × täglich 20 Tropfen und erlebt eine solch schwere Lähmung der rechten Gesichtshälfte, daß der Augenarzt eine plastische Operation vorschlagen muß, weil sich ihr rechtes Augenlid ebenfalls noch gelähmt zeigte, obwohl man ihr in der Klinik hohe Dosen Vitamin B 12 und sonstige Antineuralgika parenteral verabreichte! Sie hat heute noch einen Rest von dieser Lähmung zurückbehalten, obwohl ich diese schwere Lähmung nach Klinikentlassung noch weitgehend normalisieren konnte.

Ein fünfter Fall einer Halbseitenlähmung

Ein Mann, Mitte 50, wird von seiner Frau in meine Ordination geführt, außerdem braucht er noch einen Stock als Stütze. Er ist von einem Auto von hinten angefahren worden, als er mit seinem Moped zum Frühdienst fuhr. Der Autofahrer entkam in der Dunkelheit, ohne angehalten werden zu können; Fahrerflucht!
Der Patient lag etwa ¼ Stunde auf der Straße, bis die Rettung kam. Man mußte ihn bewußtlos in die Klinik bringen. Dort lag er die ersten vier Wochen ohne Bewußtsein. Anschließend erlitt er einen Tobsuchtsanfall und mußte wochenlang auf der geschlossenen Abteilung der hiesigen Nervenklinik betreut werden. Nach mehreren Monaten wurde er als „dienstunfähig" aus der Klinik in die häusliche Pflege und fachärztlich-ambulante Behandlung entlassen, denn er hatte noch Liquorverlust aus dem rechten Ohr. Deswegen war er auch noch während meiner Behandlung in HNO-fachärztlicher Nachbehandlung. Ich verordnete Causticum D 10 dil., weil ich keine andere Potenz zur Verfügung hatte und ließ ihn täglich 20 Tropfen in einem Viertelliter Wasser schluckweise über den Tag verteilt trinken.

Nach vier Wochen war seine Halbseitenlähmung linker Arm und linkes Bein sowie eine Halbseitenlähmung der rechten Gesichtshälfte ausgeheilt. Der HNO-Kollege wundert sich noch heute über diese Heilung.

Nun einige Fälle von Lumbago

Ein junger Mann von etwa 22 Jahren kommt in meine Ordination. Er geht mit in der rechten Hüfte eingezogenem Oberkörper ganz schief und krumm. Er sagt, er habe sich verhoben und seither laufe er so. Er könne sich nicht mehr ausstrecken und jede Umdrehung schmerze ihn. In der vergangenen Nacht habe er nicht gewußt, wie er sich legen und von einer Seite auf die andere wenden sollte vor Schmerzen.

Ich verordne ihm Rhus tox. LM VI dil. ½ stündlich vier Tropfen in 4 Eßlöffeln Wasser und bestelle ihn nach drei Tagen wieder. Er kommt danach in völlig normaler Körperhaltung zu mir und bedankt sich über die so rasche Heilung.

Nächster Fall

Ein stiller Mensch kommt in meine Ordination. Er ist Eisenbahner und muß in einer zugigen Halle schon seit Jahren arbeiten. Er beklagt sich nicht über seine Arbeit, weil er gerne arbeitet. Aber seit einer Woche spürt er wieder seinen Ischias rechts und zwar von der rechten Hüfte aus bis hinunter zur großen Zehe.

Ich stelle fest: Lasègue rechts positiv bei 15° aus der Ruhelage gemessen. Valleix I, II und III sind positiv; P.S.R. und A.S.R. rechts gegenüber links sehr abgeschwächt. Ich verordne ihm Rhus tox. LM VI dil. und lasse ihn stündlich 4 Tropfen in 4 Eßlöffeln Wasser nehmen. Nach zwei Wochen ist er wieder so weit hergestellt, daß er seinen Dienst wieder aufnehmen kann, was seinen Ischias betrifft. Da er noch unter sehr hohem labilen Blutdruck leidet, behandle ich diesen ebenfalls mit homöopathischen Einzelmitteln und zwar mit Phosphorus LM VI bis LM XVIII, aufgrund seines körperlichen Befundes. Er ist nach sechs Wochen dann so weit hergestellt, daß er seinen Dienst wieder ohne Beschwerden versehen kann.

Mit Rückfällen ist bei solchen Fällen immer zu rechnen, weil der Patient sich nicht so lange schonen kann, wie es menschlich nötig wäre und wie Menschen sich sonst normalerweise verhalten würden, wenn sie in ihren Arbeitsprozeß nicht so unerbittlich eingespannt wären, um leben zu können. Kein noch so gutes Sozialwesen könnte solche Lasten tragen.

Nächster Fall

Ein alter Patient kommt mit Ischias. Er hat schon eine Operation hinter sich; es wurden bei ihm zwei Wirbelkörper versteift, weil er sehr schweren Ischias gehabt hatte. Aber trotzdem kommen immer wieder Rückfälle. Wenn es ihm besser geht, dann versucht er sich sofort wieder in seinem Garten als seinem liebsten Hobby. Als Polizeibeamter hat er nie so richtig Mensch sein und sich nie so richtig freuen können, wenn in der Natur wieder alles zu grünen und zu blühen anfing. Außerdem ist er ein leidenschaftlicher Koch und legt Wert auf reine Zutaten zu seinen Gerichten.

Ich habe ihn schon öfter wegen seines Ischias behandeln müssen und ihn immer soweit wiederhergestellt, daß er bis zum nächsten Rückfall sich seines Lebens ungetrübt erfreuen konnte. Mit Rhus tox. LM VI dil. 4 × täglich 4 Tropfen in 4 Eßlöffeln Wasser ist er schon nach ein paar Wochen wieder so weit, daß er sich einen Rückfall im nächsten Herbst durch zu forsches Arbeiten in seinem großen Garten leisten kann, was er still zur Kenntnis nimmt und mit Ruhe feststellt: „Einer muß ja die Arbeit tun!"

Ein Fall von Ischias

Ein Eisenbahnbeamter kommt in meine Ordination und beklagt ein Ischiasrezidiv links, das er seit Jahrzehnten immer wieder spüren muß.

Ich stelle fest: P.S.R und A.S.R. links erheblich schwächer als rechts; grobe Kraft im linken Bein reduziert. Lasègue links positiv bei 30° aus der Ruhelage gemessen und Valleix I und II links positiv. Ich lasse ihn zuhause und verordne ihm Rhus tox. LM VI dil. 4 × täglich 4 Tropfen in 4 Eßlöffeln Wasser. Er ist nach vier Wochen wieder dienstfähig. Weil er schon vorgealtert ist durch Krieg und Gefangenschaft, verhelfe ich ihm zur Pensionierung. Sein Erinnerungsvermögen und seine Merkfähigkeit sowie seine Auffassungsgabe sind schon erheblich reduziert und er ist sehr rasch körperlich und geistig erschöpft, so daß er nur noch ruhen kann, wenn er vom Dienst heimkommt. Er ist sehr leicht erregbar, hat aber normale Blutdruckwerte. Aus dem Krieg hat er einen Leberschaden. Somit ist eine vorzeitige Versetzung in den Ruhestand, vier Jahre vor Erreichung seiner Altersgrenze, durchaus vertretbar. Im Verlauf von nunmehr zehn Jahren hat er keinen Ischiasanfall mehr bekommen, weil er sich schonen kann und weil ich ihn schon längst so gesund gemacht habe wie er vorher niemals war. Er kann sich seines Lebens erfreuen und tut dies mit Vergnügen. Er macht schöne Reisen durch ganz Europa und Fernost, ohne jemals mit Beschwerden von seinen Reisen zurückzukommen. Seine Haut ist von der Sonne Kretas und Spaniens so braun, daß er den ganzen Winter über keinerlei Erkältungskrankheiten bekommt und auch sonst keinerlei Krankheiten mehr zu vermelden hat.

Noch ein Fall von Ischias

Ich werde zu einem Mann, Mitte 50, gerufen. Er geht in seinem Zimmer an einem Stock, geführt von seiner Frau. Er hat sehr starke Ischiasschmerzen beidseitig. Jede Berührung schmerzt ihn bei der Untersuchung.

Ich stelle fest: normale Aktionsfähigkeit der Muskeln, nur Spannen in den Waden und einen sehr schmerzhaften Zug in beiden Hüften, mit sehr starken Schmerzen bei jeder Bewegung in allen Muskeln am Rücken und Thorax sowie in den Armen. Sofort denke ich an eine spastische Lähmung und bekomme diesen Verdacht bestätigt bei der Prüfung der Pyramidenzeichen. Er weist Zehenspreizphänomen auf bei Prüfung des Babinski sowie beim Oppenheim-Gordon.

Somit ist schon klar, daß es sich hier um keinen Ischias gewöhnlicher Art handeln kann, sondern um einen symptomatischen, weil er beidseitig ist und weil auch die Arme in der aktiven Bewegung schmerzen. Ich sage ihm, was für ein Leiden er hat, und daß er, solange er lebt, damit zu tun haben werde. Er nimmt es mit Fassung hin. Ich verordne ihm zuerst nur Rhus tox. LM VI dil., sehe daraufhin aber keinerlei Wirkung. Ich nehme nunmehr Cuprum LM VI dil. 4 × täglich 4 Tropfen in 4 Eßlöffeln Wasser und kann sein Leiden soweit lindern, daß er ruhig im Bett liegen kann, ohne Schmerzen zu spüren. Nur bei jeder Bewegung spürt er Schmerzen in den Muskeln, wenn auch erheblich reduziert. Hätte ich ihn einige Jahre früher in Behandlung bekommen, wäre sein Leiden noch heilbar gewesen, was sich mir am Verschwinden der Pyramidenzeichen erwies. So mußte er noch jahrelang liegen und konnte normal-menschlich sterben, ohne große Qualen ertragen zu müssen. Verschiedene Kuren in Badeorten hatten auch nicht die Spur einer Besserung seines Leidens erbracht. Aber er war stets heiter und pflegte seine Hobbies vom Bett aus. Er starb sehr ruhig und ohne Schmerzen in einer Nacht.

Noch ein Fall von Ischias

Ein Mann kommt mit heftigen Ischiasschmerzen. Er kann sich kaum richtig hinsetzen. Er hat Schmerzen in beiden Hüften. Ich untersuche ihn und stelle fest:
Nierenlager beidseits druck- und erschütterungsempfindlich; Ureterverlauf beidseits druckempfindlich. Ich erfahre, daß er schon öfter Nierenbeckenentzündungen gehabt habe und stets mit antibiotischen Mitteln deswegen behandelt worden sei. Ich untersuche noch seinen übrigen Körper und finde einen Zwerchfellhochstand von drei Querfingern Breite über der Norm, eine vergrößerte Leber und eine merkliche Druckempfindlichkeit des Magen-Duodenal-Pankreas-Bereiches. Er beklagt auch spontan Magenschmerzen, die seit vielen Jahren bestehen sowie eine große Müdigkeit und Frösteln. Ich messe seine Körpertemperatur und stelle ein Fieber von über 39° Celsius fest. Der Puls ist beschleunigt und weist eine Frequenz von über hundert Schlägen in der Minute auf. Ich verordne ihm sofort Apis LM VI

dil. 2-stündlich 2 Tropfen in 2 Eßlöffeln Wasser bis zur totalen Beschwerdefreiheit. Nach ein paar Tagen kommt er völlig fieberfrei. Der Urin war vor Behandlungsbeginn und danach frei von Krankheitserregern. Er hatte also eine abakterielle Nierenbeckenentzündung im Rückfall durch vor meiner Therapie erfolgte antibiotische Behandlung. Wie gesagt, muß man jeden einzelnen solcher Fälle normal körperlich-intern und körperlich-neurologisch untersuchen, wenn man erfolgreich therapieren will. Der Patient ist mittlerweile soweit normalisiert, daß er für seine Firma nach Indien geschickt werden konnte. Er kam ohne jegliche Beschwerden von dieser sehr anstrengenden Arbeitsreise zurück.

Zentrale Neurologie

Man soll niemals sagen: Kopfschmerzen seien Bagatellen!
Hier ein Fall von Kopfschmerzen:
Mich konsultiert eine Patientin, Endfünfzigerin, Postbeamtin. Sie beklagt sehr schwere Kopfschmerzen über Stirn und Hinterkopf sowie über den Schläfen. Die Schmerzen im Hinterkopf seien da seit einem Sturz auf den Hinterkopf mit nachfolgender Bewußtlosigkeit und Übelkeit mit Erbrechen nach Rückkehr des Bewußtseins. Die Kopfschmerzen über Stirn und Schläfen habe sie schon seit ihrer Jugend. Sie habe schon mit vierzehn Jahren, dauernd im Stehen, täglich zwölf Stunden arbeiten müssen. Mit 18 Jahren sei sie dann zur Post gekommen und habe dort jahrzehntelang Schichtdienst als Telefonistin gehabt. Nunmehr seien ihre Kopfschmerzen so schlimm geworden, daß sie nur noch mit stärksten Schmerzmitteln ihren Dienst versehen könne. Immer wieder müsse sie ihren Dienst aussetzen. Sie könne nur noch mit Schlafmitteln schlafen. Morgens müsse sie sich mit starkem Kaffee munter machen, damit sie ihren Dienst versehen könne. So lebe sie schon seit 10 Jahren. Man bedeutete ihr, daß Kopfschmerzen zum Leben einer Frau gehörten. Sie nimmt es gelassen hin und beginnt langsam zu verzweifeln, weil man sie für hysterisch hält. Dabei möchte sie aber doch weiter nichts, als von ihren schrecklichen Kopfschmerzen befreit sein. „Ist das menschlich zuviel verlangt?", fragt sie mich. Ich muß verneinen.

Ich untersuche sie und stelle fest: sehr hohen Blutdruck, über 200 mm/Hg. systolisch und über 120 mm/Hg. diastolisch. „Ist so ein Blutdruck normal?", fragt sie. Ich verneine still. Körperlich-intern sind noch ein sehr hoher Zwerchfellstand von drei Querfingern Breite über dem Thoraxwinkel, eine indolente Vergrößerung der Leber von zwei Querfingern Breite vor dem rechten Rippenbogen sowie ein druckempfindlicher Magen-Duodenal-Pankreas-Bereich festzustellen. Ich verordne Krankenurlaub von sechs Wochen sowie Phosporus LM VI dil. morgens und abends jeweils 2 Tropfen in 2 Eßlöffeln Wasser.

Die Blutzuckerkontrolle weist normale Werte auf. Binnen 14 Tagen ist der Bluthochdruck unter 180 mm/Hg. systolisch und 100 mm/Hg. diastolisch. Mit Verwunderung meint die Patientin, daß sie niemals etwas von ihrem Blutdruck gespürt habe. Bei der letzten

Messung, vor Jahren, sei er um 140 mm/Hg. gewesen. Menschen solcher Art sind zu bewundern und nicht als hysterisch zu bezeichnen. Ich frage mich: Wie krank muß ein Mensch sein, daß man ihn gründlich untersuchen muß? Wieso sind Kopfschmerzen keine Krankheit? Wenn man schon mit Symptomen zu tun hat, was sind sie anderes als Ausdruck einer Krankheit? Ich frage so, weil Menschen doch letztlich Menschen sind und beim Arzt ernstgenommen sein wollen. Ich habe die Patientin noch psychisch untersucht und erfahre, daß sie an sehr schweren Kindheitserinnerungen zu tragen hat. Von sieben Geschwistern war sie die Jüngste. Ihr Vater ist im ersten Weltkrieg gefallen. Die Mutter mußte für sich und ihre Kinder durch Waschen und Putzen das sehr kärgliche Brot verdienen. So muß sie zusehen, daß sie ihre Tochter in ein Kaufmannshaus bringt, wo sie als Mädchen für alles von 6 Uhr früh bis 10 Uhr abends arbeiten muß, auch sonntags, gleich nach der Kirche bis zum Mittagessen, weil die Kirchgänger noch zum Einkaufen kommen. Sie kennt weder Freizeit noch Erholung. Sie kann froh sein, sich sattessen zu dürfen und nicht frieren zu müssen. So lebt sie, bis sie zur Post kommt. Man läßt sie ungern gehen, weil so schnell niemand wieder so billig arbeitet. Bei der Post hat sie sehr strengen Dienst, wird befördert und geschätzt, ist beliebt bei ihren Kolleginnen und heiratet einen lieben Mann, der sie liebevoll-verständig umsorgt. Ihre Ehe ist normal und glücklich. Seit einem Jahr ist sie nun schmerzfrei und lebt ohne ihre alten Kopfschmerzen ein normal-menschliches Leben, nachdem ich ihr zur vorzeitigen Versetzung in den Ruhestand verhelfen konnte.

Ein anderer Fall von Kopfschmerzen

Mich konsultiert ein Mann, Endfünfziger, wegen seiner Kopfschmerzen. Ich stelle hohen Blutdruck fest und eine stark vergrößerte Leber sowie einen Zwerchfellhochstand von vier Querfingerbreiten. Das Herz ist von normaler Größe und quergestellt. Er beklagt Atemnot beim Radeln, besonders, wenn er gegen den Wind fahren muß. Außerdem hat er noch einen starken Ischias rechts. Die Nierenlager sind beidseits unauffällig; Ureterverlauf beidseits frei; Blasenbereich ebenso. Urin ist in Farbe und Aussehen normal; im Sediment sind keinerlei pathologische Bestandteile; Urinkonzentration ist normal. Ich heile seinen Bluthochdruck mit Phosphorus LM VI – LM XVIII. Im vergangenen Jahre mußte er sich einer Nierenoperation rechts unterziehen, weil er plötzlich Nierenbluten bekommen hat. Es war während meines Urlaubes. Man fand ein Hypernephrom von Faustgröße, das sich schon zersetzt hatte und Metastasen in der Lunge. Ich lasse ihn immer noch unter Phosphor und unter ständiger Kontrolle der einschlägigen Fachärzte. Schon Mitte des nachfolgenden Jahres war er wieder normalisiert. Er lebt heute noch. Kopfschmerzen und Ischias sind weg, Zwerchfellstand und Lebergrenzen sowie Blutdruck sind im Normbereich.

Ein anderer Fall von Kopfschmerzen

Ich werde zu einer Patientin geholt, die ständig erbrechen muß. Sie liegt mit geschlossenen Augen und rührt sich nicht. Jedesmal, wenn sie die Augen öffnet, muß sie sich übergeben. Sie beklagt starken Drehschwindel und muß ständig ruhig liegen und die Augen schließen, weil sie sonst sofort wieder erbricht. – Ich untersuche ihre Hirnnerven und stelle eine Octavus-Krise fest. Ich verordne ihr Pulsatilla LM VI dil. 4 Tropfen in der Stunde bis zur radikalen Normalisierung binnen weniger Tage. Kopfschmerzen und Drehschwindel sind weg. Ich habe sie deswegen nicht mehr behandeln müssen.

Ein weiterer Fall von Kopfschmerzen

Ich werde zu einer Patientin geholt wegen schwerer Migräneanfälle. Sie muß erbrechen, ist lärmempfindlich und lichtscheu. Sie kann nur sehr leise sprechen, weil sie sonst sofort wieder erbrechen muß. Ich stelle hohen Blutdruck fest und stark aufgetriebenen Leib mit indolent vergrößerter Leber; Magen-Duodenal-Pankreas-Bereich sind druckschmerzhaft. Eine Gallenblasenoperation ist schon gemacht worden. Ich stelle nochmals fest: Sie hatte eine massive Migräne und eben diesen körperlich-internen Befund. Nicht, daß mir jemand sagt, ich hätte sie zum Internisten schicken müssen, wenn sie einen solchen körperlich-internen Befund hat. Von dem kam sie nämlich zu mir. Somit konnte ich sie nicht wieder zurückschicken. Ich verordnete ganz richtig und ausnahmslos Phosphorus LM VI dil. – LM XVIII und befreite sie von ihrer schweren Migräne. Nebenbei normalisierte sich auch ihr Blutdruck. Inzwischen habe ich ihren Leberschaden auskuriert; ihr Zwerchfellstand ist wieder normal, nur mit Phosphorus, sonst nichts.

Noch ein Fall von Kopfschmerzen

Mit schwerster Sorge mußte ich mit ansehen, wie Menschen sich abquälen müssen, wenn sie nach einer Kohlenoxydgasvergiftung unter schwersten Kopfschmerzen und Dämmerzuständen leiden müssen. Ein verhältnismäßig junger Mann wird an mich verwiesen. Ich mußte bei ihm feststellen, daß man seiner Pankreas wenig Chancen zu geben bereit war. Nachdem man ihn in verschiedenen Kliniken mit äußerster Sorgfalt untersucht hatte und auch Internisten aus seiner Verwandtschaft nichts anderes finden konnten, entschloß ich mich zur Behandlung mit Arsenicum album LM VI. Er nahm es so lange, bis seine Pankreas wieder normalisiert war. Aber die Folgen der Kohlenoxydgasvergiftung konnte ich nicht mehr so beeinflussen, daß er ohne Schmerzmittel auszukommen vermag. Er ist ein Opfer des letzten Krieges, wie so viele unter uns.

Noch ein Fall von Kopfschmerzen

Einer meiner Kollegen schickt mir einen Krankenpfleger wegen heftigster Kopfschmerzen. Ich konnte nur feststellen, daß er sie seit Kindheit schon hatte. Ich konnte ihm mit Belladonna LM VI – LM XII helfen. Er fühlte sich wesentlich gebessert und schenkte mir eine Flasche Wein und Cognac. Er ist seither wegen seiner Beschwerden nie mehr bei mir gewesen. Ob er gesund ist, kann ich nicht sagen. Er hat sich nicht wieder gemeldet.

Ein weiterer Fall von Kopfschmerzen

Ein Mann kommt zur Konsultation wegen seiner Kopfschmerzen. Er ist sehr blaß. Seine Haltung ist gebeugt. Seine Stimme klingt sehr matt. Er spricht leise und monoton. Ich muß sehr genau hinhören, um jedes Wort verstehen zu können. Ich muß jetzt schon sagen, er ist schwer krank. Psychisch fiel mir weiter auf, daß er sehr müde wirkte, und er sagte es auch, daß er stets nach der Arbeit sich sofort ins Bett legen müsse, um am nächsten Tag wieder in den Dienst gehen zu können. So macht er es schon zehn Jahre lang. Der Internist und sein Hausarzt konnten bei ihm nichts Auffälliges feststellen. Ein absolut normaler Fall von Hysterie würde mancher sagen. Er wirkt sehr verlangsamt und man bringt nur stückweise aus ihm heraus, daß er von seinem Vertrauensarzt immer wieder gesundgeschrieben wurde. Aber er kann trotz gütlichem Zuspruch nichts weiter sagen, als daß er schrecklich abgespannt und immerzu müde sei. Seine Vitalfunktionen seien normal, meint er. Ich untersuche ihn trotzdem eingehend und stelle fest: Zwerchfellhochstand drei Querfingerbreiten; Lebervergrößerung zwei Querfingerbreiten, indolent auf Druck und Erschütterung; Magen-Duodenal-Pankreas-Bereich druckempfindlich. Sonst ohne klinischen Befund. Herz und Kreislauf funktionieren normal. Somit ist er eigentlich gesund zu nennen. Wer hat schon keinen Zwerchfellhochstand und wer hat schon keine Lebervergrößerung nach Krieg und Gefangenschaft? So hört man es immer wieder. Ich finde, man sollte trotzdem genau untersuchen.

Ich habe ihn auch noch vom Fachinternisten gründlich untersuchen lassen: Er hatte zu hohe Blutzuckerwerte in der Belastung. Sein gesundheitlicher Zustand war just der eines an latentem Diabetes erkrankten Menschen. Ich verordnete ihm, je nach seinem klinischen und psychosomatischen Befund, zuerst Ars. alb. LM VI dil. bis LM XVIII; anschließend Phos. LM VI bis LM XVIII und dann Lycopodium LM VI bis LM XVIII. Zum Schluß stand er bei Calc. carb. LM XVIII, so wie es sein körperlich-interner Befund ergab. Heute ist er gesund und normalisiert; sein Blutzuckerprofil ist normal.

Noch ein Fall von einem solchen Patienten

Seine Frau bringt ihn zu mir, weil er sonst nicht zum Arzt gehen würde. Seine Frau berichtet, daß er sich nach der Arbeit sofort hinlegen muß und wegen seiner Kopfschmerzen und seiner übergroßen Müdigkeit vier Stunden lang schläft. Erst nach acht Uhr abends kann er sich aufsetzen und essen. Aber sein Appetit ist gering. Er hat sehr stark abgenommen. Ich untersuche ihn körperlich-intern und stelle fest: Zwerchfellhochstand vier Querfingerbreiten; Leber indolent zwei Querfingerbreiten vergrößert; Magen-Duodenal-Pankreas-Bereich druckempfindlich. Psychisch: indolent, wortkarg, einsilbig. Er macht nicht viel von sich her. Er ist hart erzogen worden und meint daher nicht, daß sein Zustand ernster Natur sein könnte. Er meint, es sei das Alter, weiter nichts. Er ist ein aufrichtiger Mann und ein sehr gewissenhafter Beamter. Ich lasse ihn erst einmal sechs Wochen zuhause und lasse ihn auf Zucker untersuchen, obwohl er nicht über Durst klagt. Er trinkt sein Glas Bier abends, sonst nichts Überflüssiges. Er lebt sehr bescheiden, seit Kindheit; er stammt aus dem Oberpfälzer Wald. Ich behandle ihn streng nach dem klinischen und psychosomatischen Befund. Ich normalisiere sein überhöhtes Blutzuckerprofil, seinen Zwerchfellhochstand und seine Lebervergrößerung mit Phos. LM VI–LM XVIII und darauf mit Lycopodium LM VI–LM XVIII. Seine Müdigkeit und seine Kopfschmerzen sind weg, und er lebt heute noch sehr zufrieden. Sein Vertrauensarzt hat ihn wegen seiner gesundheitlichen Schäden in den vorzeitigen Ruhestand versetzen lassen, weil er mit mir der Auffassung war, daß ein Mensch noch leben soll, nicht nur vegetieren.

Noch ein Fall solcher Kopfschmerzen

Ein Patient möchte sich bei mir entschuldigen, daß er wegen Kopfschmerzen zu mir komme. Er habe seit Jugend Kopfschmerzen. Er ist mittlerweile fünfzig Jahre alt. Ich frage noch nach seiner Arbeit. Er sagt: Ich arbeite bei einer Firma mit Gummi; aber nicht technisch, sondern kaufmännisch. Ich frage noch: Wie lange schon? „Seit Kriegsende! Vorher war ich Musiker. Ich konnte aber in meinem

Fach nicht mehr unterkommen." Er wirkt wie ein Mensch, den man aus seiner gewohnten Umgebung herausgerissen hat und der nun zusehen muß, wie er zurechtkommt. Ein Nachkriegsschicksal von Millionen. Aber für ihn einmalig hart und unerbittlich! Wie lange soll er noch so leben müssen? Wohl bis zu seiner Verberentung. Ich untersuche ihn körperlich-intern und körperlich-neurologisch und stelle fest: Zwerchfellhochstand vier Querfingerbreiten, Herzachse quergestellt; Leber indolent zwei Querfingerbreiten vergrößert, Magen-Duodenal-Pankreas-Bereich druckempfindlich. Ich verordne ihm Phosphorus LM VI dil. bis LM XVIII. Er ist seither frei von Kopfschmerzen; nur den Föhn spürt er so wie alle Münchener, auch zugewanderte. Ich habe ihm noch weiter verordnet Ars. alb. LM VI bis LM XVIII, Lycopodium LM VI bis LM XVIII und ebenso Calc. carb. Hahnemanni.

Er ist geheilt und normalisiert. Er kommt nur noch hin und wieder zu Kontrolluntersuchungen.

Soviel über meine klinische Neurologie, sowohl zentral als auch peripher.

2. TEIL

Psychiatrie in kurzgefaßten Fallschilderungen

Nun kommen wir zum schwierigsten Teil ärztlicher Kunst. Er ist auch der schwierigste Teil in der homöopathischen Medizin. – Wenn man sonst sehr schnell sagen kann: Das ist „Pulsatilla", das ist „Sulfur" oder das ist „Natrium muriaticum", so tut man sich wesentlich schwerer, wenn man sich mit körperlich-internen und klinisch-psychiatrischen Zufällen und Zeichen abzuplagen hat. Ich nehme mich hierbei nicht aus, sondern ich muß sagen, diese Fragen sind mein Kernproblem. Wie packe ich einen solchen Fall an? Womit beginne ich und womit höre ich auf und wie verhindere ich, daß ich ins Rutschen komme? Just das ist das Problem in der psychiatrisch-homöopathischen Behandlung. Ich muß allerdings voraussetzen, daß Sie schon um die Problematik in der homöopathischen Medizin an sich wissen.

Nämlich: Womit fange ich zu repertorisieren an? Nun, in allen übrigen Fällen ist es sehr leicht, ein seelisches Symptom zu finden, das bei der Mittelwahl den Ausschlag geben kann, weil es hierbei das Besondere ist. Aber was ist bei seelischen Erkrankungen das Besondere? Womit eröffne ich meine Repertorisation? Hier hilft nur streng-folgerichtiges Denken ohne spekulative Seitensprünge. Hier muß man sich intensiv auseinandersetzen mit körperlichen und seelischen Zeichen sowie mit körperlichen und seelischen Zufällen. Ich muß sagen: ohne Semiologie ist hier nichts anzufangen. Ich muß streng trennen zwischen körperlich-internem Befund einerseits und seelischem Befund andererseits. Wenn man diese Trennung nicht strikt vollzieht, dann kommt man nie zu einem brauchbaren Repertorisationsergebnis und damit auch zu keiner ordentlichen Therapie. Wir untersuchen also streng getrennt erst körperlich-intern und dann psychiatrisch-klinisch. Die Krankheitsursachen, sofern sie nicht offenkundig sind, lassen wir erst einmal beiseite, und zwar sowohl in körperlicher als auch in seelischer Hinsicht. Wir nehmen nur den „status quo" zur Kenntnis! – Wir ordnen unseren Befund körperlich-intern und anschließend psychiatrisch-klinisch. Und zwar in einer streng hierarchischen Ordnung: Zuerst körperlich-äußere Zeichen, körperlich-innere Zeichen; danach körperlich-innere Zufälle oder Beschwerden und nun erst seelisch-geistige Zeichen und danach erst seelisch-geistige Zufälle oder Beschwerden. Nur so kann ein richtiges Krankheitsbild aufgestellt werden, niemals anders.

In aller Ruhe repertorisieren wir dann und nehmen das Mittel mit der höchsten Wertigkeitsstufe, *nicht* mit der höchsten Symptomenzahl! Sie ist von nachgeordneter Bedeutung. Normalerweise kommt man so ohne Schwierigkeiten zum geeigneten homöopathischen Arzneimittel und muß nur noch abklären, wie man zu dosieren beginnen muß. Das ist der schwierigste Punkt in der ganzen Therapie von psychischen Erkrankungen. Ich habe sehr viele Jahre für dieses Problem verwendet und kann heute sagen: Die homöopathische Therapie in der Psychiatrie ist genauso konsequent durchzuführen wie in der übrigen inneren Medizin; im akuten Stadium vierminütlich bis viertelstündlich vier Tropfen in vier Eßlöffeln Wasser der erforderlichen Arznei, aber stets und nur in der LM-Potenz. Andere Potenz-Arten wirken nicht zuverlässig. Man gibt sie so lang, bis auffällige Besserung eingetreten ist. Ich verfahre nun schon seit Jahren so und habe so gut wie keinen Versager erlebt. Ich muß sagen, so gut wie keinen, weil manche Patienten sich nicht an die Verordnung hielten und selbst zu therapieren anfingen, was unweigerlich ins Auge gehen mußte. Somit sei klar festgestellt: nur LM-Potenzen und nur nach genauer Verordnung.

Noch ein Wort zur Psychiatrie:
Im Altertum wußte man schon, daß Körper und Seele eine Einheit bilden. In der Jetztzeit trennt man beide, sehr zum Schaden für den Patienten!
Ich habe mich nie daran gestoßen, sondern alles als eine Modeerscheinung aufgefaßt. Während meiner Assistentenzeit an den Münchner Universitätskliniken waren Körper und Seele noch eine Einheit. Man beachtete sie stets und ließ bei jedem Patienten alle nötigen fachinternistischen Untersuchungen durchführen, um nicht nachher sagen zu müssen: „Wir haben einen herzkranken Menschen so lange geschockt, bis er nichts mehr sagen konnte infolge Schockdemenz." Wir haben versucht, klinisch-intern zu behandeln, wo es nötig und möglich war. Aber normalerweise kommt man niemals an die psychischen Störungen heran, wenn man nicht körperlich-intern und psychiatrisch-klinisch sorgfältig untersucht, körperliche und seelische Zeichen und Zufälle genau analysiert und differenziert sowie in ihre hierarchische Ordnung und Gesetzmäßigkeit bringt und sie alsdann nach den Regeln der homöopathischen Semiologie repertorisiert. Nur

so kommt man sicher zum Heilmittel für Psychosen, Suchten und, man höre und staune, zur Heilung von Epilepsien. Natürlich ist der Mensch das Kernstück; nicht seine Krankheit, sondern immer der ganze unteilbare kranke Mensch. So und nur so kommt man zu Heilungen, wie ich sie jetzt vorstelle:

Ein Fall von Magersucht

Eine Patientin kommt wegen Magersucht. Ich untersuche sie und stelle fest: Untergewicht von zehn Kilogramm, was selbst für die heutige Schlankheitsmode zu viel ist. Früher liebten Männer stattliche Frauen, weil nur sie gesunde Kinder zur Welt bringen konnten. Aber wen interessiert das heute noch im Zeitalter der Emanzipation? Sie ist männlicher geworden als die Männer. Was noch alles fehlt ist nicht mehr so interessant. – Ist es etwa anders? – Genau umgekehrt bei meiner Patientin. Sie ist laut Befund des Gynäkologen „Virgo intacta", obwohl sie schon Mitte 30 ist, aber noch keinen Freund hat, weil sie nur unter strengsten Kautelen zu einer intimen Beziehung bereit ist. Normalerweise ist eine solche Frau schon von vornherein zu bemitleiden, weil sie sich nichts vergibt und nichts vergeben kann. Jede Annäherung eines Mannes weist sie sofort zurück, um stets rein zu sein. Ich muß hier etwas vorgreifen, aber nur so weit, daß Sie hinterher alles weitere verstehen.

Ich untersuche sie in Gegenwart ihrer Mutter, ohne die sie nicht existieren kann. Nicht einmal auf die Toilette geht sie allein. Nun frage ich Sie: Wie würden Sie einen solchen Menschen ärztlich aufnehmen wollen? Ich meine, wir fangen an, sie körperlich-intern zu untersuchen, genau körperlich-neurologisch und psychiatrisch-klinisch. Ich habe es so gemacht und kam nach langer Untersuchung auf „Arsenicum album". Ich ließ sie es nehmen vom LM VI bis LM XXX. Sie hat wieder weibliche Formen bekommen und sieht wie ein normaler Mensch aus. Ihr Körpergewicht hat sich normalisiert. Nun hält sie Ausschau nach einem Freund, der sie lieben soll, ganz gleich wie stark.

So normalisiere ich meine Patienten, ohne ihnen zu schaden oder sie zu Unmenschen werden zu sehen. Normalisierung ist mehr als

Heilung. „Heilung" ist „restitutio ad integrum". „Normalisierung" ist weit mehr, nämlich eine völlig neue Art von Gesundheit und eine völlig neue Lebensqualität, weil durch die homöopathische Behandlung der Patient zu einer differenzierteren Persönlichkeit als vorher wird.

Ein anderer Fall von Magersucht

Man holt mich zu einer Patienten. Sie liegt im Bett. Sie kann nur noch liegen. Sie hat keinen Hunger und keinen Appetit. Sie trinkt nur Flüssigkeiten, und zwar Tees in jeder Menge. Sie will nichts anderes trinken als Tee. Sie kennt nur noch Tee. Auf meine Frage, warum sie nur noch Tee trinken möchte und sonst nichts, antwortet sie mir, sie möchte immer schlank bleiben. Sie kann sich kaum noch auf den Beinen halten vor Schwäche. Ich nehme ihren Status auf und stelle fest: Untergewicht von fünfzehn Kilogramm, unentwickelte Brüstchen, nur noch angedeutet weiblich. Kein Gramm Unterhautfettgewebe. Sonst nichts außer einem starken Foetor ex ore. Sie hört Stimmen und sieht menschliche Gestalten neben sich und neben mir. Ich ermittle nach Untersuchungsbefund und hierarchischer Ordnung der Krankheitszeichen und -zufälle „Calc. carb. Hahnemanni" und verordne es ihr von LM VI über LM XII und LM XVIII bis zu LM XXX dilut., von täglich 2 Tropfen in 2 Eßlöffeln Wasser bis zu 4 × täglich 4 Tropfen in 4 Eßlöffeln Wasser. Erst mit Calc. carb. Hahnem. LM XXX verschwinden Gestalten und Stimmen und erfolgt eine kontinuierliche Gewichtszunahme bei stets gleichbleibendem guten Appetit. Sie ist schon seit Jahren geheilt und war eine meiner ersten Patienten, die ich mit LM-Potenzen heilte, nachdem andere Potenzen nichts, aber auch gar nichts erbrachten.

Ich habe mir schon sagen lassen müssen, warum ich nicht gleich Isarwasser hernähme, worin doch wesentlich mehr Kalk gelöst sei als in solch billigen und obskuren Arzneifläschchen. So lang ein Laie so etwas sagt, mag es wohl noch angehen. Aber wenn ein Apotheker dies zu einem schwerkranken Menschen sagt, der daraufhin dem Arzt sein Vertrauen entzieht, dann ist eine solche Äußerung nicht nur verhältnisschwachsinnig, sondern auch unverantwortlich.

Ein anderer Fall von Magersucht

Eine Mutter kommt mit ihrem Sohn. Er ist spindeldürr und sieht blaß aus. Er schläft sofort nach der Heimkehr aus der Schule bis gegen Abend. Erst dann kann er essen und seine Hausaufgaben schreiben, um danach sofort wieder zu schlafen. In der Schule kommt er beim Sport nicht mehr und in den übrigen Fächern gerade noch mit, weil er während des Unterrichts immer wieder einschläft und von seinen Kameraden dann geweckt wird. Der Schulweg erschöpft ihn schon restlos. Die Mutter berichtet, daß er starken Haarausfall habe; er verliere die Haare büschelweise beim Kämmen. Er sei sehr willig. Aber er habe wegen seiner Schlafsucht schon einmal die Schule wechseln und eine Lehre als Feinmechaniker aufgeben müssen. Die Mutter ist sehr intelligent und hält sich etwas zugute, Abitur gemacht zu haben. Sie betont das so unauffällig-auffällig, daß ich mir innerlich meinen Reim darauf mache. Sie war vorher mit ihrem Sohn bei einem hervorragenden Internisten, der eine Hypoglykämie festgestellt und mit Gestagenen zu heilen versucht hatte. Diese Therapie hat nichts Überzeugendes bewirken können, weil sie nur einen Teil der Symptome treffen konnte und nicht den ganzen Menschen berücksichtigte. Ich untersuchte den jungen Mann und stellte fest: feuchte Hände, kalte Füße, Zwerchfellhochstand, Magen- und Pankreasbereich druckempfindlich, Untergewicht von zehn Kilogramm. Haarausfall mit Stirnglatze!
Ich kam aufgrund meines psychosomatischen Untersuchungsbefundes, geordnet nach Zeichen und Zufällen, beim Repertorisieren auf „Phosphorus". Ich verordnete Phos. LM VI dil. abends zwei Tropfen in zwei Eßlöffeln Wasser, später vier Tropfen in vier Eßlöffeln Wasser. Ich erlebte eine erstaunliche Besserung. Der Blutzuckerspiegel normalisierte sich. Der Haarausfall hörte auf, und er war nicht mehr müde. In der Schule kam er sehr gut mit, besonders im Sport. Sein Körpergewicht normalisierte sich. Er legte eine sehr gute Prüfung der mittleren Reife ab. Ich verlor ihn dann aus den Augen. – Durch einen seiner Schulkameraden erfuhr ich zufällig, daß er die Behandlung bei mir abgebrochen, weil man ihm gesagt habe, es könne nicht mit rechten Dingen zugegangen sein, daß ich mit ein paar Tropfen wässeriger Arznei, noch dazu mit Wasser verdünnt, habe heilen wollen. Woher er solche Informationen hatte, ist mir

schleierhaft. Ich möchte keinerlei Vermutungen aussprechen. Ich stelle nur fest: Meine Therapie ist ohne jedes Reagenzglasgeklapper und ohne jeden Zauber von Labormystik abgelaufen. Lediglich die Blutzuckerkontrollen waren nötig, schon um der sehr klugen Mutter den objektiven Beweis für die Wirksamkeit meiner Therapie zu erbringen.

Ein anderer Fall von Magersucht

Man schickt mir eine Patientin, sie ist Anfang 60. Ich soll sie zum Essen bringen, weil sie nicht mehr essen will. Sie möchte immer „auf Draht" sein. Weil sie aber nach dem Essen sofort müde wird und sich hinlegen muß, will sie nicht mehr essen. Ich rate ihr, ganz normal zu essen was ihr schmeckt und so lang bis sie satt ist. Sie soll mittags ein kleines Gläschen Rotwein trinken, nur ein Achtelliter und sofort aufhören zu essen, wenn sie ein Sättigungsgefühl bemerkt. Schon nach ein paar Monaten ist sie normal in ihrem Gewicht und geht still vergnügt ihrer Arbeit nach. Ihre Müdigkeit schwindet immer mehr, je erfolgreicher die Arbeit für sie wird. Ich verordnete nach psychosomatischem Befunde der Reihe nach erst Lycopodium, danach Phosphorus, Arsenicum album, Phosphorus, Lycopodium, Calc. carb. Hahnemanni und schließlich nur noch hin und wieder Lycopodium von LM VI bis LM XVIII dil. von 2–4 Tropfen in 2–4 Eßlöffeln Wasser. Sie ist schon so weit, daß sie ohne Bohnenkaffee auskommen kann. Ihre Nerven normalisieren sich, und sie schläft mit Ruhe ihre acht Stunden, während sie sich vorher nicht mehr ins Bett zu gehen traute, weil sie meinte, sonst ihre Arbeit nicht mehr schaffen zu können.

Noch ein Fall von Magersucht

Ich war noch Assistent an den Kliniken, als man mich zu einem Patienten holte, der sehr abgemagert war. Er hatte inoperablen Darmkrebs und er wußte es. Nun wollte er nichts dagegen unternehmen, sondern meinte: man müsse so und so einmal sterben. Er ist ganz ruhig gestorben, obwohl man fast jeden vierten Tag eine Bluttransfusion machen mußte, um ihn am Leben zu erhalten. Er wollte sterben. Aber man ließ ihn nicht sterben, weil man meinte, es sei unmenschlich, einen Menschen so ohne jede Hilfe von Ärzten normal sterben zu lassen. In aller Ruhe bat er mich, ihm eine Spritze zu geben, die ihn nicht mehr aufwachen lasse. Es sei genug des grausigen Spiels, immer wieder zurückgeholt zu werden und nicht in Ruhe sterben zu können. Ich gab ihm nichts, sondern ließ ihn ruhig sterben, und er starb noch in der gleichen Nacht, in der er mich hatte rufen lassen, ohne irgendwelche Hilfen von mir, außer meinem menschlichen Zuspruch. Man ließ ihn ruhig einschlafen. Er starb menschlich so groß und still, daß er mir Respekt einflößte durch seine noble Art sterben zu können. Therapeutisch habe ich nichts aufgestellt mit ihm. Ich war nur menschlich zu ihm.

Nun ein Fall von Fettsucht

Ich hatte einen jungen Mann zur Behandlung übernommen, der sehr dickleibig war. In aller Ruhe konnte er zwei Wiener Schnitzel mit Beilagen essen, ohne rülpsen zu müssen. Sein Magen war schon sehr trainiert. Mittags konnte er solche Mengen verschlingen, daß er nicht mehr sitzen konnte. Er mußte sich hinlegen und ein Mittagsschläfchen von vier Stunden halten, ehe er wieder ansprechbar war. So verging eine Reihe von Jahren: Immer nur essen und viel trinken und keinerlei körperliche Ausarbeitung. So mußte er unweigerlich dick werden. Ich meinte immer wieder, er sollte sich mit einer Portion begnügen. Aber der Appetit kam erst so richtig beim Essen. Als kleiner Junge konnte er nicht einmal seinen Teller leer essen. Dann machten seine Eltern mit ihm Urlaub in Österreich, und er bekam auf dem benachbarten Bauernhof viel Apfelmost zu trinken. Dadurch entwickelte der Junge einen solchen Appetit, daß er nicht mehr genug essen konnte. Ich konnte ihn nur sehr langsam normalisieren, weil er in der Pubertät war. Während der Pubertät halte ich keinerlei Kuren für ratsam, die irgendwie tief ins körperliche Geschehen eingreifen. Ich heilte ihm mit Lycopodium LM VI – LM XVIII in einem strengen Rhythmus von vier Tagen jeweils nur 2 × täglich 4 Tropfen in

4 Eßlöffeln Wasser; anschließend sofort in gleichem Rhythmus Calc. carb. LM VI – LM XVIII; darauf: sehr ausgefallen, aber normal-seelisch passend und körperlich stimmend, Ars. alb. LM VI – LM XVIII und schließlich noch Phosphorus LM VI – LM XVIII und am Schluß wieder Lycopodium LM XVIII dil. 1 × täglich 4 Tropfen in 4 Eßlöffeln Wasser, weil er es am wohltuendsten empfand und es seinem psychosomatischen Zustand entsprach.

Nächster Fall von Fettsucht

Ein Mann in den besten Jahren kommt zu mir und bittet um Hilfe. Er ist sehr unglücklich und sehr niedergeschlagen. Er arbeitet sehr schwer, jeden Tag mindestens vierzehn Stunden. Nachts kann er so gut wie nie richtig schlafen. Er ist sehr liebesbedürftig und hilft jedem Menschen, wie und wo er nur kann. In seiner Ehe ist Harmonie und seelisch-geistiger Gleichklang. Aber seine Frau liebt ihn geistig mehr als körperlich. Somit ist seine Ehe nicht komplett, weil dazu körperliche und geistig-seelische Gemeinsamkeit gehören. Bitte, bedenken Sie dies stets, wenn Sie in einer Ehe als Berater tätig sein müssen. Ich habe mich stets nach diesen Maximen gehalten und möchte sie auch Ihnen nahelegen. Dieser Patient hat seit seiner frühesten Kindheit ein menschlich geradezu unvorstellbares Verhältnis zu seinem lieben himmlischen Vater, wie er es nannte, mit dem er sich immer still vereinigte, wenn ihm seine Last zu schwer wurde, die ihm sein Schicksal auferlegt hatte. So nur konnte er seinen Weg gehen. Er ist schon längst nicht mehr Mensch im üblichen Sinn und lebt trotzdem noch unter uns. Ich habe ihn der Reihe nach, je nach psychosomatischem Befund, behandelt mit Ars. alb. LM VI – LM XVIII, Lycopodium LM VI – LM XVIII, Phosphorus LM VI – LM XVIII und dann nur für einige Tage mit Calc. carb. LM VI – LM XVIII in der bekannten Dosierung von jeweils 2 × täglich 4 Tropfen in 4 Eßlöffeln Wasser, so lang bis Normalisierung eingetreten ist. Er ist nicht mehr dick, sondern stattlich. Er ißt normale Mengen und nimmt jetzt weder zu noch ab. Er fühlt sich wohl und kann mindestens vier Stunden in der Nacht erholsam schlafen. Sexus ist eben ein ander Ding als Liebe.

Noch ein Fall von Fettleibigkeit

Ein Beamter aus einer Kreisstadt konsultiert mich wegen seiner Fettsucht und seiner Herzrhythmusstörungen. Ich lasse ihn fachinternistisch durchuntersuchen und beginne meine Behandlung mit Arsenicum album LM VI bis LM XVIII, bis er keine Rhythmusstörungen mehr spürt und keine mehr beklagt, weil sie im Elektrokardiogramm nur noch angedeutet sind. Sie können nicht mehr ausgeheilt werden, weder allopathisch noch homöopathisch. Er ist mir seit meiner Jugendzeit bekannt als fideles Haus und als ein sehr guter Mensch. Ihn noch rechtzeitig pensionieren zu lassen ist mir möglich gemacht worden, weil er einen sehr einsichtigen Vorgesetzten und einen sehr gütigen Amtsarzt hatte. Ich behandelte ihn mit den nachfolgenden Mitteln, je nach psychosomatischem Befund mit Phosphorus LM VI bis LM XVIII, Lycopodium LM VI bis LM XVIII und abschließend noch aufgrund seines psychosomatischen Befundes mit Calc. carb. LM VI bis LM XVIII in der bekannten Dosierung von 2 × täglich 4 Tropfen in 4 Eßlöffeln Wasser bis zur Normalisierung.

Nun ein Wort zu dem von mir gebrauchten Begriff „Normalisierung". Ich bezeichne damit – wie schon weiter vorne kurz erwähnt – einen Zustand, der mit der früheren Gesundheit nichts gemein hat, sondern eine völlig andersartige Form der Heilung darstellt, nämlich eine Heilung im anderen menschlichen Seinszustand, den wir kurz den „geistigen Menschen" nennen wollen. Eine interne Heilung ist nach den Gesetzmäßigkeiten der Heilkunst niemals möglich, weil es keine „restitutio ad integrum" gibt, wenn ein Organdefekt entstanden ist. Eine „Heilung" verlangt „heil" sein, und „heil-sein" ist menschlich niemals mehr möglich, wenn ein Defekt vorliegt. Somit ist eine Heilung intern niemals möglich. Bisher konnte man oft nur eine „Remission" erreichen, die sehr labil war. Eine „Normalisierung" ist sehr viel mehr als eine „Remission", weil sie nicht bloß kompensiert, sondern den innersten Menschen heilt und ihn geistig-seelisch sehr viel differenzierter werden läßt, als er sonst menschlich jemals hätte werden können.

Noch ein Fall von Fettsucht

Ein junger Mann ist sehr fettleibig. Er möchte abnehmen, weil er meint, so keine Chancen bei lieben Mädchen zu haben. Er ißt nichts mehr und arbeitet körperlich sehr schwer, jeden Tag mindestens acht Stunden am Amboß oder am Schraubstock. Mit aller Ruhe nimmt er so ab, daß er schier nur noch ein Schatten seiner selbst ist. Er findet rasch ein liebes Mädchen und sie heiraten. In seiner Ehe ist er sehr glücklich. Nur seine Frau wird jetzt genauso rundlich wie er früher war. Ich gab ihnen beiden nach psychosomatischen Befund Calc. carb. LM VI bis LM XVIII, und sie normalisieren sich, können aber ruhig nach ihrem Appetit essen, weil er sehr nachgelassen hat.

Noch ein Fall von Fettsucht

Ein junger Mann ist sehr fettleibig. Er möchte abnehmen. Ich kann ihm nur empfehlen abzunehmen, weil er ein Übergewicht von fünfzig Kilogramm hat. Doch zuvor sollen Sie noch erfahren, wie es zu diesem Übergewicht kam: Daheim wurde er von seinem Vater immer als unnützer Esser beschimpft, weil er eine höhere Schule besuchte und noch nichts verdiente. Ich habe sowohl seinem Vater als auch ihm versichert, daß er sehr schnell schlanker werden könnte, wenn er sich mit einem Mädchen befreundete, das mit ihm zusammen Sport und Leibesübungen machte wie Skilaufen, Schwimmen und Radfahren; kurzum mit ihm in normal-menschlicher Beziehung sich verhielte, ohne gleich Sexspiele veranstalten zu müssen; lediglich als seelisches Stimulans, weiter nichts. Er sollte kurz gesagt ein normales Leben als junger Mensch führen. Er hat mir alles zu tun versprochen. Er lernte ein Mädchen kennen und ließ sich von ihr Stück für Stück ausbeuten. Aber er nahm schön ab. Erst als er erfahren mußte, daß sie ihn laufend mit anderen Männern herumging, weil er nicht zu ihr ins Bett wollte, sank er wieder in seine alte Fettsucht zurück. Ich hatte ihn schon auf 105 kg herunter von anfangs 140 kg Ausgangsgewicht. Ich habe mich sehr bemüht, seine seelischen Kümmernisse auszuräumen. Es gelang mir nicht. Er wiegt heute wieder 120 kg und möchte niemals wieder etwas von einer Mädchenfreundschaft wissen.

Ich frage mich: Habe ich einen Fehler begangen, ihm normales menschliches Verhalten anzuraten, in einer normal-menschlichen Freundschaft zwischen Jungen und Mädchen? – Ich habe ihn je nach psychosomatischem Befund anfangs mit Graphites LM VI bis LM XVIII behandelt; danach mit Sulfur LM VI bis LM XVIII und schließlich, je nach Befund, mit Calc. carb. LM VI bis LM XVIII, Ars. alb. LM VI bis LM XVIII und schließlich noch mit Phosphorus LM VI bis LM XVIII; immer in der bekannten Dosierung.

Ich möchte nicht wissen, wie er sich jetzt Frauen und Mädchen gegenüber verhält. Er ist still geworden und hat sich nicht mehr bei mir eingefunden.

Noch ein Fall von Fettsucht

Ein junger Mann suchte schon immer nach Abmagerungsmöglichkeiten. Ich riet ihm, Sport zu betreiben in jeder Form. Ich habe ihn nicht wieder gesehen, weil er sich eine ganz patente Kur versprochen hatte und nichts von einer solchen bei mir zu sehen bekam. Ich habe ihn nicht zum kranken Menschen stempeln wollen, weil Menschen in seinem Alter noch nicht auf eine ärztliche Therapie fixiert werden sollen. Manche sagen, daß man einen Menschen nicht so lange behandeln soll, bis er krank ist.

Noch ein Fall von Fettsucht

Manche Frauen wollen abnehmen und manche wollen zunehmen. Ich habe sehr viel mehr Frauen in meiner Praxis gesehen, die abnehmen wollten, weil sie sehr auf ihre Linie achteten. Ich habe mich stets gefragt: Wie wollen solche Frauen eine schwere Krankheit oder eine normale Schwangerschaft durchstehen oder sonstige körperliche Belastungen ertragen können? Wenn sie nicht schon Mitte ihres Lebens stehend Fettpölsterchen ertragen können, wie sollen sie dann Mitte ihres Lebens just noch Männern imponieren wollen, die Mitte ihres Lebens nichts weiter kennenlernen, als sich für ihre Familie zu opfern? Ich möchte nur so viel sagen: Wenn Frauen keinerlei Fettpölsterchen mehr ertragen können, dann sollen sie auch keinerlei Männer mehr ertragen müssen, die sich in aller Ruhe von ihnen in jeder Hinsicht, sowohl körperlich als auch seelisch ausnehmen lassen.

Ich möchte nun mit Alterspsychosen beginnen.

Erst ein Fall von seniler Demenz

Ein Fall von seniler Demenz ist schon rein menschlich sehr anschaulich. – Ein mir sehr lieber Mensch hat einmal gesagt: „Wenn ein Mensch sich einmal nicht mehr zu helfen weiß, soll er sterben können."

Ich meine, daß er nicht so ganz unrecht hatte. Nur soll man nicht bestimmen wollen, *wann* ein Mensch so weit ist; auch nicht durch irgendwelche Gemeinschaften und Instanzen, gleich welcher Art. Hierunter verstehe ich sowohl ärztliche Gremien als auch politische Gemeinschaften.

Niemals soll es so weit kommen, daß andere bestimmen, wann ein Mensch ein nicht mehr lebenswertes Leben leben muß. Ich möchte mich streng an Papst *Pius XII.* halten, der sagte: „Wenn ein Mensch ein nicht mehr lebenswertes Leben leben muß, dann soll man ihn in Ruhe menschlich sterben lassen".

Ich halte mich an meinen hippokratischen Eid, niemals einem kranken Menschen eine tödlich wirksame Dosis einer Arznei zu geben.

Nehmen wir nochmal in aller Klarheit und Deutlichkeit zur Kenntnis: „Niemals eine tödlich wirksame Dosis einer Arznei". Sie braucht nicht sofort tödlich wirken. Sie kann Monate und Jahre brauchen.

In ein paar Jahren wird man mich besser verstehen können als jetzt.

Alle meine bisherigen Ausführungen fasse ich zusammen:

Menschen sollen Menschen sein dürfen, so lang sie Menschen sind.

Menschen sollen menschengemäß mit menschenwürdigen Behandlungsmethoden ärztlich behandelt werden.

Menschen sollen Menschen in Ruhe alt werden sehen können.
Menschen sollen alten Menschen ihr Lebensrecht nicht absprechen dürfen.
Menschen sollen das soziale Netz nicht auf Kosten der alten Menschen so weitmaschig werden lassen, daß diese ihre ersparten Renten nicht mehr ausbezahlt bekommen können.

Nun zur Altersdemenz: Was ist sie eigentlich? – Ich meine, daß sie nichts Besonderes ist, weil just schon Menschen mit fünfzig Jahren an Demenz leiden und nicht etwa erst mit siebzig Jahren.
Aber, fangen wir doch mal bei den jungen Menschen an, die für – allgemein als undurchsichtig-bekannte Mächte mit deren Parolen ihr Leben riskieren in der Überzeugung, für Freiheit und Recht kämpfen zu müssen. Sie erliegen einem Wahn, den man in der klassisch-europäischen Psychiatrie als „Induziertes Irresein" kennt. Nicht nur in Europa ist dieser Wahn endemisch, sondern in der ganzen Welt. Genaugenommen ist dieser Wahn schon nach den Kriterien der klassisch-europäischen Psychiatrie jugendliche Demenz. Nehmen wir dies still zur Kenntnis, wenn es auch weh tut, daß keine Altersstufe ausgenommen ist, was nach wissenschaftlichen Parametern unter die Demenz fällt.
Darüber mehr in dem Abschnitt über „Verhältnisschwachsinn". Was die therapeutische Beeinflußbarkeit der Demenz angeht, so ist diese von der menschlichen Gesellschaft und Umgebung abhängig.

Über Demenz im besonderen

Früher nannte man schon Menschen dement, wenn sie anfingen, sich nichts mehr merken zu können. – Noch in meiner Studienzeit war diese Einteilung üblich: Wer sich nichts mehr merken konnte, galt schon als junger Mensch für dement. Man heißt das die „Dementia praecox".
Heute wissen wir schon einiges mehr über die Demenz, wenngleich auch noch nicht sehr viel mehr, aber doch schon mehr als vor hundert Jahren. Manche meinen, daß sie normale Menschen seien. In Wirklichkeit sind sie schon so abgebaut, daß man sie normalerweise

für dement halten möchte. Ich erinnere an den großen Geist eines *Immanuel Kant*, den man schon im Alter von fünfzig Jahren für geistig dement hielt; nur, weil er niemals über seine Vaterstadt hinausgekommen ist. Ist so etwas zu behaupten nicht geradezu unmenschlich!

In aller Ruhe nennt man schon Menschen dement, die nur ihre Pflicht erfüllen, während es andere nicht tun. – Ich will hier nur einen Fall erwähnen, der mir kürzlich unterkam: Eine Frau hatte einen schwerkranken Mann. Sie mußte ihn schon mehr als drei Jahre täglich waschen, täglich mehrmals seine verschmutzten Unterhosen und Hosen wechseln und immer wieder waschen, ihn immer und immer wieder waschen und baden. Sie bekam von ihm kein Wort des Dankes oder des Lobes dafür zu hören. Sie machte es still und ohne ein Wort der Klage nach außen hin. Sie mußte es so lange ertragen, bis sie einen mitleidigen Arzt fand, der ihren Mann in eine Klinik einwies, in der er nach ein paar Tagen ruhig einschlief.

Diese Frau tat dies alles nicht aus sturster Demenz, sondern aus Liebe zu ihrem Mann. Obwohl dieser sie ein Leben lang betrogen und mißbraucht hatte. Ist so etwas nun mit Demenz zu bezeichnen oder nicht? Ich meine, so eine Frau litt sehr viel mehr, als sonst ein Mensch zu tragen vermag. – Aber warum ertrug sie es? Nicht, weil sie dement war, sondern weil sie ihren Mann liebte und ihn trotz aller Gemeinheiten, die er sich noch in seinem Zustand des Pflegebedürftigen leistete, nicht in ein Pflegeheim abgeben wollte.

Ich meine, man sollte vor solchen Menschen mehr Achtung haben als vor jenen Menschen, die in aller Ruhe erklären: „Ich kann so etwas nicht machen. Ich habe keine Kräfte, um so etwas leisten zu können." Man kann es sehr wohl, wenn man es einfach tun muß.

Nun ein paar Zeilen über den Schwachsinn

Menschen ohne Kenntnisse in der Psychiatrie nennen Menschen sehr schnell „schwachsinnig".

Ich meine, solche Menschen sind wahrscheinlich selber schwachsinnig, weil zur Beurteilung eines Menschen sehr viel mehr gehört als nur ein bißchen Psychologie.

Normalerweise sollte man Menschen erst beurteilen, wenn man sie in ihrer Alltagsarbeit kennengelernt hat. Während meiner Assistentenzeit konnte ich immer wieder feststellen, daß Menschen Menschen sind und als solche ganzheitlich beurteilt werden sollen.

Was ist Verhältnisschwachsinn?

Ich habe mich immer wieder gefragt, wie muß ein Mensch aussehen, wenn man ihn als „normal" bezeichnen soll? Schon oft habe ich gehört, daß man Menschen nicht als schwachsinnig bezeichnet, wenn sie normal-menschlich denken können. Normal-menschliches Denken ist sehr stur und muß mindestens normale Menschen ausklammern. Wenn ich „normale Menschen" sage, dann heißt das nichts weiter als einfach normale Menschen. Wir wissen ja, daß solche Urteile normalerweise von der menschlichen Gesellschaft gefällt werden. Noch einmal in aller Ruhe: Was ist Verhältnisschwachsinn? Mit Sicherheit kann es mir niemand so klar sagen, wie Menschen es schon definiert haben, die als menschlich normal, gelten. Somit ist schon klar, daß sich normale Menschen unter „Verhältnisschwachsinn" nichts vorstellen können. Nur so viel möchte ich schon vorwegnehmen: Ein normaler Mensch ist so lange normal als er seine Grenzen kennt und sich nicht befähigt fühlt, Urteile zu fällen über Dinge, die nicht in sein Wissensgebiet gehören. Da hätten wir schon eine brauchbare und klare Definition.
 Ein normaler Mensch kann normalerweise nur Fragen aus seinem Wissensgebiet beantworten und beurteilen. So kann ein Handwerksmeister Fragen aus seinem Wissensgebiet und Fach genau beantworten und beurteilen. Ein normaler Lehrer kann nur aus seinem Lehrgebiet Fragen verbindlich beurteilen und beantworten. Wenn er sich befähigt fühlt, in Fragen der Medizin oder der Technik eine Frage verbindlich zu beantworten und zu beurteilen, dann ist so etwas normal-menschlich ein Fehlurteil und somit normal-menschlich gesehen eine Fehlleistung, die man normal als „Verhältnisschwachsinn" bezeichnet.
 Ein anderes Beispiel: Wenn ein Arzt feststellt, daß ein Patient schon länger nicht mehr lebensfähig ist, aber trotzdem noch arbeitet, so ist diese Feststellung nicht etwa verhältnisschwachsinnig, sondern ein normal gültiges ärztliches Urteil. Wenn ein Arzt sagt: „Ich muß

Sie krank schreiben, weil Sie schon längst nichts mehr tun können", so ist das ärztlich gesehen richtig. Wenn aber ein Arzt sagt: „Sie sind nicht mehr arbeitsfähig, aber durchaus noch fähig, am Tage mindestens vier Stunden zu arbeiten", dann ist ein derartiges Urteil ein Fehlurteil. Denn: entweder ist ein Mensch nicht mehr arbeitsfähig, dann kann er auch keine vier Stunden mehr arbeiten; auch nicht einmal eine Stunde, weil er sich sonst widerspricht. Entweder ist man arbeitsfähig oder man ist arbeitsunfähig. Genauso wie ein Mensch zu gleicher Zeit nicht krank und gesund sein kann. Ich fasse dies als logischen Denkfehler auf und bezeichne diese Fehlleistung als ein verhältnisschwachsinniges Urteil. Solcher Verhältnisschwachsinn ist weit verbreitet, nicht nur in akademischen Kreisen, sondern auch in der Wirtschaft und besonders in der Politik.

Wenn zu mir ein Mann sagt: „Ich möchte mindestens noch zehn Jahre lang leben", dann ist es nicht schon Verhältnisschwachsinn, wenn ich erwidere: „Dann leben Sie eben so, daß Sie noch zehn Jahre Lebenserwartung haben." Sicher bekomme ich sofort zu hören, daß nur Menschen sich so ungenau ausdrücken, die nie logisch denken gelernt haben. Ich frage: „Was ist schon logisch"? Ist es logisch, wenn ein Mensch sein Lebenswerk selbst vernichtet und gleichzeitig bedauert, es getan zu haben? Ich meine, solche Menschen verhalten sich in ihrem Handeln völlig logisch und nicht nur in ihrem Denken, wenn sie sich klar machen, daß ihr Opfer nicht einmal beachtet oder gar gewürdigt wurde. Ich meine, solche Menschen sind nur sehr mitmenschlich zu verstehen, und kein anderer soll sich ein Urteil über ihr Verhalten erlauben dürfen außer jenem, der schon längst über alle menschlichen Regungen hinausgewachsen ist.

Ich meine schon immer, daß Menschen ohne innerste menschliche Werte überhaupt nichts über das Verhalten solcher Menschen aussagen können. Ich meine, schon rein menschlich sollte man solchen Menschen einmal eine Würdigung zukommen lassen und wenn es weiter nichts ist als eine Anerkennung ihrer Leistungen.

Freilich ist so ein Mensch arm dran, weil er einmal gehofft hat, daß man seine Leistung einst anerkenne als eine Großtat auf seinem Gebiet.

Unter normal-menschlichen Verhältnissen ist jede stille Tat eine Großtat und wenn es nichts weiter ist als stillmenschliche Zuwendung und Hinwendung zum kranken Menschen. Warum ich so weit ausgeholt habe, hat seinen Grund. Ich möchte schon jetzt sagen: Was noch alles Normal-Menschliches kommt, ist nur ein Kommentar zu dieser meiner Feststellung.

Wie muß ein Mensch beschaffen sein, um nicht als Trottel angesehen zu werden?

Man hat mich schon oft als Trottel bezeichnet. Wie ich zu dieser Auszeichnung komme, entzieht sich meiner Kenntnis. Die einen sagen, ich sei total verrückt, weil ich mir in den Kopf gesetzt habe, Gemüts- und Geisteskrankheiten nicht nur behandeln, sondern heilen zu wollen. Andere meinen, wenn ein Arzt normale Liquidationen ausstellt, die jeder vernünftige Mensch als vertretbar, in jeder Hinsicht, findet, dann soll man ruhig als Trottel angesehen werden, weil man nur dann als Arzt gelten kann.

Mit dem „normalen Menschen" aber ist es anders. Ein solcher Mensch ist schon längst eine Fiktion. Ich suche ihn schon lang, aber ich finde ihn nicht. Somit ist er eine Fiktion. Somit ist aber auch der Trottel eine Fiktion. Mit anderen Worten: Der „normale" Mensch und der „Trottel" sind nichts anderes als der Mehrheitsbeschluß einer menschlichen Gesellschaft. Sei es nun eine Gruppe von Menschen, sei es eine soziale Struktur, die ganze Völker in sich begreift. Ich möchte keinerlei Kritik üben an irgendeiner Gesellschaftsordnung. Sie sind alle gleich gut und gleich schlecht, je nach der Persönlichkeit, die sie anführt.

Mit sogenannten „normalen" Menschen aber haben wir es in der Psychiatrie nur selten zu tun.

Ich will nur schon heute sagen, eine Gesellschaftsordnung kann sich alle Urteile erlauben. Auch solche, die jeder Mensch sofort als verrückt erkennen kann.

Als man anfing, eine Gesellschaftsordnung aufzustellen, es ist noch nicht sehr lange her, da wurden Menschen zu Unmenschen und Menschen mit normalem Verstand zu Idioten, Trotteln oder Saboteuren gestempelt.

Ich muß schon jetzt stille Menschen als normale Menschen bezeichnen, die mancher niemals „normal" nennen würde.

Somit schließt sich der Ring und wir können uns mit der Psychiatrie befassen:

Ist der Mensch „normal" oder ist er es nicht?

Er ist schon normal, wenn man ihn normal sein läßt. Wenn man ihn aber manipuliert und ihn zum Popanz von menschlichen Sozialstrukturen macht, die normalerweise schon in sich verrückt sind, dann muß ich sagen, daß schon Menschen verrückt sind, die sich gegen solche geisteskranken Politiker auflehnen, weil man sie sofort in die psychiatrischen Kliniken steckt, um mit ihnen eine Gehirnwäsche zu betreiben, die normalerweise kein Mensch aushält. Also was soll's? In aller Ruhe solche politischen Karrieremacher sich totlaufen lassen. Auch, wenn sie sich mit aller Brutalität oben halten. Je mehr man sich ihnen entgegen stellt, desto rabiater werden sie. Je mehr man sie tun läßt, wie und was sie wollen, desto schneller rennen sie sich ihren Schädel ein.

Ist der Mensch abnorm oder ist er es nicht?

In menschlicher Hinsicht muß sehr vieles geschehen, bis ein Mensch abnorm reagiert. Ein Mensch ohne jedes Reaktionsvermögen ist schon längst kein Mensch mehr, sondern eine menschliche Marionette.

Ein Mensch ohne jegliches menschliches Reaktionsvermögen – sei es geistig – sei es seelisch – kann sich nur so lang als normal geben, als man ihn es tun läßt. Wird er manipuliert, dann kann nach ein paar Minuten sein Reaktionsvermögen so heftig sein, daß er nur noch schreien und wütend um sich schlagen kann. So ein Mensch ist kataton erregt. Wir kennen solche Menschen aus der Klinik für Nervenkranke. Solche Menschen sind nicht verrückt. Sie sind nur sehr erregt. Das sei klar herausgestellt. Menschen in großer Erregung sind nicht verrückt. Sie sind nur erregt. Diesen Unterschied muß man streng festhalten. Ein verrückter Mensch ist total anders. Er ist entrückt oder in sich versponnen.

Ein Mensch, der sehr still ist, kann schon innerhalb einer Sekunde zu toben anfangen, wenn er es will oder wenn man ihn dazu treibt.
Ein Mensch soll Mensch sein können. Kann er es nicht, dann versucht er, es sein zu können.

Ist der Mensch stur oder nicht?

Er ist niemals stur. Er liebt normale Beschäftigung und menschliche Geselligkeit. Ohne diese kann er nicht auskommen.
Ist er normalerweise schon ein Gemeinschaftswesen, dann ist er es als Mensch unter Menschen besonders gern. Ist er aber eingesperrt in seine Familie oder in eine Sozialstruktur – einerlei, ob diese politisch oder anders orientiert ist – so ist er sehr schnell zum Ausbrechen bereit.

Ist der Mensch schon Mensch oder wird er es erst?

Ich meine, daß er es schon längst ist. Nur läßt man es ihn nicht sein. Die einen Sozialstrukturen meinen, daß er erst noch Mensch werden müsse. Aber so ein Mensch ist schon längst kein normaler Mensch mehr. Er ist schon längst einer Utopie geopfert worden.
Jede menschliche Veränderung seiner normalen Gesellschaftsstruktur ist schon abnorm. Just schon ein normaler Staat! Ein normaler Staat ist schon längst kein menschlicher mehr, weil er schon eine Fiktion ist. Und eine Fiktion ist schon nicht mehr normal. Eine Fiktion ist schon eine utopische Annahme, sonst nichts.
Menschen sollten Menschen sein und bleiben dürfen und sich nur so lange und nur so weit in einer Gemeinschaft treffen, als dies für ihr Wohlbefinden unbedingt notwendig ist. Sie sollen ihre jeweilige Struktur in sozialer und in religiöser Hinsicht nur so lange aufrecht erhalten, als dies für den Fortbestand ihrer Art notwendig ist. Ebenso soll ein Mensch sagen können: „Ab jetzt möchte ich nichts Stures mehr tun *müssen*, sondern nur noch tun *können*. Das auch nur, wenn ich es *will*. Solang und so oft ich es tun kann, tue ich es. Aber sobald ich merke, daß ich nur noch als stures Integral in einer Interessen-

gruppe gelte, möchte ich dies nicht sein müssen, sondern sein können."

Ist der Mensch frei oder ist er es nicht?

Ist der Mensch frei oder ist er es nur zu einem bestimmten Teil? Er ist es nur zu einem bestimmten Teil. Zu bestimmten Zeiten, besonders im Mittelalter, ganz zu schweigen von der Neuzeit, war der Mensch nur in der Sklaverei von Kirchenfürsten und Politikern. Ein solches Urteil ist zwar hart, aber leider wahr. In fast jedem Kulturland Westeuropas finden wir Verbrennung von Hexen und Menschen, die sich unterstanden, anders zu denken und zu glauben, als es der Kirche recht war, nicht nur der römischen!

Im zwanzigsten Jahrhundert ist es nachgerade nicht anders: Jeder normale Mensch, der nicht so denkt wie Menschen sonst denken, kommt ins Konzentrationslager oder ins Vernichtungs-Kamp. Ob diese nun im Westen stehen oder im Osten, bleibt sich gleich. Beredte Zeugenberichte aus Ost und West kennt die ganze Welt.

In geistiger Hinsicht ist der Mensch nur so lange frei, als er sich Klarheit über sein Tun verschaffen kann. Je länger er aber zögert, desto unmenschlicher wird sein Entschluß und desto schneller unterliegt er anderen inneren Strebungen. Dann muß er warten lernen, um nach geraumer Zeit erst wieder in die Möglichkeit des freien Willensentscheides zu kommen.

Kann der Mensch seine Liebes- und Sexualwünsche unterdrücken oder nicht?

Nur sehr beschränkt kann er es. Menschen sind Menschen und sollen Menschen sein und bleiben können, solange sie hier in dieser Welt leben. Menschen sollen so lange Menschen bleiben dürfen, wie sie es selber wollen. Oft aber machen es sich die Menschen recht schwer, indem sie sich Tabus auferlegen, bei denen nur zu klar menschliche Herrschsucht durchscheint oder barer Vulva- oder Penisneid. Sonst müßten schon längst alle Nonnen verheiratet sein und alle Priester Frauen haben. Man kann solche Tabus mit allem Möglichen bemänteln. Es stimmt trotzdem, wenn auch immer nur relativ. Somit ist klar, daß Menschen nur sehr bedingt frei in ihrer Sexualität und noch weit weniger in ihrem Liebesverlangen sind.

Ist der Mensch schon Mensch in seiner Zeugungsminute oder nicht?

Ich meine, daß er es schon ist von dem Augenblick an, in dem sich die mütterliche Eizelle und die väterliche Samenzelle vereinigt haben. Was aber auch immer geschehen mag, so lange Menschen leben besteht menschliches Unvermögen, Menschen in beliebiger Zahl teilhaben lassen zu können an menschlichem Leben; ganz abgesehen von der Qualität eines solchen menschlichen Daseins.

Normalerweise können Menschen nur so viele Kinder ernähren, als sie ihnen zu essen geben können. Wenn keine Nahrung mehr da ist für sie, dann hört sich das Weiterleben auf, so und so. Keine noch so klugen Politiker und auch keine Kirchen können es ändern. Sie können es nur ändern, indem sie mit allen Mitteln beitragen, die Menschen Mensch sein zu lassen. Man kann also niemandem einen Vorwurf machen, weder religiös noch politisch.

Manche Kirchenfürsten aller Konfessionen und manche Politiker aller sozialen Schattierungen möchten dies nicht wahr haben. Sie können es nie so beurteilen wie ein Vater oder eine Mutter, die nur noch mit größter Anstrengung ihren Kindern das Leben ermöglichen können. Ein Menschenleben ist zu kurz, um Mitmenschen zum Mithungern und Mitleiden in die Welt zu setzen. Man sollte hier nicht mit Morallehren kommen. Ein alter Philosoph faßte diese Versuche von menschlichen Einrichtungen kurz und knapp in vier Worte zusammen: „Primum vivere deinde philosophari". Wobei die Philosophie des Hungers schon immer die Philosophie der Unterdrückten und der Zukurzgekommenen gewesen ist. Ließe man den Menschen ruhig Mensch sein und seine Gesellschaftsordnung jeweils selber bestimmen, ohne politische Manipulationen und ohne religiöse Zwänge, dann hätten wir sehr schnell normale Menschen und normalen Lebensraum. Solange sich Menschen ihren Lebensraum noch erobern mußten, um normal leben zu können, so lang kümmerte sich

niemand um seine Kinderzahl. Somit ist schon klar, daß sich Menschen nur noch nach ihren innersten Wertungen menschlichen Zusammenlebens richten sollten und nicht nach sturen Tabus und nicht nach politischen oder religiösen Parolen.
Als Arzt und Nervenarzt kann ich das am ehesten verstehen.

Kann man Menschen still verkommen lassen oder nicht?

Ich meine hier ganz normale Menschen, keine antisozialen Typen. In menschlichen Gesellschaften muß man unterscheiden zwischen Menschen, die normal zu sein scheinen und Menschen, die nach Mehrheitsbeschluß als nicht tragfähig für die menschliche Sozialstruktur zu sein scheinen.

Ich meine, solche Menschen sollte man nicht verwahren, und ich meine, man sollte sie auch nicht einfach vergessen, wie man es schon getan hat. Wenn sie schon Menschenantlitz tragen, dann soll man sie auch ertragen können. Gleich wie. Aber nicht einsperren vor der menschlichen Öffentlichkeit, sondern sie ruhig in einer Gemeinschaft leben lassen. Einerlei, ob diese Gemeinschaft einwandfrei für sie geeignet ist oder nicht. Sie einfach Mensch sein lassen und versuchen, sich in einer Gemeinschaft nützlich zu machen; einerlei ob mit oder ohne finanziellen Gewinn. Wenn wir schon domestiziert sein müssen, dann auch mit allen Konsequenzen. Nicht einmal so und einmal anders, wie gerade die politische oder religiöse Strömung ist. Einfach menschlich, mit allen sich daraus ergebenden Folgerungen. Ein Mensch soll Mensch sein können, solang er Menschenantlitz trägt. Ist er einmal auf dieser Welt, so muß er es sein und bleiben können. Solche Folgerungen sind sehr hart. Aber sie nehmen Menschen die Möglichkeit, über andere zu entscheiden, ob solche Menschen Menschen sein können oder nicht.

Ich möchte noch einmal klar stellen: Ist ein Mensch geboren, dann muß er Mensch sein können. Ist er noch nicht geboren, dann können nur Menschen, die sich innerlich klar sind, ob sie noch einen Mitesser an ihrem Tisch ernähren können oder nicht, in menschlicher Selbstbestimmung darüber entscheiden und sonst niemand. Ein Gericht muß sich klar sein, was es auf sich nehmen will bei der Entscheidung, ob ein Mensch leben soll, wenn er schon hier ist. Ein Vater oder eine Mutter sollen still entscheiden können, ob sie noch ein Kind verkraften können oder nicht. Jegliche Humanitätsduselei ist schon eine menschliche Versklavung, nichts sonst.

Ist der Mensch irr oder ist er es nicht?

Ich meine, daß ein Mensch normal ist, so lang er sich in seiner Umgebung normal verhält. Er wird erst dann irr, wenn man ihn nicht normal Mensch sein läßt.
Manche Menschen gehören schon in die Klinik und sind nicht irr. Sie müssen menschlich behandelt werden.
Ich meine, Menschen sollten als normal gelten, wenn sie nichts tun, was ihnen und/oder anderen schaden könnte. Somit ist schon klar, daß Menschen nicht einfach deswegen als irr bezeichnet werden können, weil sie eine andere Meinung oder eine andere Schau der Dinge haben.
Ich meine, man sollte Menschen Mensch sein lassen können. Aber wieso muß ich dies immer wieder verlangen? Nicht, um mir einen Freibrief für Narren zu sichern, sondern nur, um meine Patienten zu schützen, die gerade unter ihrem Menschsein am meisten leiden müssen.
Am Anfang stand just ein Wort vom Menschen und von seiner Freiheit. Am Ende steht ein Wort vom Menschen und von seiner Unfreiheit!
Also: Normaler Mensch zu sein, ist furchtbar schwer; am schwersten für solche Menschen, die am meisten Mensch sind, nämlich die gemüts- und geisteskranken Menschen unter uns!

Ist der Mensch verrückt oder nicht?

Ich meine, er ist es nicht. Dies ist nicht menschlich abstrus, sondern klinisch erfahrbar. Ich meine, ein Mensch soll Mensch sein können. Ich meine aber auch, ein Mensch soll Mensch sein dürfen. Somit ist schon klar, was ein Mensch nicht sein soll, nämlich kein Versuchsobjekt. Ein Versuchsobjekt ist kein Mensch, sondern ein Objekt; ganz schlicht, sonst nichts.

Manche Menschen müssen sich erst fragen lassen, ob sie etwas hören, das andere Menschen nicht hören können und/oder ob sie Dinge sehen, die andere Menschen nicht sehen können.

Ich meine aber, solche Menschen sollte man zum Reden bringen können. Man muß allerdings erst einmal ihr Vertrauen erlangen, um solche menschlichen Zufälle gesagt zu bekommen. Meine Patienten sagen es mir schon meist bei der ersten Konsultation. Ja, sie fragen mich sogar, ob ich nicht auch diese Stimmen höre oder die gräßlichen Fratzen sehe, die sie beängstigen. Ich muß es immer wieder verneinen, so leid es mir tut, ich bin immer noch normaler Mensch und leider kein Übermensch. In aller Deutlichkeit: Ich bin noch normaler Mensch und hoffe, es noch lange sein zu können.

Wenn ein Mensch also Stimmen hört, dann ist er noch nicht verrückt, sondern er hört und sieht eben etwas, was andere Menschen nicht hören und nicht sehen können.

Somit ist ein solches Phänomen weiter nicht auffällig. Es wird erst auffällig, wenn man daraus etwas macht. Ich meine, man sollte solche Zufälle nicht aufbauschen, sondern dem Kranken sagen, daß sein Gehirn in seinen einzelnen Zentren überreizt ist und man dies sehr schnell beheben kann.

Hierzu ein Beispiel

Ein Patient kommt zu mir und beklagt akustische Halluzinationen. Die Stimmen quälen ihn schon länger. Er meinte, sie hätten sich eingeschlichen, um ihn zu quälen. Er weiß, daß er schon längst mit mir darüber hätte sprechen sollen. Aber er mußte sich erst vergewissern, daß ich ihn nicht in eine Nervenklinik einweisen würde; wie ich es sehr wahrscheinlich nicht tun will und zu vermeiden suche. Nur muß man sich menschlich im klaren sein, was für eine Verantwortung man dabei übernimmt. Ich habe sie still in aller Ruhe übernommen. Schon nach 14 Tagen Behandlung war er seine Stimmen los. Ich frage nun, wie man solche Patienten ohne großes Tam-Tam von ihren Stimmen befreit und sie nicht auf einem anderen Sektor ihres körperlichen Daseins schwächt oder schädigt? Nun, ich nehme homöopathische Arzneien. Man sagt ihnen ja nach, daß sie nicht schaden, wenn sie nicht nützen. Man soll Menschen nicht aufputschen müssen und man soll sie auch nicht in eine chemische Zwangsjacke stecken. Beides geschieht mit den heutigen Psychopharmaka. Aber eine ärztliche Maxime besagt doch, daß man nichts tun solle, was dem Patienten schaden könnte. Diesen Grundsatz hat man heute längst verlassen und meint, daß hierunter nur schwerste Reaktionen zu verstehen seien. Ich teile diese Auffassung nicht, sondern ich meine, daß auch noch negative Begleitreaktionen vermieden werden müssen. Eine echte kunstgerechte Therapie ist ohne jede Schädigung auszuführen. Ich meine, wenn Menschen auf Psychopharmaka geradezu Vergiftungserscheinungen bekommen müssen, um dann bei ihnen von Heilung sprechen zu können, dann ist so ein Vorgehen geradezu widersinnig. Ich meine, daß es noch andere Wege geben müßte, um solche Heilungen zu bewerkstelligen.

Ich mache Sie nun auf ein Phänomen aufmerksam: Wenn man so lange Phosphorus LM VI dil. täglich 4 Tropfen in 4 Eßlöffeln Wasser nimmt, bis man nicht nur Stimmen hört, sondern auch noch die Gedanken anderer hören und „lesen" kann, dann ist man auch schon der Auffassung, daß man solche Phänomene damit auch heilen können müßte. So ist es schon längst in der homöopathischen Materia medica zu lesen. Ich habe mich davon überzeugen lassen müssen durch meinen Patienten. Ich habe ihn alle halben Stunden 4 Tropfen Phosphorus LM VI in 4 Eßlöffeln Wasser nehmen lassen und bekam meine Spekulation bestätigt. Also mußte ich feststellen, daß Menschen nicht verrückt sein müssen, wenn sie halluzinieren.

Menschen halluzinieren öfter als sie es wahrhaben möchten. Normale Menschen wohlgemerkt! Im letzten Krieg haben russische Soldaten durch gewisse Techniken so manchen deutschen Landser verrückt gemacht. Allein dadurch, daß sie über Lautsprecheranlagen vielfach verstärkt das Knacken des Sicherungsflügels von einem deutschen Karabiner so lange in gewissen Abständen ausführten, bis sich normale Menschen in völliger Überreizung ihres Nervensystems aufrichteten und dann von den Salven aus den Maschinenpistolen der russischen Soldaten niedergemäht wurden. Nachgerade haben beide Seiten für ihr Vaterland zu kämpfen geglaubt.

Ist der Mensch schizophren oder ist er es nur manchmal?

Ich meine, er ist es nur manchmal. Menschen sollen Menschen sein können und niemals menschliche Opfer einer Gesellschaftsklasse. Ich meine hier nicht nur Menschen von Rang und Namen. Ich meine hier vielmehr Menschen, die ganz normal leben und nichts Stures tun möchten, aber zur stursten Tätigkeit gezwungen werden. Ich meine solche Menschen, die tagtäglich ihrer Arbeit nachgehen müssen, ob sie können oder nicht, ob sie wollen oder nicht. Sie müssen immer und immer wieder etwas tun, wozu sie nicht die Kraft haben, es zu tun. Wie Menschen sich das vorstellen, daß man es tun muß; einerlei, ob man menschlich die Kräfte hierzu hat oder nicht. Einerlei, ob man es kann oder nicht. Man nennt sie einfach „praemorbide Persönlichkeiten". Schon sind sie katalogisiert und schon haben sie ihr Schild und Urteil in der Tasche.

Ich möchte hierzu ein Beispiel anführen

Eine junge Patientin kommt zu mir. Sie ist das, was der Kliniker als „schizophren" bezeichnet. Sie ißt nur noch abstruseste Lebensmittel, um ja nicht von Kräften zu kommen. Sie ißt schon längst solche Mengen von Reformnahrung, daß man sich fragen muß: Woher nimmt sie nur so lange das Geld für solche Kost? Wie ich sie danach frage, bekomme ich Erstaunliches zu hören: „Man muß sich doch fit halten, äußerst fit, um normaler Mensch bleiben zu können. Ich muß das machen, weil ich sonst nichts mehr arbeiten kann. Ich muß seit Jahr und Tag an einer Maschine arbeiten und muß es schon jahrelang unter Aufbietung all meiner Kräfte. Diese Arbeit ist so stumpfsinnig, daß ich es nur so aushalten kann. Jetzt aber bin ich am Ende mit meiner Substanz. Ich kann mir kaufen, was ich will, es hilft nichts mehr. Ich bin total ausgepumpt. Ich kann nur noch still liegen und vor mich hinbrüten. Ich kann nur noch mit äußerster Kraft aufstehen und mich aufrecht halten. Jeder Gang ist ein so großer Kraftverbrauch für mich, daß ich einen Tag Ruhepause brauchte, um mich davon zu erholen. Die Leute auf der Straße sehen mich so an, als ob ich ein Verbrecher sei. Sie sehen mich so an, als ob ich in eine Nervenklinik gehörte oder gerade aus einer solchen entlassen worden bin." Ich hielt ihr entgegen, daß sie doch ein ganz normaler Mensch sei. Aber da erwiderte sie mir, daß sie schon sehr viele Menschen beobachten, nicht nur auf der Straße, sondern auch im Fernsehen und Radio sei von ihr immerzu die Rede. Sie sagten ihr es nicht gerade ins Gesicht, aber doch so klar und eindeutig, daß sie keinerlei Zweifel mehr daran habe.

Ich mache ihr den Vorschlag, es einmal mit einer homöopathischen Arznei zu versuchen. Sie ist damit einverstanden und es gelingt mir, sie nach ein paar Monaten so weit gebessert zu haben, daß sie zum Einkaufen geht, Bergtouren macht und mit Erfolg eine Sprachenschule besucht. Leider ist sie mir dann aus den Augen gekommen.

Ist der Mensch depressiv oder ist er es nicht?

Ich meine schon. Er ist von Hause aus depressiv, weil er jedesmal mit der Wirklichkeit seines menschlichen Daseins in dieser Welt konfrontiert wird, wenn er sich klar macht, wie lang sein Leben noch dauert. Kann ein Mensch da immerzu heiter und vergnügt sein, wenn er schon in absehbarer Zeit sein Lebensende sehen kann und sehen muß? Ich meine nicht. Er muß einmal abtreten. Noch keiner ist zurückgekehrt, um zu berichten, daß er nichts, aber auch gar nichts versäumt hat, seit er gestorben ist, weil er weiß, daß so mancher von hier herüben auf der anderen Seite des menschlichen Seins genauso ist wie er hier war. So meine ich es schon längst. Ein sturer Mensch bleibt ein sturer Mensch. Wie sollte es auch anders sein? Man kann nicht plötzlich eine vollkommene Persönlichkeit werden im anderen Seinsbereich, wenn man hier schon ein sturer Kerl war. Ich meine, daß wir uns aufgegeben sind und es selbst in der Hand haben, unseren jeweiligen persönlichen Grad der geistigen und seelischen Differenziertheit zu bestimmen und zu erlangen. Demnach ist menschliches Leben nichts anderes als eine Spiegelung, einmal durch dieses, einmal durch jenes Prisma gesehen. Meine alten Lehrer hielten sich an solche Maximen, und ich finde, sie hatten recht.

Ich meine, daß menschliches Dasein und Sosein in dieser Welt nur ein prismatischer Effekt sei. Ich will es zu erklären versuchen: Menschen sind normalerweise Menschen, sonst nichts. Wollen sie mehr sein, dann sind sie keine Übermenschen, sondern Unmenschen, weil sie ihr Menschsein vergessen wollen. Aber solange Menschen in dieser Welt sind, müssen sie Menschen bleiben, ob sie wollen oder nicht. Keine Droge hilft ihnen aus diesem Dilemma heraus. Sie müssen sich hier normal menschlich verwirklichen, und das ist schon sehr viel.

Ich will nun einen Fall vorstellen

Ein Patient kommt in meine Ordination. Er sieht niedergeschlagen aus. Just seit einem Jahr sei er so niedergedrückt, erzählt er mir. Ich nehme seine Anamnese auf und erfahre, daß er schon öfter solche Depressionen gehabt habe. In aller Ruhe und größter Behutsamkeit forsche ich weiter und erfahre folgendes:

Seine Eltern sind strenggläubige Katholiken, die Eltern seiner Frau strenggläubige Protestanten. Beide Eltern wollten keine solche Verbindung; sie sperrten sich dagegen aus religiösen Gründen. Trotzdem hatten sie geheiratet, berichtet er mir. Dadurch sei der Kontakt zu ihren und seinen Eltern unterbrochen. Ich frage nach seiner Einstellung und der seiner Frau. Beide sagen mir, daß sie keinerlei Schwierigkeiten hätten, nur eben jene, daß sie mit den Eltern in kein Gespräch kommen könnten, ohne nicht sofort in Streit zu geraten. Ich erfahre weiter, daß sie schon längst Kinder haben wollten. Aber ihre Eltern haben ihnen verboten, Kinder zu bekommen, weil die Mutter der Frau sonst Selbstmord begehen würde und der Vater des Patienten sich eine Kugel in den Kopf schießen werde. So erpressen Menschen ihre eigenen Kinder. Solche Menschen sollte man sich ruhig selbstmorden lassen. Denn dann sind ein paar Psychopathen weniger auf der Welt und ein normales Elternpaar kann Kinder kriegen, wann und wie es ihm paßt. Ich meine, solche Eltern haben keine solchen Kinder verdient, die sich in Glaubenssachen ihre eigene Meinung bilden wollen.

Ich habe dem jungen Mann Natrium muriaticum LM VI gegeben. Seine Depression war eine reaktive und keine endogene. Ich meine, man sollte Menschen sich ihren Weg selber suchen lassen, gerade in religiös-konfessioneller Hinsicht. Nur so können sie sich menschlich näher kommen und Fehler ihrer Vorfahren vermeiden, Menschen scheel anzusehen, weil sie einer anderen Konfession angehören. Was hat Christus denn schon getan, als er sich opferte? Hat er sich nur für jene geopfert, die ihre Kinder religiös-fanatisch erziehen oder für solche, die mit Liebe ihren Kindern vorleben, wie man menschlich sich gegenseitig weiterhelfen soll, dieses Menschenleben zu meistern, ohne zusätzlich zum menschlichen Leben noch menschliche Quälereien ertragen zu müssen?

Nächster Fall

Ein Patient kommt in meine Ordination. Er beklagt Liebeskummer. Seine Freundin habe ihn verlassen und er könne ohne sie nicht weiterleben. Ich frage nach seiner Freundin und erfahre, daß sie sich einem anderen Manne zugewandt hat, der weiter nichts tut, als sie mit allen Mitteln so lange in Orgasmusstürme zu versetzen, bis sie ohnmächtig wird. Deshalb ist sie von ihrem Freund weggegangen. „Nur deshalb?", frage ich. „Ja, nur deshalb!" „Dann kann ich Sie nur beglückwünschen, weil eine solche Freundin niemals normal menschlich denken und fühlen kann; weil sie schon längst stupide geworden ist und ihre Sinne schon so abgestumpft sind, daß sie nur noch durch Peitschen und Zwicken mit Zangen bis zum Vorstadium der Todesangst kommen muß, um einen Orgasmus zu erleben." Ich habe dem stillen jungen Menschen nichts weiter empfohlen, als sich eine neue Freundin zu suchen, die normal menschlich empfindet und normal zum Orgasmus kommt. Er hat sie mittlerweile gefunden und seine ehemalige Freundin vergessen.

Ein besonderer Fall einer Depression

Ein junger schöner Mann kommt in meine Ordination. Ebenso still wie der vorherige, aber sehr niedergeschlagen. Er liebt seine Frau unendlich liebevoll und still. Er kauft für sie beim Lebensmittelhändler ein. Er spült das Geschirr, wäscht jedes Wochenende die Wäsche in einer Automatenwäscherei und bringt die Wäsche schrankfertig heim. Er läßt sie ruhig ihren privaten Interessen nachgehen, wohlgemerkt keinerlei beruflichen Tätigkeit, sondern nur ihren privatenpersönlichen Interessen. Sie nimmt das als selbstverständlich hin und ist tief erstaunt, als ich sie einmal besuchen muß, um eine Kreislaufstörung bei ihrem Mann zu behandeln, daß ich ihr rate, mehr auf ihren Mann acht zu geben, der sich für sie aufarbeitet und von ihr keinerlei Anerkenntis erhält. Sie erwidert mir, daß sie nur sehr wenig Zeit habe, um sich um ihren Mann zu kümmern, weil sie meist abends in ihren Zirkel gehe, um die Geister aus dem Jenseits zu befragen. Ich habe ihr geraten, sich mehr ihrem Manne zuzuwenden als solchen abstrusen Zirkeln. Sie aber meinte, es sich leisten zu können, weil sie wußte, daß ihr Mann sie abgöttisch liebte. Aber schon nach ein paar Jahren mußte sie einsehen, daß sie sich verrechnet hatte. Die Liebe eines Mannes ist nicht unerschöpflich. Sie ist nur sehr viel intensiver als die einer Frau. Wenn die Frau ihren Mann hat, dann meint sie ihn für ewig zu haben und meint, sich alles leisten zu können. Dabei verliert sie ihn so am schnellsten. Ich habe dieser Frau schon damals geraten, ihrem Manne liebevoll bei all seinen Unternehmungen treu zur Seite zu stehen. Aber sie schlug meine Mahnungen in den Wind. So mußte sie ihr Los dann auch ertragen und sich nun ans eigene Brotverdienen machen. Sie tut das ohne Klage. Sie weiß genau warum. Darum ist sie lieber still.

Noch ein Fall einer Depression

Ein Mann kommt in meine Praxis. Er ist von schönem, edlem Wuchs. Ein südländisch-feiner Typ und dazu noch groß. Sein Gesicht wirkt sehr männlich. Sein Gang ist sicher, seine Haltung aufrecht. Er spricht leise und akzentuiert. Er spricht wie ein Redner vor einem großen Publikum. Tatsächlich hält er Referate vor Menschen mit sehr anspruchsvollem geistigen Niveau. Ich halte ihn für einen Redner aus der Rhetorikerschule und erfahre zu meiner Überraschung, daß er Pharmazeut bei einer großen pharmazeutischen Firma ist. Er ist schon längst über das Alter junger Männer hinaus, die aufs Eindruckmachen ausgehen. Er hat Arztbesucher zu schulen und wissenschaftliche Referate abzufassen und sie stilistisch auszufeilen. Seine Kenntnisse in der Humanmedizin sind bedeutend; seine menschlichen Erfahrungen in der pharmazeutischen Industrie ebenso. Aber er will nichts mehr von ihr wissen, sondern noch rechtzeitig in ein Angestelltenverhältnis kommen mit entsprechender Altersversorgung, weil er klar sieht, wohin der Karren läuft. Darum sieht er sich um eine Anstellung beim Staat um. Er hat sie nunmehr und ist froh, noch untergekommen zu sein. Später wäre es ihm nahezu unmöglich gewesen, noch als Beamter angestellt zu werden, weil Menschen nicht erst in den Staatsdienst treten sollen, wenn sie von der Industrie schon restlos ausgemergelt sind; sicher nicht in jeder, aber doch sehr häufig und besonders in der Pharma-Industrie.

Ich möchte nicht weiter ausholen müssen.

Noch ein Fall von Depression

Ein stiller Mensch kommt in meine Ordination. Er ist sehr still. Ich muß schier jedes Wort aus ihm herausholen. Er ist sehr niedergeschlagen. Sein Gesicht ist fahl, sein Haar schneeweiß. Seine Haltung ist gebeugt, sein Gang schleppend. Dabei ist er noch keine sechzig Jahre alt, sondern erst Mitte 50. Ich erfahre, daß er seit zehn Jahren keine Nacht mehr richtig schlafen kann und stets in ärztlicher Behandlung war. Ich nehme den Status auf und stelle fest: normales Körpergewicht, normaler Befund über Lunge und Herz; das Zwerchfell steht drei Querfinger zu hoch, gemessen am Thoraxwinkel; die Leber ist einen Querfinger breit vor dem rechten Rippenbogen und indolent. Bei der Repertorisation finde ich „Arsenicum album". Ich verordne es ihm in der Potenz von LM VI dil. 2 × täglich 4 Tropfen in 4 Eßlöffeln Wasser. Nach vier Wochen ist er menschlich schon wesentlich aufgelockerter, weil er schon manche Nacht durchschlafen kann und nicht mehr so abgeschlagen und müde ist wie vor Behandlungsbeginn. Ich lasse ihn Ars. alb. LM VI noch so lang in der gleichen Dosis nehmen, bis sein Puls merklich abfällt auf eine normale Frequenz von 72/Min. Solange kann er ohne Störungen diese Arznei nehmen. Wenn der Puls noch tiefer sinkt, dann ist der Patient schon im Arzneimittelbild und muß sofort auf die nächste Potenzstufe, nämlich auf LM XII dil., bei gleicher Dosierung eingestellt werden. Nur so kann man solche Patienten allmählich normalisieren, ohne ihnen auch nur den geringsten Schaden zuzufügen. So verfahre ich schon seit Jahren mit absolut sicherem Erfolg. Anschließend folgt noch LM XVIII dil. in der gleichen Dosierung, und meist nach einem Vierteljahr ist die Depression ausgeheilt; nicht aber ihr Unterbau!

Der muß nunmehr mit äußerster Sorgfalt umsichtig und vorsichtig bei ständiger psychosomatischer Nachuntersuchung menschlich nach und nach ausgeheilt werden, weil sonst die Depression nach einigen Jahren wiederkehren kann. Nur so ist solchen Menschen zu helfen und nicht anders.

Noch ein Kapitel über menschliche Sonderheiten

In meiner Praxis gibt es Menschen, die normalerweise sonst nirgendwo zu finden sind. Sie reagieren einmal sehr langsam und einmal sehr schnell auf meine Arzneien. Es sind stille Menschen und in jeder Hinsicht impotente Menschen, weil sie sich nicht klar machen, was sie eigentlich wollen. Wenn ein Mensch innere Ruhe sucht und sie nicht findet, dann muß er sie sich erst erarbeiten in strengster Selbstzucht und Selbstkontrolle. Nur so kommen solche Menschen allmählich in den Zustand innerer Ruhe und Normalisierung ohne jede Arznei und ohne sonstige praktischen Hilfen.

Die sturste Krankheit, die es gibt

Eine Patientin kommt in meine Sprechstunde. Sie ist so abgemagert, daß sie nur noch ein Schattenstrich in der Landschaft ist. Jede Spur weiblicher Formen fehlt. Zudem trägt sie ihr Haar noch im Herrenschnitt. Ich erfahre, daß sie schon seit Jahren unter schwersten Zwangsvorstellungen leidet. Mit Psychotherapie alleine ist hier nichts auszurichten. Außerdem wurde sie schon viele Jahre hindurch in verschiedenen großen Kliniken psychoanalysiert und psychotherapiert, nachdem eine Geisteskrankheit mit Sicherheit ausgeschlossen werden konnte. Der therapeutische Effekt war nicht überzeugend, denn sie nahm – nach Eigenbericht! – aus jeder Klinik einige neue Zwänge mit. Es liegt also eine echte Zwangskrankheit vor. Ich meine, sie muß menschlicher genommen werden und frage sie daher nach ihrer Periode. Diese hat sie schon seit fünf Jahren nicht mehr. Ich muß sie in aller Ruhe und Güte darauf aufmerksam machen, daß eine Amenorrhoe eine schwere Störung im weiblichen Organismus bedeutet. Sie ist darüber erstaunt, weil bisher noch kein Nervenarzt diese Störung ernst genommen hat. Ich mache sie nochmals darauf aufmerksam, daß sie erst genesen könne, wenn sie in ihren körperlichen Funktionen normalisiert sei. Ich lasse sie „Natrium muriaticum" von LM VI bis LM XXX nehmen. Im Verlauf dieser Therapie kehrt ihre Menses nach mehreren Monaten wieder und ihr Körpergewicht normalisiert sich ebenso wie ihr Aussehen. Sie hat wieder normale weibliche Formen. Nunmehr soll sie in aller Ruhe ausgeheilt werden können. Mittlerweile ist sie schon wieder so weit normalisiert, daß sie ihre berufliche Tätigkeit wiederaufnehmen kann, nachdem dies ihr fast ein Jahr lang unmöglich war. Hormonbehandlungen brachten keinerlei Änderungen im seelischen Bild dieser schweren Krankheit voll Zwangsvorstellungen und Zwangshandlungen. Inzwischen lockert sich auch ihre Einstellung in menschlicher Hinsicht. Sie ist ein sehr schwieriger Patient und hat schwere Hemmungen, sich einem Mann anzuvertrauen, der sie männlich liebevoll in die Arme nehmen und von ihren sexuellen Zwangsvorstellungen nach und nach befreien könnte. Die Behandlung ist noch in vollem Fluß. Aber ich getraue mir zu, eine günstigere Prognose zu stellen, als sie meist solchen Menschen gestellt werden mußte, solange man keine Möglichkeiten kannte, ohne Hormongaben normal-menschliche Körperfunktionen wiederherzustellen.

Äußerst merkwürdig ist, daß sie jetzt allmählich eine innere Sucht nach einem normal-menschlichen Leben bekommt und sich nach einem lieben Manne sehnt.

Im äußersten Falle muß man solche Menschen einer derartigen Notlage aussetzen, daß sie nur noch mit primitivsten existentiellen Sorgen um das nackte Dasein zu tun haben, dann verschwinden solche Zwangskrankheiten am schnellsten, wie immer wieder schwerste Schicksalsschläge durch Kriege und Notzeiten bewiesen haben.

Ein Fall von Eifersuchtswahn

Eine junge Frau und Mutter von drei Kindern wird mir, von ihrem Ehemann begleitet, vorgestellt. Sie leidet an krankhafter Eifersucht.

Ich mache folgende Untersuchungen: körperlich-intern nur eine Auftreibung des Abdomens; das Zwerchfell steht drei Querfingerbreiten über dem Thoraxwinkel. Die Leber ist normal groß, aber erschütterungsempfindlich. Der Urin ist klar und hell wie Wasser. Sie ist sehr eifersüchtig, weil ihr Mann nicht ständig ihren Wünschen nach körperlicher Vereinigung nachkommen kann. Er läßt mich wissen, daß ihr Verlangen nach körperlichen Liebesbeweisen einfach seine Körperkräfte übersteigt, wenn er ihre Sehnsüchte zu jeder Tages- und Nachtzeit stillen soll. Er ist kerngesund und jung. Er wird auch beruflich nicht überfordert, sondern hat einen ruhigen Dienst mit angenehmem Arbeitsklima.

Meine Vorhaltungen fallen bei der Patientin auf taube Ohren.

Wenn er ihre Liebessehnsüchte nicht stillen könne, so seien daran nur die liebestollen Frauen im Amt ihres Mannes schuld. In Tat und Wahrheit macht sie ihrem Manne die bittersten Vorwürfe wegen seiner angeblichen Untreue, zerreißt ihm das Scheckbuch, damit er für ihre fiktiven Rivalinnen keine Geschenke machen könne. Sie kontrolliert seinen Heimweg nach Dienstschluß, den er gerne zu Fuß macht, um etwas Bewegung zu haben. Einmal daheim, kann er nicht noch einmal weggehen, ohne nicht an seine ehelichen Pflichten erinnert zu werden, die er vor allem anderen erst einmal zu erfüllen habe.

Ich meine, daß solche Anprüche an den Mann doch irgendwie begrenzt werden sollten. Aber das will sie nicht gelten lassen. Sie ist der festen Überzeugung, daß er fremd geht, und durch nichts läßt sie sich davon abbringen. Ich habe ihr „Lachesis" von LM VI bis LM XXX verordnet nach Befund, sowohl in somatischer als auch in psychischer Hinsicht. Nach ein paar Jahren ist sie von ihrem Eifersuchtswahn völlig geheilt. Sie ist im Laufe der Jahre in ihrer Sexualität normalisiert. Ihr Mann kann sich nicht über Gefühlskälte beklagen, und sie findet jetzt auch alles in menschlich normalerem Rahmen.

Mit der Zeit wurde sie völlig normalisiert und lebt heute stillvergnügt mit ihrer Familie, die schon auseinanderzubrechen drohte, infolge der übersteigerten Bedürfnisse einer normal erscheinenden Frau. Menschen sind Menschen und keine Übermenschen, auch wenn sie es nur in sexueller Hinsicht sein möchten. Meist ist es nur das Unvermögen des einen Partners, der solche Eifersuchtswahne entstehen läßt, wenn die Libido des anderen Partners nicht befriedigt werden kann. Nur so ist die Entstehung einer Eifersuchtskrankheit möglich. Manchmal suchen Männer die Ursache bei ihren Frauen.

Dann sind sie meist trunksüchtig oder sonst in einer Weise nicht mehr potent genug, um ihre Libido befriedigen zu können.

Manchmal aber sind es auch frigide Frauen, die ihre Männer in helle Verzweiflung treiben können, weil just sie keinerlei Bedürfnisse in sexueller Hinsicht verspüren und somit ihre Ehe gefährden. Es gehören immer zwei dazu, um eine Ehe gründen zu können und um eine Ehe scheitern zu lassen. Mehr als man denkt, spielt das Sexualleben eine dominierende Rolle im menschlichen Dasein, und man sollte sich doch dabei ruhig eines Wortes jenes großen Lehrers des Abendlandes erinnern, der einmal zu seinen Jüngern sagte: „Laßt sie! Sie hat viel geliebt, ihr soll auch viel verziehen werden." Ich möchte nicht noch einmal eine solche Patientin heilen *müssen*. Sie kosten sehr viel menschlich-seelische Kräfte. Ich habe sie nur geheilt, um unter Beweis zu stellen, daß ein Eifersuchtswahn heilbar ist und nicht zur Zerstörung einer Familie führen muß, nur weil man der Ansicht ist, daß man solche Wahnkrankheiten nicht heilen kann.

Ein Fall normal-menschlicher Liebessehnsucht

Ein Mann kommt in meine Praxis. Er ist schon über die Mitte seines Lebens hinaus. Er erzählt mir, daß ihn seine Liebste sehr vernachlässigt. Ich kann ihm nur empfehlen, sich nach einer verständigen Frau umzusehen, die seine sexuellen Wünsche erfüllen kann, ohne sonstige Ansprüche zu erheben. Er findet sie und lernt Sexualität erstmalig intensiv kennen. Er verläßt seine Liebste nicht, sondern liebt sie unbeirrt liebevoll weiter, so wie sie es ihm erlaubt. Er findet auf diese Weise wieder zurück ins normal-menschliche Leben und liebt seine Freundin menschlich-normal. Diese aber ist eine Priesterin der sexuellen Liebe und opfert Männer nach Lust und Wahl. So muß er sich innerlich von ihr trennen, um still weiterleben zu können. Eine normale Liebe ist nicht möglich ohne normal-menschliche seelisch-körperliche Gemeinschaft. So ist es schon längst in den ungeschriebenen Gesetzen aller Kulturvölker festgelegt. Ich habe mich mit so einem Mann oft unterhalten und von ihm gelernt, daß menschliches Leben gelebt werden soll und daß Menschen nicht geopfert werden sollen um eines Prinzipes willen, das normalerweise kein Mensch einhalten kann und wird, wenn er vor eine solche Situation gestellt wird.

Ein Fall von Altersdepression

Eine liebenswerte alte Dame liegt im Bett und kann nicht mehr aufstehen. Sie will nicht mehr leben und sie kann nicht mehr leben, weil sie innerlich schon längst abgestorben ist. Ihr Liebster ist schon lange vor ihr gegangen. Nichts kann sie sich mehr wünschen, als sterben zu können, um mit ihm wiedervereint zu sein. Ich lasse sie ruhig sterben, ohne großen Arzneimittelaufwand, weil sie nichts mehr einnehmen will, sondern nur noch in aller Ruhe sterben möchte. Ich habe sie hinübergehen sehen, ganz ruhig ohne Klagen und ohne Schmerzen. In ihren Augen sah ich stille Harmonie und normales Eingeschlafensein.

Ich habe selten einen Menschen so friedlich liegen sehen. Sie hat mich am Morgen nochmals kommen lassen, um mir zu sagen: „Ich möchte niemals auf diese Erde zurück müssen. Helfen Sie mir, meinen Liebsten so normal wie möglich wiedersehen zu können. Ich liebte ihn so sehr, daß er mich schon längst hätte holen sollen. Aber meine Kinder hielten mich davon immer wieder zurück. Doch nun ist alles getan, was ich zu tun hatte. Sie können jetzt schon ganz gut ohne mich zurecht kommen." Und, verschied.

Ein Fall von Sucht

Ein junger Student kommt in meine Ordination. Er ist süchtig geworden. Schon in der Schule fing er an, Haschisch-Zigaretten zu rauchen und dann auch noch Lysergsäurediaethylamid sich einzuverleiben. Just schon nach ein paar Versuchen merkte er, daß er so nicht ins Reich höherer Intelligenzen gelangen könne, sondern alle Erkenntnisse sich selber erarbeiten müsse. Ich habe ihn darin bestärkt und ihn mit „Sulfur" LM VI bis LM XXX behandelt und zwar so lang, bis er anfing, eine Vereinigung zu gründen, um junge gleichaltrige Menschen über die Gefahren von Suchtmitteln zu informieren. Er hatte dabei bisher wenig Glück, weil jeder seine Erfahrungen selber machen will. So konnte er schon Mitte seines Lebens feststellen, daß er seine Bemühungen ruhig aussichtsreicheren Fragen zuwenden sollte als solchen depravierten Menschen – so anerkennenswert sein

Bemühen auch ist – laienhaft menschlich durch Aufklärung helfen zu wollen. Diese Menschen sind meist so und so schon für die menschliche Gesellschaft verloren.

Ich habe mich um diesen jungen Menschen bemüht, weil er der Sohn eines Freundes war und dieser Freund mir darüber zu zerbrechen drohte.

Ich habe den Jungen in aller Eindringlichkeit gewarnt, nicht wieder solche „Versuche" anzustellen, weil ich sonst nichts mehr für ihn tun könne. Just, weil ich mich nicht noch einmal so ausziehen lassen möchte, wie er es mit mir bei der ersten Kur getan hat. Der Kräfteverbrauch ist sehr groß und steht in keinem Verhältnis zum Honorar, das man für eine solche Therapie bekommt.

Ein Fall von Epilepsie

In meiner Praxis ist eine Frau, Mutter von drei Kindern. Sie leidet an epileptischen Anfällen. Die letzte Schwangerschaft mußte abgebrochen werden, weil sich das Anfallsleiden lebensbedrohlich verschlimmert hatte. Schon mehrere Jahre hindurch mußte sie mit Antikonvulsiva behandelt werden. Die Anfälle blieben jedoch nicht aus. Sie traten in der Regel nachts auf und wurden meist nur von ihrem Manne bemerkt. Die Patientin merkt am nächsten Morgen nach einem nächtlichen Anfall nur große Abgeschlagenheit und Zungenbißwunden. Mit Bohnenkaffee konnte sie sich immer wieder so weit aufrichten, daß sie ihre Tagesarbeit leisten konnte. Ich habe mich eingehend mit ihrem Leben befaßt und hörte mir ihre Geschichte an: Ihr Mann war vor ihr mit einer Frau verheiratet, die den ganzen Verdienst des Mannes sinnlos verschleuderte. Hausfrauenarbeit lag ihr nicht. Sie saß lieber in Cafés und ließ ihren Mann unversorgt daheim sitzen. So kam sie in immer höhere Schulden. Ihr Mann wußte nicht mehr, woher das Geld für die Schneiderrechnungen nehmen und für die sonstigen Anschaffungen. Als er zahlungsunfähig war, ließ sie ihn mit einem Berg von Schulden sitzen und ging ihrer Wege. Nun mußte sich der Mann Klarheit verschaffen und er tat es auch. Er trennte sich von ihr und ließ die Scheidung aussprechen. Die Schulden seiner Frau mußte er nach und nach abzahlen. Ein Inserat, daß er für die Schulden seiner Frau nicht mehr aufkomme, brachte eine Flut alter offenstehender Rechnungen ins Haus. Er war restlos verzweifelt. In seiner Not kam er an den Trunk. Just in seinem Stammlokal lernte er seine zweite Frau, meine spätere Patientin, kennen. Sie war dort als Bedienerin angestellt und beobachtete im stillen sein Verhalten. Schließlich redete sie ihm eines Tages gut zu und machte ihm klar, daß er so langsam, aber sicher vor die Hunde gehen würde, wenn er mit dem Trinken nicht aufhörte. Er solle in aller Ruhe nach und nach die Schulden seiner geschiedenen Frau abtragen und nicht nochmals sich von einer solchen Frau hereinlegen lassen. Mit der Zeit fing sie an, sich mehr für ihn zu interessieren, und mit der Zeit gewann sie ihn lieb, weil sie merkte, daß er tatsächlich ein innerlich feiner Mensch war. Sie half ihm, seine Schulden abzuzahlen und heiratete ihn. Nur mußte sie es sehr teuer bezahlen. Seit jener Zeit, da sie unter Einsatz ihrer ganzen Kräfte arbeitete, ohne sich einen Ruhetag zu gönnen, nur um ihrem liebsten Menschen auf der Welt aus seiner Not herauszuhelfen, bekam sie Anfälle und stets nur nachts.

Sie hatte sich, menschlich gesehen, einfach überrissen und ihre ganze Liebes- und Lebenskraft für ihren Liebsten geopfert.

Ich meine, daß solche menschliche Größe eines Wortes der Anerkennung wert sein dürfte. Darum erwähne ich hier diese Geschichte. Sie ist mehr als stur-symptomatisch. Ich meine, solche Menschen sind Menschen besonderer Art. Sie war ein solcher Mensch. Ich habe ihr helfen können, indem ich ihr in der Hauptsache „Calcarea carbonica Hahnemanni" LM VI bis LM XVIII verordnete und binnen fünf Jahren ihr Leiden ausheilte.

Ich möchte es nicht noch einmal machen müssen. Es ist eine sehr schwere Aufgabe, noch dazu, wenn man menschlich gesehen keinerlei Rückhalt in irgendeiner Klinik oder in einem ärztlich-menschlich etablierten Kreise hat.

Ich möchte nichts mehr tun müssen, sondern nur noch tun können. Damit beende ich meinen Erfahrungsbericht mit homöopathischen Arzneien in der Psychiatrie.

Zur Veranschaulichung des vorher gebrachten sollen nun einige Abhandlungen aufzeigen, wie man solche psychiatrischen und auch neurologischen Fälle nach meiner Technik untersucht, den Befund ordnet und repertorisiert und schließlich therapiert, um ihn nach den Regeln homöopathisch-ärztlicher Kunst zu normalisieren.

3. TEIL

Eine Fallschilderung in extenso – Eine Psychose?

Meine *Semiologie* ist kein Buch für Magier oder Zauberer. In kurzen Zügen ein paar klärende Worte: Ich will nicht langweilen, sondern in aller Ruhe mit den Fakten der homöopathischen Semiologie vertraut machen. Wir wissen alle schon seit unserer Studienzeit, daß wir es beim kranken Menschen mit Krankheitszeichen und Krankheitszufällen zu tun haben, objektiv nachweisbar sind nur die Krankheitszeichen. Die Krankheitszufälle oder Beschwerden des kranken Menschen müssen wir ihm glauben. Wollen wir absolut sichergehen, dann müssen wir uns immer wieder auf die objektiven Zeichen besinnen. Ohne solche keinerlei Sicherheit; weder körperlich-intern noch psychisch! Kurzum, wir müssen erst einmal untersuchen:

Mir wurde ein Patient geschickt, von einem lieben Kollegen. – Dieser Kollege bemerkte, daß der Patient psychisch auffällig war, mehr nicht.

Ich fragte den Patienten nach den Ursachen seiner psychischen Auffälligkeit und erfuhr folgendes: Seine Freundin habe ihn sehr schwer enttäuscht. Sie sei in Berlin als Studentin für Deutsch und Englisch in Wohngemeinschaft mit einer Freundin. Er habe sie in Berlin besucht und just seine Freundin in der Gesellschaft von zwei merkwürdigen jungen Männern angetroffen, die auf ihn mehr den Eindruck von Zuhältern als von normalen Mitmenschen, schon gar nicht von Studenten, gemacht hätten. Sie seien mit Lederjacken bekleidet gewesen. Seine Freundin und diese jungen Männer hätten sich über ihn lustig gemacht, als er zu ihnen von seiner Liebe zu seiner Freundin gesprochen habe. Sie hätten Haschischzigaretten geraucht und seine Freundin sei so total verändert gewesen, daß er sie eher für eine Dirne als für eine normale Studentin halten mußte. Er sei sehr erschüttert gewesen und habe sie gebeten, doch mit ihm zurückzukehren nach Süddeutschland. Sie habe ihn nur ausgelacht wegen seiner Liebe zu ihr und erwidert, so etwas wie Liebe gäbe es ja gar nicht. Er solle sich doch solche alten Floskeln aus dem Kopf schlagen. Es gebe nur Sex, sonst nichts. In aller Ruhe habe er sie nochmals gebeten, mit ihm heimzufahren. Jedoch, sie wollte nicht mehr zurück in eine „Spießer-Welt", wie sie es nannte. In seiner Not wollte er sie mit Gewalt mitnehmen. Da ließ sie ihn von ihren beiden Kumpeln zusammenschlagen und hinauswerfen. Völlig gebrochen kehrte er in seine Heimat in Schwaben zurück. Er fing an zu trinken, fünf Liter Bier und mehr am Tag; dazu noch Schnäpse, bis zu einem Liter täglich.

Schließlich fing er noch an, Haschischzigaretten zu rauchen. Das trieb er so zweieinhalb Jahre lang. Ein junger Mensch hält schon was aus! Aber mit seinem Liebeskummer wurde er nicht fertig! Körperlich sehr viel schneller!

So kam er zu mir.

Wie und was ist zu tun? Nun, ich denke, wir untersuchen ihn erst einmal und fragen nach seinen vegetativen Funktionen. Fangen wir also an: Hunger und Appetit sind normal; Stuhlgang normal; Wasserlassen: normal; Durst: normal; Schweiß: nur nachts; Gewicht: sehr abgenommen; Schlaf: sehr schlecht; Potenz: gleich Null.

Nun frage ich:

Wie müssen wir so einen Fall anpacken?

Was haben wir hier an außerordentlichen, sonderlichen, eigenheitlichen Zeichen?

Rein nichts! Aber wir sollen doch helfen! Oder, ist die Homöopathie nur dann anwendbar, wenn wir die Forderungen des § 153 im Organon*) erfüllt sehen?

Wäre es an dem, so wäre ich schon längst in aller Ruhe verhungert oder ich hätte stur mich auf Psychopharmaka einstellen müssen. Aber alle Kollegen, die mich in dieser Hinsicht still prüften, ohne mir etwas zu sagen, indem sie mir Fangpatienten schickten, konnten sich in aller Stille informieren lassen, daß ich sie nicht verwende. Aber nun möchte ich doch noch erfahren, wie müssen wir hier vorgehen, um helfen zu können, und zwar so, wie *Hahnemann* es forderte: cito, certe et jucunde?

Nun, sehen wir unseren Patienten mal an: Er ist abgemagert. – So etwas ist ein äußeres Zeichen erster Ordnung! Er ist schwer schlafgestört. Also ,,schlaflos".

Er schläft sehr schwer ein; schläft nicht durch, sondern erwacht öfter.

Er ist neurovegetativ stigmatisiert: Er hat Handschweiß. Er trinkt schon seit ½ Jahr nichts mehr, weder Bier noch Schnaps.

---

*) *Samuel Hahnemann:* Organon der Heilkunst. Ausgabe 6 B. 4. Auflage. Karl F. Haug Verlag · Heidelberg 1982

Er raucht nicht nur keine Haschischzigaretten, sondern auch keine gewöhnlichen Zigaretten mehr. Er ist also hinsichtlich Suchtmittel „ausgeflippt". Ich frage noch einmal: Wie soll man einen solchen Fall angehen?

Nun, sehen wir mal im Repertorium*) nach: I/407 Abmagerung, II/523 Handschweiß, I/380 kann nicht einschlafen = schlaflos vor Mitternacht; erwacht immer wieder = häufiges Erwachen I/373.

Nun noch sein körperlich-interner Befund: Auftreibung = weil sein Zwerchfell über drei Querfinger zu hoch steht (man stellt dies an der vorderen, linken Thorax-Seite perkuttorisch sehr leicht fest, ohne jedoch die relative Herzdämpfung und Magenblase mit einzubeziehen!)

Nun weiter: Er hat sehr schnellen Puls: 116/Min.! Ist so etwas verwendbar oder nicht? Nun, wir wollen sehen! Ich sagte schon, wir müssen uns auf Krankheitszeichen stützen, wenn wir objektiv und ärztlich gekonnt helfen wollen!

Nun noch seine psychische Verfassung: Er ist sehr niedergeschlagen. Man sieht es ihm an, daß er traurig ist! Frage: Ist so etwas ein seelisches Zeichen oder nicht? Ist so etwas verwertbar oder nicht? Ich meine schon! Er sagt, daß er keinerlei Zutrauen mehr zu seinen Fähigkeiten besitze. Ist das nun eine seelische Beschwerde oder ein seelisches Zeichen? – Er sitzt herum und tut nichts mehr. Jeder Handgriff wird ihm aufgetragen. Ist so ein Verhalten ein seelisches Zeichen oder ein seelischer Zufall? Nun orden wir einmal alle körperlichen Zeichen, dann alle seelischen Zeichen!

1. Abmagerung + Auftreibung I/407 + III/527,
2. schneller Puls I/434,
3. Handschweiß II/523,
4. schlaflos vor Mitternacht I/380,
5. erwacht nachts immer wieder I/373,
6. Depression I/89,
7. Allgemeinzustand abends schlechter I/488,
8. traut sich nichts mehr zu I/149.

---

*) Kent's Repertorium, Band I, II, III. 7. Auflage.
   Karl F. Haug Verlag · Heidelberg 1983.

Repertorisations-Ergebnis: „Sulfur".
Nun hätten wir also den ersten Teil, nämlich: Die Behandlung kann beginnen mit Sulfur LM VI dil., morgens 2 Tropfen in 2 Eßlöffeln Wasser.

Nach sechs Wochen kommt er wieder zur Nachuntersuchung:
Er ist schon nicht mehr apathisch.

Er grübelt jetzt den lieben langen Tag und kommt nicht von seiner Freundin los. Sie beschäftigt ihn immerzu. Er muß immerzu an sie denken und möchte nichts als sexuelle Erlebnisse mit ihr. Er ist ein menschlicher Sexualneurotiker geworden. Immerzu denkt er Nacht wie Tag nur noch an sie und erleidet tausend Qualen.

Nun frage ich: Ist es etwas homöotherapeutisch Verwertbares oder nicht? – Ich meine schon!

Ich untersuche ihn wieder: Abmagerung, Zwerchfellhochstand, Puls immer noch schnell, aber nur noch 104/Min.

Er ist noch niedergeschlagen, aber schon wesentlich gelockerter.

Er kann jetzt schlafen, nur das Einschlafen ist erschwert, weil er immerzu an seine Freundin denken muß.

Nun ordnen wir unseren Befund:
Abmagerung I/407,
Zwerchfellhochstand III/527,
Schneller Puls I/434,
Niedergeschlagenheit I/89,
Muß immer wieder das Gleiche denken I/152
Einschlafstörungen inf. Gedankenzudrangs: I/381 – 382
Repertorisations-Ergebnis: „Natr. mur."
Er bekommt „Natr. mur." von LM VI – LM XVIII.

Nach 14 Wochen kommt er wieder. Sein Liebeskummer ist verflogen; seine Depression ist weg.

Aber, er halluziniert akustisch so stark, daß er nur schwer in der Wirklichkeit bleiben kann. Er hat noch nicht seine Orientierung verloren. Das ist sehr wichtig. Er kann sich noch distanzieren von den Stimmen. Er fragt mich, ob ich sie nicht auch höre. Ich muß es verneinen und erkläre ihm gleichzeitig, daß dieses Phänomen nur eine Überreizung des Hörzentrums ist. Er ist damit zufrieden und stellt sich darauf ein. Wenn man diese Korrektur übersieht, dann sind solche Patienten verloren und man kann sie nur noch durch einen Schock aus ihrer halluzinotischen Welt zurückholen. Ich lege großen

Wert darauf, dies hier noch einmal zu sagen. Kein Mensch soll mir vorwerfen können, ich hätte leichtsinnig Menschen durch meine Therapie lebensunfähig gemacht. Im Gegenteil: Meine Patienten sind sehr schnell wieder lebenstüchtig.

Ich untersuche ihn wieder und stelle fest:
1. Untergewicht I/407,
2. Auftreibung = Zwerchfellhochstand III/527,
3. Leber indolent vergrößert III/536,
4. Schlaf immer noch gestört, wenn auch nur noch zeitweise I/379,
5. Schneller Puls 96/Min. I/434,
6. Er fühlt sich so schlapp I/465,
7. Er friert leicht I/462,
8. Er hat viel Durst III/437,
9. Er hört Stimmen I/137.

Als Resultat kommt „Phos." heraus.

Ich lasse ihn ½-stdl. 4 Tropfen Phos. LM VI in 4 Eßlöffeln Wasser nehmen.

Nach 14 Tagen sind die akustischen Halluzinationen weg. Er nimmt Phos. LM VI, abends 4 Tropfen in 4 Eßlöffeln Wasser, bis sich der Puls normalisiert hat. Nacheinander bekommt er noch Phos. LM XII dil. 2 × täglich 4 Tropfen in 4 Eßlöffeln Wasser und nach objektiver Besserung genauso Phos. LM XVIII. Nach 10 Wochen wird er wieder nachuntersucht:

Die schon weitgehend abgeklungene Depression ist wieder hervorgekommen. Sein Stuhl hat sich hell verfärbt. Der Puls ist noch schnell.

Ich untersuche ihn körperlich-intern und stelle fest:
1. Zwerchfellhochstand III/527,
2. Leber indolent ein Querfinger vergrößert III/536 (=Zirrhose-Vorstadium?),
3. Stuhl hell gefärbt III/654,
4. Puls rasch: 92/Min. I/434,
5. Depression I/89,
6. Depression; Periodizität, weil wiederkehrend I/490,
7. Schlaf unruhig!

Wir ermitteln: „Ars. alb.".

Ich lasse ihn Ars. alb. LM VI – LM XVIII nehmen, 2 × täglich 4 Tropfen in 4 Eßlöffel Wasser.

Bei der Nachuntersuchung nach 4 Monaten erhebe ich folgenden Befund:
Depression: nur noch zeitweise. *Schlaf:* normal;
körperlich-intern erhebe ich folgenden Befund:
1. Auftreibung III/527 = „Zwerchfellhochstand",
2. Leber vergrößert und erschütterungsempfindlich.
   Ich ordne dies wie folgt: Leber vergrößert = Krankheiten der Leber III/536,
3. Leber erschütterungsempfindlich = „chronisch entzündet" III/535,
4. Magen-Duodenalbereich ist druckempfindlich, hier nehme ich „Gastris" III/452,
5. Depression I/89.

Wir finden: „Lyc."

Ich lasse ihn Lycopodium LM VI, XII, XVIII je 4 Tropfen in 4 Eßlöffel Wasser 2 × täglich nehmen.

Nach 12 Wochen kommt der Patient wieder zur Nachuntersuchung.

Ich untersuche ihn und stelle fest:

Depressionen wieder stärker im Vordergrund, wenn auch nur flach.

Nachts muß er zum Wasserlassen mehrmals aufstehen. Er schwitzt wieder in den Händen.

Er ist noch schlapp, arbeitet aber schon seit einem knappen Jahr täglich 8 Stunden in Garten und Obstanger sowie bei seinen Bienenvölkern. Trotzdem kann er nachts schlecht durchschlafen, wenn er einmal erwacht, dann ist es aus mit dem Schlafen (3 – 4 Uhr früh).

Er leidet unter Blähungen.

Er ist sehr sensibel und leicht erregbar geworden.

Wir ordnen nun diesen Befund nach körperlichen Zeichen und nach psychischen:
1. Auftreibung = Zwerchfellhochstand 2 Querf. III/527,
2. Krankheiten der Leber, weil noch gering vergrößert, aber nicht mehr eindeutig erschütterungsempfindlich III/536,
3. nächtliches Wasserlassen, mehrmals: III/671,
4. Handschweiß (ist wiedergekehrt) II/523,
5. schlaflos nach Erwachen I/381,
6. schlaffes Gefühl I/465,

7. Blähungen III/529,
8. Depressionen, hin und wieder noch leicht auftretend I/89,
9. leichte Erregbarkeit I/31,
10. sehr sensibel I/27

Wir finden: „Calc. carb."

Ich verordne im Calc. carb. H. LM VI 1 Woche lang 4 Tropfen in 4 Eßlöffel Wasser, dann Calc. carb. H. LM XII und LM XVIII, jeweils eine Woche lang, genauso.

Er ist jetzt frei von seiner Psychose und kann leben und arbeiten.

Nun noch einige Worte zu dieser Krankheit:

Wir haben einen Menschen vor uns. Er ist hoch gebildet, kennt alle Klassiker des Altertums und der Neuzeit. Er hat eine gute humanistische Bildung. Sein Elternhaus ist in Ordnung. Seine Liebesgeschichten sind vorbei und vergessen. Er hat sie nicht verdrängt, sondern durch diszipliniertes Arbeiten und schonungslose Abklärung aufgelöst. Sein Innenleben ist normalisiert. Seine Körperfunktionen sind es auch.

Nur in größter Ruhe und stiller Arbeit kann man solche Heilungen vollziehen. Nicht im lauten Trommeln der Presse und im Scheinwerferlicht des Fernsehens.

Ich habe solche Patienten schon Mitte meines Lebens so behandelt und werde es so lange tun, als ich noch genügend Kräfte habe, es tun zu können.

4. TEIL

Ausgewählte Kapitel aus der Psychiatrie

4. TEIL

Ausgewählte Aspekte der Person und Persönlichkeit

Illusionen – Halluzinationen – Visionen

1. Was sind Illusionen?

Es sind Wahrnehmungen. Sie haben einen realen Hintergrund, und ein Mensch deutet sie nicht so, wie er sie sehen *müßte*, sondern so wie er sie sieht, wenn sein Gesundheitszustand in einer abnormen Verfassung ist.

Wir kennen alle das Gedicht vom Erlkönig: Der Vater versucht, das Kind zu trösten. Das Kind hat Fieber und sieht in den Erlbüschen lauter bedrohliche Gestalten. Trotz aller Versuche des Vaters, sein Kind zu beruhigen, stirbt es in seinen Armen. Am Fieber? Oder an den Fantasien, während er es zum Arzt zu bringen versucht? Ich frage: Wer ist so klug und erklärt mir diesen Vorgang? Ich weiß nicht, ob das Kind schon früher solche „Illusionen" hatte oder erst in jener schicksalsschweren Nacht? Ich frage: Wie sollen wir das abklären, wenn wir sonst nichts wissen? Ist das Kind schon geisteskrank gewesen oder ist es erst geisteskrank geworden, während des nächtlichen Rittes durch die Auwälder seiner Heimat, in den Armen seines Vaters?

Welches Kind beruhigt sich nicht in den Armen seines Vaters? Ist es ein gesundes oder ein krankes Kind? Ich denke, daß es sehr schwer krank gewesen sein muß, weil der Vater es nicht beruhigen konnte.

Ein solches Kind ist schon todkrank und nicht geistesgestört ohne ersichtlichen Grund!

Just so klären wir „Illusionen" ab.

2. Aber, was sind nun Zeichen einer Geisteskrankheit?

Nehmen wir einmal Störungen im *optischen* Bereich: Ein kranker Mensch sieht Dinge, die niemand außer ihm sehen kann. Er sieht Gestalten, wo keine sind. Hier sprechen wir von „Halluzinationen". Sie haben keinen realen Hintergrund, wie er just bei Illusionen gegeben ist. Somit sind sowohl Halluzinationen als auch Illusionen Geistesstörungen, genauer gesagt Störungen der Geistestätigkeit, hier im optischen Bereich.

3. Was sind aber nun Visionen?

Sie haben keinen realen Hintergrund wie die Halluzinationen und der Mensch ist *nicht* geisteskrank, weil er sonst verrückt wäre, wenn er solche Halluzinationen zur Schau stellte. Ein Mensch, der Visionen hat, ist ein normaler Mensch, der nur durch geistige Übungen sich so trainiert hat, daß er ohne Drogen und ohne sonstigen Hilfsmittel in einer visionären Tätigkeit sich Einblicke in andere Seinsbereiche ermöglichen kann.

Eine strenge geistige Zucht und ein Leben in Anspruchslosigkeit sind hierfür Voraussetzung.

Just wie schon viele Menschen in allen Religionen der Erde bewiesen haben, nicht nur jüdische Propheten oder christliche Mönche, sondern auch ganz normale Menschen, wie ein *Niels Bohr*, der im Traum so klar sein Atommodell sah, daß er aufstehend es sofort hinzeichnen konnte. Oder wie ein *Samuel Hahnemann*, der so lang über die Wirkung seiner Arzneien nachdachte, bis es ihm klar wurde, daß ihre Wirkung eine geistartige ist! Diese Art der Vision bezeichnet man, weil es eine Art geistiger Erleuchtung ist, genauer mit „Illumination".

Visionen kann man in allen Sinnesbereichen haben, genau wie Halluzinationen, aber eben willkürlich und wiederholbar, ohne Hilfsmittel und nur durch geistige Disziplin.

Wie ist es aber mit Menschen, die schwerste Belastungen auf sich nehmen, um Menschen helfen zu können? Sie müssen sich immer wieder prüfen und abwarten, ob ihre innere Schau stimmt oder nicht.

Somit sind innere Schau und Vision identisch? Ja, so ist es letztlich in der Tat.

Vielen schon ist eine solche innere Schau zuteil geworden. Somit ist klar, daß sowohl Halluzinationen als auch Visionen ein und demselben Wirkungsmechanismus unterliegen; nur die Ausgangslage ist jeweils eine andere.

Somit sehen wir, daß Halluzinationen und Visionen nichts Außermenschliches sein können, sondern daß just solche Vorgänge rein innermenschlich sind. Sie *können* krankhaft sein, *müssen* es aber nicht!

Im Fall der Krankhaftigkeit sind sie somatisch bedingt und damit innere Krankheiten unter Beteiligung vereinzelter oder mehrerer Sinnesbereiche.

Nun weiter! Wenn sie innere Krankheiten sind, wie müssen sie dann behandelt werden? Mit normalen Arzneien, meine ich und mit solchen Arzneien, die just auf jene betroffenen Sinnesbereiche mit einwirken, und zwar im somatischen Bereich genauso wie im Seinsbereich jener gestörten Sinnesbereiche. Betrachten wir einmal ruhig die allopathischen Arzneien, wie sie heute für solche Störungen in den Sinnesbereichen verwendet werden. Sie greifen nur in dieser Sphäre an. Hieraus geht klar hervor, daß sie niemals heilsam sein können. Jedem Psychiater ist das schon längst klar. Erst als einem die Erleuchtung kam, in homöopathischen Repertorien nachzuschlagen und dort für solche Krankheiten klare und hinreichend fundierte Arzneien zu finden, die bei inneren Krankheiten so und so laufend verwendet werden, um nicht zu sagen ungenutzt aufgeführt werden, stand diese Tatsache klar und sicher fest.

Ein Versuch mit solchen Mitteln verlangt natürlich genaue Kenntnisse in der Psychiatrie und inneren Medizin, so wie es vor mehr als vierzig Jahren noch üblich war; und, wie *Hahnemann* es als selbstverständlich voraussetzte, auch in der *Semiologie*. Sie ist die absolute Grundlage für eine psychiatrische Homöotherapie. Ohne sie geht es nicht. Während meiner Zeit als Adept der Psychiatrie stellte ich diese Zusammenhänge schon klar fest, weil noch menschlich therapiert wurde und nicht nach Laborergebnissen.

Menschen sollen Menschen sein und bleiben dürfen. Diese Forderung müssen wir immer wieder stellen.

Ohne Semiologie und ohne Menschlichkeit in der Psychiatrie ist keine Heilung möglich, wie ich sie in den verflossenen Jahren hier immer wieder vorstellte.

Menschlichkeit und menschliche Therapie soll unser aller Anliegen sein in der Therapie von Geisteskrankheiten und Gemütsleiden.

Noch ein Wort zur Therapie:

Im Normalfall genügen Dosen von vier Tropfen einer LM-Potenz.

Im akuten Fall von Halluzinationen müssen solche Gaben sogar halbstündlich oder alle vier Minuten gegeben werden, und zwar so lange, bis die Halluzination zu weichen beginnt. In meiner Praxis habe ich solche Zustände schon oft binnen einer Stunde total behoben.

In der Klinik würde man solche Ergebnisse ins Reich der Fabel verweisen. Ich kann aber jederzeit den Beweis für diese meine Beobachtungen und Erfahrungen antreten.

Nun zu den Voraussetzungen:

Jede Krankheit äußert sich in Zeichen, die der Arzt als von der Norm abweichend sofort erkennt, und in Zufällen oder Klagen und Beschwerden, die der Patient dem Arzte berichtet.

So muß man sich immer wieder klarwerden, was man tun soll, um Menschen unter schwersten Bedingungen helfen zu können.

Menschen sollen Menschen sein und bleiben dürfen. Und gerade solche Menschen sollen es sein und bleiben dürfen, weil nämlich sie es sind, die unter dem Mensch-Sein am schwersten zu tragen haben.

Betrachten wir einmal einen Menschen, zu dem man sich innerlich sofort hingezogen fühlen würde. Er ist traurig und arbeitet sehr schwer, seit Jahren. Wie kann man ihm helfen? Mit Antidepressiva? Das lehnt er rundweg ab! Er ist sich seines Mensch-Seins zu sehr bewußt, als daß er sich von solchen Arzneien betäuben lassen möchte. Wie soll aber nun eine Therapie aussehen, daß er sich bereit erklärt, sie anzuwenden?

Er sieht schon älter aus als er innerlich ist, aber sein Geist ist so klar wie nur selten bei einem Menschen. Ich habe ihm schon oft geholfen mit stillem Lob und stiller Anerkennung. Das tut ihm am wohlsten. Wenn ich ihm dazu noch ein paar Tropfen Lycopodium gebe, dann arbeitet er wieder wie ein junger Mann von dreißig Jahren, ohne zu jammern über seine Arbeitslast und ohne zu klagen über fehlendes Verständnis für seine Arbeit. Er ist wissenschaftlich versiert und leistet viel für seine Mitmenschen. Nur fehlt es noch an der Anerkennung für sein Wirken. Aber ich denke, er wird sie noch erleben.

Ein anderer Fall von menschlicher Therapie:

Eine stille, liebevolle Frau ist bei mir schon lange in Behandlung. Sie leidet an Migräne und sonstigen Beschwerden eines Frauenlebens, wenn die Kräfte überfordert werden müssen.

Ich half ihr sehr lang und oft mit „Nux vomica". Gegenwärtig muß ich ihr mit „Arsenicum album" über sehr schwierige Zeiten hinweghelfen.

Nur so ist meiner Meinung nach Menschen zu helfen und nicht durch massive Psychopharmakamedikation, die doch nur einen kleinen Teil im Krankheitsgeschehen therapeutisch angeht und den übrigen Menschen unberücksichtigt läßt.

Ich habe mich immer wieder gefragt, was ein Mensch wohl erst alles ertragen können muß, ohne verrückt zu werden und ohne sein Leben wegzuwerfen, weil er es nicht mehr ertragbar findet?

Ein großer Geist sagte einmal sehr schön:

„Du, allmächtiger Zeus und Du, unbezwingbares Schicksal, führet mich dahin, wo ich nach Eurem Willen stehen soll. Ich folge Euch gerne, denn: täte ich es nicht, so wäre ich ein Frevler und müßte doch!"

Ich meine, Psychiater können mich sicher gut verstehen, weil sie selbst genügend solche Menschen kennen, wie die soeben von mir erwähnten. Sie leben so wie jedermann, und sie haben nichts anderes vor wie jedermann, nämlich für ihre Mitmenschen zu leben und menschliches Dasein erträglich zu machen.

Nun einige Empfehlungen:

Bei Fieberhalluzinationen und bei akustischen Halluzinationen: „Phosphorus LM VI dil.";

Bei optischen Halluzinationen, *ausgenommen Fieber, wohlgemerkt:* „Calcarea carbonica Hahnemanni LM VI dil.";

Bei osmischen und geusischen Halluzinationen: „Mercurius solubilis LM VI dil".

Immer vier Tropfen in 4 Eßlöffeln Wasser, so lang und so oft, bis der Puls sich ändert.

Er soll dabei niemals unter 68/Min. absinken und niemals über 90/Min. steigen.

Einschlafstörungen sind immer *neurotisch*, *Durchschlafstörungen* immer *somatisch* bedingt.

Jetzt noch einige Rubriken aus dem Repertorium (von Kent)

Absencen: = „Geistesabwesend" I/54;

Delir: I/21 *nur* bei Fieberzuständen – *nicht* psychotisch! Ist der Patient fieberfrei und das Fieberdelir besteht weiter, so haben wir eine exogene Psychose vor uns, z. B. nach einer Ruhr!

Das sogenannte „stille Delir": I/22 und 23 betrifft schon psychotische Zustandsbilder bei *exogenen* oder *endogenen* Psychosen.

Hierher gehört der

„Säuferwahn": I/86

Er ist ein exogen-psychotischer Zustand!

Ferner gehört hierher die
Paralysis progressiva: Ergänze I/74
Ars., Sulf.

Geisteskrankheit: I/54, streiche „Verrücktheit"

Die „*Verrücktheit*" (der echte Wahn!) ist die „*Paranoia*"!

Einfügen: I/74: *Lach., Phos.*

Wahnstimmung (= praepsychotisch)
= „*Furcht vor Unheil*": I/47

Wahnsinn: I/142, streiche „Manie". Letztere ist unter „Geisteskrankheit" I/54 zu finden.

Visionen: I/141 streichen, weil falsch definiert
= „Sinnestäuschungen" ist richtig und zwar optisch usw.

Stimmen, hört: I/137
Ergänze: = „Akust. Halluzinationen".

Bilder, sieht: I/122
Ergänze: = „Optische Halluzinationen".

Phantasiegebilde = *Illusionen* I/134.

Wahnidee: I/120.

Hier finden wir im trauten Verein Illusionen und Halluzinationen und den echten Wahn, die Paranoia.

Eine Betrachtung über menschliche Bewußtseinslagen

Ich muß schon jetzt vorausschicken, daß es zweierlei Formen des menschlichen Bewußtseins gibt:
Das normale, klare Bewußtsein und
das Unterbewußtsein.
Das klare Bewußtsein ist somit der Normalzustand.
Das Unterbewußtsein ist es ebenfalls.
Beim normalen Menschen ist beides vorhanden.
In aller Ruhe habe ich mich stets geprüft, in welcher Bewußtseinslage ich mich befinde, wenn ich meine wissenschaftlichen Themen abhandle. Bin ich normal oder bin ich verrückt, Dinge zu untersuchen, just solche wie das Bewußtsein?
Ich komme immer wieder zu dem Ergebnis, daß ich es nicht sein kann, weil ich mich zeitlich, örtlich und situativ klar orientieren kann.
Muß ein Mensch schon verrückt sein, weil er solche Themen abhandelt, ohne Inhaber eines Lehrstuhles zu sein? Ich denke nicht. Somit ist er schon nicht mehr für verrückt zu erklären. Er will nichts als sich Klarheit verschaffen über solche Phänomene, wie er sie täglich in seiner Praxis erlebt, nämlich: unkontrolliertes Unterbewußtsein! Derart gestörte Menschen suchen Klarheit wegen ihrer Störungen des Unterbewußtseins.
In solchen zutreffenden Zufällen meines Lebens als Psychiater kann ich dann klar und sicher erkennen, daß ich nicht verrückt bin. Aber meine Patienten sind es leider sehr oft. Ich merke mir solche Zustandsbilder sehr gut, und ich kläre sie mit meinen Patienten ab. Ich versuche, ihnen klarzumachen, daß sie nicht verrückt sind, wenn sie etwas sehen, hören oder riechen, was andere Menschen nicht wahrnehmen können. Ich erkläre ihnen, daß es sich hier um Reizzustände einzelner Bereiche ihres Gehirns handelt. Schon haben sie Vertrauen und erzählen mir ihre Vorstellungen und Halluzinationen. Menschlich sind sie darüber sehr froh und haben sofort Zutrauen zu meiner Therapie. Ich kann alles weitere mit ihnen vernünftig besprechen und sie machen schön mit. Ich habe Menschen gekannt, die mir ihr Vertrauen nicht entgegenbringen konnten. Ihnen konnte ich nicht helfen. Sie mußten dann einen sehr schweren Weg gehen. Sie mußten in die Spezialbehandlungen von Kliniken und dort Jahre verbringen.

„Mutig voran", sagte der Storch, als er einen Frosch verschlingen wollte, „ich fresse dich nur, weil ich hungrig bin. Allein, was willst Du mir schon antun, wenn Du Dich wehrst, gefressen zu werden. Das ist doch Dein Schicksal. Ich fresse Dich nur, weil ich hungrig bin. Du frißt ja auch nur, weil Du hungrig bist. Also, was soll's?"

Also, was soll's!? – Ich frage mich immer wieder so, wenn ich solche Patienten vor mir stehen sehe.

Was soll's? – Menschen sollen Menschen sein und bleiben können. So sage ich mir vor einer Therapie mit Arzneien, die nicht persönlichkeitsadaequat sind.

Was soll's! – Meine Therapie ist persönlichkeitsadaequat. – Muß man schon verrückt sein, wenn man so etwas sagt und tun will?

Ein stiller Mensch sagte mir einmal: „Was Du tust, ist total verrückt, weil Dich alle sehr schnell dazu stempeln." Ich habe es mir still gemerkt und ziehe die Konsequenzen: Ich lasse jeden ruhig gehen, der verunsichert wird, weil ihn sture Kerle von meiner Therapie abhalten wollen. Er muß seinen Weg gehen. Aber er wird sehr viel schwerer und sehr viel länger als unter meiner Therapie. Solche Menschen habe ich schon immer ruhig gehen lassen und weiterempfohlen. Denn: Was soll's? Schicksal ist Schicksal, möchte ich meinen, Wem es zu schwer wird, der kann es abschütteln. Ob er es hinterher leichter haben wird, ist die Frage, die niemand außer ihm beantworten kann. Ich bezweifle es sehr, ob er es überhaupt tun möchte. Gerade solche Menschen sind sehr schwer zu heilen, einerlei mit welcher Therapie. Mir sind solche Menschen äußerst suspekt. Sie liegen schon im Grab und wollen immer noch Menschen sein, auch wenn sie schon längst vermodert sind. Nun zum eigentlichen Thema:

Sind solche Menschen verrückt, die mir ihre Vorstellungen und Halluzinationen erzählen? Ich meine schon längst, daß sie es nicht sind, sondern daß ihre Hirntätigkeit gestört ist. Nur, wie kommt man an sie heran? Schon seit Jahrtausenden kennt man solche Störungen, nur nicht ihre Entstehung. Woher nehme ich aber dann die Freiheit, abzuklären, woher sie kommen?

Wenn ein Mensch schon längst gestorben ist, dann kann er nichts mehr tun, um seine Bewußtseinslage klar und klug zu bestimmen. Ich muß so anfangen, weil ich sonst keine Zeichen des Bewußtseins aufzeigen kann. Damit ist der Tod der Endzustand menschlichen Seins-Bewußtseins. Just dieser Zustand wird allseits anerkannt. Was nun mit solchen Menschen, die längst schon eingeschlafen sind, um normal wieder aufzustehen, nicht als Propheten und nicht als Messiasse, auch nicht als Welterlöser, gleich welcher Couleur?

Ich muß mich immer wieder fragen: Was ist mit solchen Menschen, die solche Wahnvorstellungen haben? Sie müssen nicht erst verrückt geworden sein, sondern sie müssen es schon immer gewesen sein, sonst könnten sie keine solchen verrückten Vorstellungen haben.

Was ist dann aber mit solchen Menschen, die sich als Lebensaufgabe eine stille menschliche Arbeit zum Wohle ihrer Mitmenschen gestellt haben, ohne auf großen Rummel zu warten oder Staatsempfänge zu erhoffen, sondern nur stille Anerkennung, sonst nichts? Ich meine, solche Menschen sind nicht verrückt zu nennen, sondern als ganz normal anzusehen.

Wenn also ein Mensch tot ist, dann ist er es total nach biologischen Begriffen. Ist er es in der Tat total? – Ich meine schon längst, daß er es nicht sein kann, weil just jeder Mensch so lebt, als ob er hier nur eine Durchgangsstation zu passieren habe. Ich weiß auch schon längst, daß er mindestens einmal eine solche Durchgangsstation zu passieren hat. Ich müßte schon längst verrückt geworden sein bei meiner Arbeit am Verdorbenen, wenn ich nicht wüßte, für wen ich sie tue, nämlich für meine Mitmenschen.

Gerade solche Mitmenschen sind es, von denen ich bisher weiß, daß sie schon längst nichts Besonderes mehr tun möchten, es aber trotzdem und still tun. Ich muß ihnen meine Anerkennung zollen. Sie lieben ihr Schicksal und sie tun nichts, was ihr Schicksal nicht von ihnen verlangt. Sie kennen ihr normal-menschliches Los, und sie ertragen es ohne Klage, weil sie es so und so ertragen müssen. Damit ist aber schon eines sicher: sie leben ihr Leben und sie sterben ihr Leben. Warum und für was? Ich weiß es nicht und was ich nicht weiß, für das stehe ich nicht auf, um zu kämpfen. Ich mische mich nicht unter die Propheten und auch nicht unter die Weltverbesserer, sondern lebe mein Leben als Psychiater. Schön und gut sagen Sie? Ich maße mir nichts an, was mir nicht zusteht. Das müßte reichen. Ich habe schon längst aufgehört zu meinen, ich täte etwas Besonderes. Ich tue, was ich tun muß. Das ist alles.

Ich habe mich immer wieder gefragt, warum ich nicht als Prophet zur Welt gekommen bin wie einst *Daniel* und nicht im Kollegium von

Babylon über *Nebukadnezar* zu Gericht gesessen bin, weil er sich menschlich versündigt hatte, indem er sich zum Gott aufwarf und dafür unter den Tieren sieben Jahre leben mußte. Heute würde man ihn schlicht in einem Nervenkrankenhaus internieren und ihn mit Psychopharmaka so lange vollaufen lassen, bis er seinen Größenwahn abgelegt hätte, daß ihm niemals wieder eine so großartige Idee in den Sinn gekommen wäre, Gott sein zu wollen.

Schon mancher von unseren Zeitgenossen hatte solche Ideen und versuchte, sie mit mehr oder weniger Glück zu verwirklichen.

Nun kurz zusammenfassend: Ein Toter ist tot. Ein lebender Mensch ist lebendig. Eine Binsenwahrheit, sagen Sie? – Nun gut! Zum normalen Leben gehört der Tod, zum menschlichen Leben die Verrücktheit. Wieso, fragen Sie? Nun, weil sonst alle Menschen längst tot sein müßten, die nicht verrückt sind. Ich meine, daß sie es nicht sein können, weil schon längst alle Verrückten ausgelöscht sind, wenn auch unter Mitnahme von Millionen Menschen. Wie nun Menschen friedlich miteinander leben, die nicht verrückt sind und Menschen, die es sind, so leben Menschen miteinander, die schon längst tot sind als Menschen, weil sie niemals etwas erfahren von der Qualität eines Menschenlebens. So, gerade so muß man Menschen sehen, mit denen man zusammenlebt, die sich niemals Gedanken gemacht haben über die Qualität eines Menschenlebens.

Ich halte die qualitative Beurteilung eines Menschenlebens für so ungeheuer wichtig, daß ich die Quantität eines solchen für genauso nötig halte, um Menschen gerecht werden zu können. Ich sehe in der Qualität mehr Möglichkeiten als in der Quantität. Warum? Das will ich untersuchen! Nehmen wir einmal die Quantität vor: „Eines Menschen Leben währet siebzig", steht in der Schrift, „wenn es hoch kommt, achtzig. Und ist es köstlich gewesen, so ist es doch Mühe und Arbeit gewesen." Hier haben wir sowohl die Quantität als auch die Qualität beisammen. Menschen, die ein solches Alter erreicht haben, sind nicht nur Menschen gewesen, die ein hohes Alter erreicht haben und sonst nichts. Sie sind es auch in qualitativer Hinsicht gewesen. Ein Mensch sieht sich nicht bloß als menschliches Wesen, sondern auch in qualitativer Hinsicht als ein so einmaliges Wesen der Schöpfung, so daß er seinen Stellenwert genau abzuschätzen vermag.

Ich kenne sozialistische Politiker, die sehr gern von Qualitäten eines Menschenlebens sprechen, ohne sich jedoch präzis auf eine Form festzulegen.

Ich sehe hierin nichts Besonderes. Sie kennen sicher solche Qualitäten, mehr nicht.

Wenn also eine Lebensqualität so hervorstechend ist, wie muß es dann erst eine Quantität sein!

In meinem Leben sehe ich mehr Qualität als Quantität.

Ich führe das auf meine Erziehung zurück. Von der Quantität habe ich noch einiges gut.

Also, noch einmal: Wie muß ein Menschenleben beschaffen sein, daß man es als erfüllt betrachten kann? Nach meiner Erfahrung denke ich, daß es sinnvoll gewesen sein soll und daß es menschlich gesehen lange genug gewesen sein soll, um den Lohn der Mühe und der Arbeit erfahren zu haben.

Im normalen menschlichen Leben ist Qualität und Quantität ausgewogen und es ist erfüllt, wenn es abgelaufen ist.

Im menschlichen Leben ist also die Qualität ohne die Quantität nicht vorstellbar.

Somit ist eine qualitative Veränderung der Bewußtseinslage nichts Abnormes, sondern ein in der Variationsbreite eines normalen Menschenlebens liegendes Phänomen!

Somit sind solche Menschen nicht verrückt, sondern sie erleben vielmehr eine andere Qualität des Lebens. Ihres Lebens! –

Schon manche alten Menschen suchten nach der Quantität ihres Lebens und fanden nur die Reihe ihrer Lebensjahre. Sie meinten, daß sie mit der Reihe ihrer Jahre schon die Quantität ihres Lebens erfahren hätten. Sie machten keinen Unterschied zwischen den Quantitäten eines Menschenlebens, um nicht zu sagen: ihres Lebens! Sie meinten, daß es genug sei, eine Reihe von Jahren gelebt zu haben. Ich verstehe unter der Quantität eines Menschenlebens noch etwas mehr, nämlich in aller Form nichts Abstruses hinsichtlich der Zahl der Lebensjahre. Ich meine einfach die Quantität eines Menschenlebens insgesamt! Hierunter verstehe ich nicht nur die Reihe von Lebensjahren, sondern auch ihre Vielgestaltigkeit im Hinblick auf Abwechslung und Quantitäten des Erlebten.

Was nun die Qualität eines Menschenlebens anlangt, so meine ich gerade das Anderssein eines Menschenlebens in geistiger Hinsicht.

Ein Mensch ist schon durch seine Geburt ein Individuum. Das soll er sein und bleiben können solang er Menschenantlitz trägt. Allein, das ist lange noch nicht alles. Ich brauche noch mehr, um Mensch sein zu können. Ich brauche noch Liebe und Zuwendung, eine Arbeit, die mich erfüllt, einen Menschen, der mir treu zur Seite steht und Freunde, die mich genauso Mensch sein lassen, wie ich es ihnen zubillige. Ich brauche Anerkennung in meiner Arbeit, und ich suche Arbeit, die man würdigt.

Ich brauche menschliche Qualitäten in jeder Form, nur nicht in politischen Verrücktheiten und niemals in religiösen! Ich brauche Menschen, die Menschen sein und bleiben wollen. „Mutig voran", sprach der Storch, als er den Frosch verschlang. „Du hast schon gelebt und ich muß noch leben." „Ich habe noch nicht genug gelebt, weder in qualitativer noch in quantitativer Hinsicht", sagte der Frosch, und mußte es trotzdem erleiden, gefressen zu werden. So ist es auch im normalen Menschenleben: Irgendein Verrückter bestimmt, wann und ob ein Mensch schon lange genug gelebt hat! Ein Mensch soll Mensch sein und bleiben, solang er lebt!

In meiner Kindheit und Jugend war just eine solche verrückte Zeit, in der man die Qualität eines Menschenlebens nach soldatischen Regeln zu ordnen gewohnt war. Mein Leben ist nach soldatischen Regeln genormt worden. Ob ich es wollte oder nicht. Ich wurde erst gar nicht gefragt, ob mir so ein soldatisches Reglement paßte oder nicht; ob ich dem Rufe des Vaterlandes zu folgen hatte oder dem Ruf eines Verrückten, war nur sehr schwer zu unterscheiden; besonders, wenn man – wie auch ich – weder von der Qualität noch von der Quantität eines Menschenlebens keine rechte Vorstellung hatte. Ich sollte diese Erfahrungen just erst machen, als ich Soldat zur See und auf dem Lande wurde. Nach einem Einsatz auf See erschienen mir nach Rückkehr in den Hafen die größte Matrosenhure als Venus von Milo und der größte Saufbold als feiner Kamerad, obwohl ich sie alle richtig einordnen konnte.

In meiner soldatischen Zeit lernte ich schnell Menschen kennen und beurteilen. In menschlicher Hinsicht kann man mir also nichts vormachen. Ich kenne alle Arten menschlichen Bewußtseins in qualitativer und in quantitativer Hinsicht. Nur so kann ich menschliche Bewußtseinslagen verstehen und niemals in psychopathologischer Rabulistik. Sie dient zur forensischen Abklärung von gemeinen Verbrechen, die aber streng menschlich gesehen keinerlei praktischen Wert haben, um Menschen richtig beurteilen zu können. In meinem oben dargestellten Krankheitsfall: „Eine Psychose?" konnte ich einen solchen Menschen vorstellen. Er weiß mittlerweile genau Bescheid über die menschlichen Lebensqualitäten und -quantitäten. Er ist schon längst auf dem Wege zum normalen menschlichen Dasein und Sosein in dieser Welt. Er mußte sein Leben neu beginnen, und er hat diesen Neuanfang gut geschafft, nachdem er sich klargeworden ist, daß man für alles einen Preis zahlen muß und nichts geschenkt bekommt, weder in dieser Welt noch in einer anderen. Alles hat seinen Preis. Auch ein Geschenk des Himmels will bezahlt oder, besser gesagt, verdient sein. – In stilleren Zeiten ist das Bewußtsein nichts Absonderliches, sondern etwas ganz Normales. In der Psychiatrie trennt man schon längst quantitatives Bewußtsein vom qualitativen, aber nicht in psychiatrisch-diagnostischer Hinsicht aus therapeutischen Gründen, sondern aus forensischer Motivation heraus.

In der homöopathischen Psychiatrie ist es just anders. Gerade in ihr sind sowohl das quantitative als auch das qualitative Bewußtsein von immenser Wichtigkeit. In der klinischen Psychiatrie ist eine solche Möglichkeit unbekannt. Ich habe mich aber im Verlauf von zehn Jahren überzeugen können, daß solche Unterscheidungen in der homöopathischen Psychiatrie ihren Sinn und therapeutischen Wert haben. In therapeutischer Hinsicht ist eine solche Möglichkeit von größter Wichtigkeit. In der Homöopathie ist sie dem Arzt in die Hand gelegt; einerlei ob er sie nützt oder nicht, sie ist da. Ich habe mich stets gefragt, warum diese Möglichkeiten nie genutzt wurden. Ich kann mir nur einen Reim darauf machen, wenn ich mir die Ausbildung der Ärzte ansehe. In der Psychiatrie ist sie schon längst auf dem falschen Gleise, weil man die Semiologie vernachlässigt und die psychopathologischen Phänomene überbetont. Dies ist eine Folge von menschlichen Irrtümern, wie sie sich immer wieder einstellen, wenn man anfängt zu spekulieren. Gerade das ist in der Psychiatrie gefährlich. Hier rächt sich jeder Denkfehler und führt zu unkontrollierbaren Irrtümern, gerade in der Beurteilung von menschlichen Qualitäten, wie ich sie schon aufgezeigt habe. In allen Ehren eine Therapie, die auf solche Qualitäten einzuwirken vermag! Viele Menschen wissen solche therapeutischen Qualitäten zu schätzen oder suchen sie unentwegt. Ich habe sie meinen Patienten angedeihen lassen können. Aber wann sollen *alle* psychisch Kranken davon profitieren? Sie könnten schon längst davon profitieren, wenn sie jeweils von ihren Ärzten eingehend untersucht würden, just so wie es in den Gebührenordnungen steht. Eine eingehende Untersuchung ist eine eingehende Untersuchung, sonst nichts.

In jeder Gebührenordnung steht „eingehende körperlich-interne, körperlich-neurologische und psychiatrische Untersuchung". Genau so muß sie auch dem Arzt erstattet werden. Sonst ist nämlich der Arzt ein sehr willfähriger Handlanger der Versicherungsträger. In meiner Praxis ist es schon längst so gehandhabt worden, und ich empfehle jedem Kollegen, so zu verfahren.

Nun in aller Stille mutig voran! Eine therapeutische Möglichkeit zur Normalisierung einer qualitativ veränderten Bewußtseinslage ist allein schon vom psychiatrischen Standpunkt aus gesehen eine sehr lohnenswerte Aufgabe. In jeder Hinsicht ist also psychiatrische Therapie nur möglich in der Form homöopathischer Behandlung, weil nur sie in allen Bewußtseinslagen wirksam und heilsam zugleich werden kann.

In allen Bewußtseinslagen, sowohl in quantitativer als auch qualitativer Form, ist die homöopathische Therapie die Therapie der Wahl. Ich will nur immer wieder darauf hinweisen und sie immer wieder in Erinnerung bringen. Sie ist und bleibt eine menschenadaequate Therapie.

Menschliche Bewußtseinslagen sind schon immer menschliche Lebensumstände gewesen. In einem Satz: Solange der Mensch lebt, trennt er genau zwischen der qualitativen und quantitativen Form seines Lebens. Unter normalen Umständen ist er sich dieser Zustände genau bewußt und lebt sie normal. In Zeiten größter seelischer Not, wie sie bei allen psychischen Erkrankungen gegeben sind, muß ihm menschlich geholfen werden. Diese Hilfe findet er in vollendeter Form in der homöopathischen Therapie seiner Störungen. Jeder Psychiater soll sie beherrschen lernen.

5. TEIL

Fallschilderungen in extenso aus meiner homöopathischen Nervenarztpraxis

Grundsätzliche Leitgedanken

Zur Homöotherapie in der Psychiatrie führt nur die Kenntnis der Psychiatrie und zwar in der alten klassischen Form der *Kraepelin*schen Schau. Ohne dieselbe ist keine exakte Diagnostik und somit auch keine exakte Therapie möglich. Zur Diagnostik aber gehört eine exakte Befunderhebung, wie sie von *Hahnemann* in den §§ 5, 6, 7, 14 *und 19* seines Organons der Heilkunst gefordert wird und wie sie bis in die letzten Jahre hinein in allen psychiatrischen Kliniken Deutschlands, der Schweiz und Österreichs gepflegt wurde. Sie wurde getreu den Forderungen *Hahnemanns* betrieben. Sie ist dadurch die einzige noch vorhandene Brücke aus der Zeit *Hahnemanns* in die Jetztzeit. Um es kurz zu sagen: Die klassische Psychiatrie *Kraepelin*scher Prägung ist die letzte Hüterin edelsten abendländischen Arzttums und ältester abendländischer ärztlicher Tradition! Sie allein ist dem geistigen Gute *Hahnemanns* gemäß die Trägerin *Hahnemann*scher Tradition vor allen anderen Zweigen der praktizierten Homöopathie. Zu ihr fanden nur wenige Ärzte Zutritt, weil die Kenntnisse der Semiologie fehlten. Diese sind aber die Voraussetzung, um exakte homöopathische Diagnostik und Therapie betreiben zu können. In den psychiatrischen Kliniken Münchens gehörte zu meiner Assistentenzeit die Semiologie zum selbstverständlichen Rüstzeug eines jeden Nervenarztes.

Aus dieser, bisher aus unbekannten Gründen übersehen Tatsache soll jedoch kein Führungsanspruch der Psychiatrie über die Homöopathie abgeleitet werden! Vielmehr erhellt diese Tatsache den wahren Sachverhalt und gibt damit der Homöopathie ihre Legitimation als höchste ärztliche Kunst in Vergangenheit und Gegenwart zurück.

Damit entfällt auch der immer wieder zu hörende Vorwurf des Außenseitertums, der den homöopathischen Ärzten gemacht wird. Arbeiten sie doch gleich den Psychiatern abendländischer Prägung nach und mit dem Geistesgut *Hahnemann*scher Konzeption und Tradition.

Ich werde jetzt kurz die Grundzüge homöopathischer Diagnostik, die auch gleichzeitig klassische psychiatrische Diagnostik ist, aufzeigen.

Ich habe während zehn Jahren meiner Praxis in mühsamster Kleinarbeit all das zusammengetragen, was ich nun zur Anwendung zielgerichteter Homöotherapie vorstelle.

Nach eingehendem Studium des „Organon der Heilkunst" von *Hahnemann* (6. Auflage) und nach vergleichendem Studium der klassischen klinischen Psychiatrie nach *Kraepelin* und *Bumke* sowie nach einer Fachausbildung als Nervenarzt an den großen Kliniken für Psychiatrie und Neurologie der Universität München, habe ich mein abschließendes Ergebnis in *folgenden grundsätzlichen Leitgedanken* zusammenfassen und niederlegen können, die ich jetzt aufzeige:

1. Grundsatz:

Innere Krankheiten und Kunstkrankheiten (= Arzneikrankheiten) sind *identisch.*

2. Grundsatz:

Kunstkrankheiten, wie sie *Hahnemann* zu Protokoll gab, sind keine anders zu bewertenden Krankheiten als die natürlichen.

3. Grundsatz:

Der *Hahnemann*sche Gedanke von der Kunstkrankheit ist als der genialste Gedanke ärztlicher Spekulation seit Bestehen der modernen Medizin anzusehen. Sie erlaubt dem Arzt eine gezielte Therapie, die nicht nur in ihrem Ablauf, sondern auch in ihrer offensichtlichen Steuerbarkeit den Arzt endlich zum aktiven Bezwinger der Krankheit werden läßt. Dies war und ist bis heute trotz Antibiotika- und Hormontherapie nicht möglich gewesen! Der Gedanke von der Manipulierbarkeit der Krankheiten ist aber in den Lehrbetrieb an allen Universitäten der Welt bis heute noch nicht vorgedrungen! Somit aber hat dieser Gedanke auf seine Neuentdeckung bis heute warten müssen!

4. Grundsatz:

Der Gedanke der Homöopathie ist der genialste ärztliche Gedanke überhaupt, weil er der zum Allgemeingut gewordene Gedanke von der Richtigkeit der Abwehrkraft des Organismus ist. Gerade diese Idee ist es aber, die der Homöopathie zum Schaden geworden ist, weil ihr die Entdeckung der Krankheitserreger scheinbar das Wasser abgegraben hat. Wie sehr sie aber recht behielt, zeigt der Gestaltwandel der Krankheitserreger und der Krankheiten seit Entdeckung der Sulfonamide und der Antibiotika.

Aber wer weiß sich noch zu helfen, wenn die antibiotischen Mittel versagen? Nur noch der homöopathisch versierte Arzt! Und wem vertraut man in Zweifelsfällen am meisten, wenn niemand mehr aus noch ein weiß? Dem homöopathisch versierten Arzt! Zu wem geht jeder Kranke, der mit der üblichen Therapie nicht mehr zu kurieren ist? Zum homöopathisch versierten Arzt!

Wer aber gilt in allen deutschsprachigen Ländern am wenigsten? Der homöopathisch versierte Arzt! Wie ist das möglich? Mit Bedauern sei es gesagt: weil zum allergrößten Teil unsere homöopathischen Ärzte selbst sich nicht im klaren waren und sind, welches Wissen und welche Möglichkeiten sie in Händen haben! Und wie wenig richten sie damit aus, weil sie noch immer nicht begreifen wollen, daß *Hahnemann* und sein Werk umfassend genug sind, um ein Leben lang mit seinem Studium zu verbringen!

Wohl keiner wird es wagen, bei einer postluischen Mastdarmlähmung zu dem homöopathischen Mittel „Sulfur LM VI" zu greifen, wenn noch dazu diesem Mittel nachgesagt wird, daß es absolut frei von jeder Spur eines Sulfuratoms sei? Wer aber würde sich zutrauen, mit nur täglich zwei Tropfen dieser ominösen Arznei diese Darmlähmung binnen weniger Tage vollständig zu beheben und binnen weniger Monate zu heilen? Zu aller Beruhigung sei es gesagt, daß dies noch gar keine Affäre ist! Aber was macht denn hierbei der homöopathisch nicht versierte Arzt? Er erklärt im Vollbewußtsein seines immensen medizinischen Wissens den Fall für „absolut infaust". Alle wissen es, daß in diesem Fall nichts zu wollen ist. Warum sich da noch weiters Gedanken machen? So lassen sich natürlich diese Fälle auch lösen! Wen aber das Klagen des Kranken nicht kalt läßt, der bemüht sich auch noch bei einem als infaust angesehenen Fall um Hilfe.

5. Grundsatz:

Mit der Einführung der Antibiotika und Sulfonamide gerieten alle alten Krankheitsbilder in Bewegung. Wer sieht und kennt noch die echte Pneumonie? Zur Beruhigung der jungen Kollegen verweist man auf die Lehrbücher; in ihnen sind noch die alten Krankheitsbilder beschrieben. (Zu allgemeiner Erheiterung sei es gesagt): Aber diese

Krankheitsbilder stimmen nicht mehr! Dafür aber stimmen noch alle Rubriken in den homöopathischen Repertorien, deren bestes das Repertorium von *Kent* ist! In ihm finden wir die Krankheitssymptome aller Krankheiten zusammengestellt. Damit können wir jede Krankheit sowohl nach ihren Symptomen durchrepertorisieren als auch das passendste Arzneimittel finden. Wie das im Falle der psychiatrischen Erkrankungen gemacht wird, will ich zum Schluß aufzeigen. Nachdem unser pharmazeutisches Angebot überreich an allen möglichen Zubereitungen galenischer Arzneien ist, wird man von mir immer nur ein einziges Mittel angezeigt sehen, das in allabendlichen Dosen von 2–4 Tropfen gegeben wird. Zur Beruhigung sei es gesagt: Diese Gaben sind hinreichend genug, um zum Beispiel eine postluische Mastdarmlähmung zu *heilen*, nicht bloß sie zu bessern, obwohl sie allgemein als unheilbar gilt!

Alle bisher aufgezählten Punkte sind nur Anhaltspunkte, die es erleichtern sollen, dem Interessenten die Homöopathie näherzubringen.

Wer bisher folgen konnte, wird dann auch alles weitere verstehen, was nun kommt:

Als *Hahnemann* sein Organon schrieb, war die Medizin an einem Scheideweg angelangt: Zweitausend Jahre Humoralmedizin waren abgelaufen, und an ihre Stelle trat die Lehre von Zellularpathologie und Krankheitserregern. Nur die Homöopathie ignorierte diese Entwicklung. Zur allgemeinen Verwunderung aber blieb die Homöopathie unbeschädigt bestehen, und ist heute zur allgemeinen Verwunderung noch aktueller als zu *Hahnemanns* Zeiten. Wie ist das möglich?

Die moderne Enzym- und Genforschung wird als zukunftsträchtigster Wissenszweig auch zur Erklärung der Wirksamkeit homöopathischer Arzneien zugezogen. Wir wissen – zur allgemeinen Zufriedenheit meiner lieben homöopathisch arbeitenden Kolleginnen und Kollegen sei's gesagt – heute ganz exakt die Angriffsweise und den Wirkungsablauf der homöopathischen Arzneien zu bestimmen. Zum näheren Verständnis ein Beispiel: „Zincum" ist als lebensnotwendiges Element bekannt. Ohne Zink keine Insulinproduktion und ohne dasselbe kein allgemein menschenmögliches Leben. Wird Zink nicht normal zur Zellfunktion aufgenommen, dann erfolgt die Zink-Mangelkrankheit, welche kurz gesagt zum Tode führt. Wenn aber Zink in homöopathisch zubereiteter Form administriert wird, dann erleben wir die Wirkung in allen Organen. Wie ist das möglich?

Das homöopathisch zubereitete Zink ist so aufgeschlossen, daß es vom Zellplasma sofort aufgenommen wird, bzw. die richtige Programmierung für den geordneten Zink-Stoffwechsel wieder herstellt(!) und in die freie RNS (Ribonukleinsäure) eingebaut werden kann. Dazu ist aber die Elementarstruktur des Zinks unabdingbare Voraussetzung! Diese ist *nur* in der homöopathischen Zubereitung gegeben und da wiederum nur in den Hochpotenzen jenseits von C 30 bis C 100 und in den LM-Potenzen zwischen LM VI und LM XXX.

Mir selbst ist diese Tatsache erst in nächtelangem Studium aufgegangen. Zur Zufriedenheit aller sei's gesagt, daß damit der Homöopathie die größte und schönste Rechtfertigung zuteil wird! Ab heute ist die Homöopathie keine Wissenschaft für Zufallsforscher mehr, sondern eine höchst akutelle, zukunftsträchtige Wissenschaft!

Nach alldem wollen wir nun zum eigentlichen Thema kommen: der homöopathischen Therapie in der Psychiatrie!

Zur Einführung nur noch folgendes in Kürze: Ohne die Beherrschung der Semiologie und Kenntnis ihrer hierarchischen Ordnung, aber auch nicht ohne die Beherrschung der Technik der Repertorisation sowie die Kenntnis der zugehörigen homöopathischen Materia medica neben dem selbstverständlich vorauszusetzenden Fachwissen in der Psychiatrie, ist mit Homöotherapie in unserem Fache nichts Brauchbares zu erreichen. Wer sich aber dieser Mühe unterzieht, und das ist in der Tat eine Mühe, alleine das Studium der homöopathischen Materia medica, erst recht das Erlernen der Technik des gezielten Befunderhebens sowie der semiologischen Leitlinie nachzugehen und den Befund so zu ordnen, daß das Repertorisieren nur noch der Abschluß des ganzen Unternehmens ist, dem winkt dafür reicher Lohn in jeder Hinsicht!

Wir beginnen nun mit der Erhebung der Anamnese und zwar:

Anamnesis:

A) Objectiva
B) Subjectiva
C) – **Status praesens!** – Wir fragen nach alterprobter Form: Quis, quid, ubi, ab nunc, cur, quomodo, quando, quibus auxiliis, qua re!

D) Klinische Untersuchung nach semiologischen Gesichtspunkten.
E) Repertorisation nach Krankheits-Zeichen und Krankheitsbeschwerden (nur letztere sind die „Zufälle" oder Symptome!); erst körperlich, dann geistig-seelisch.

Ein Fall von postluischer Mastdarmlähmung

Ein Patient von 86 Jahren wird mir überwiesen. Er leidet an einer postluischen Mastdarmlähmung. Seit geraumer Zeit muß ihm seine Frau den Kot mit Spateln aus dem Enddarm holen, weil die Darmmuskulatur partiell gelähmt ist und dadurch eine Spontanentleerung nicht mehr möglich ist. Er hat zwar noch Stuhldrang, aber trotz Pressens keine Darmentleerung mehr.

Ich stelle fest: Mastdarmuntätigkeit, Unmöglichkeit, den Stuhl zu entleeren. Keine äußerlich sichtbaren Zeichen für Lues, weil Infektion vor 64 Jahren anläßlich eines Trinkgelages bei seiner Studentenverbindung stattgefunden hat. Neosolvarsan und später Penicillinkuren brachten keine Ausheilung. Eine echte postluische Mastdarmlähmung ist nur noch mit homöopathischen Mitteln auszuheilen. – Ich heilte sie mit *Sulfur LM VI* dil. morgens 2 Tropfen in 2 Eßlöffeln Wasser.

Es hat nur ein Nachspiel gegeben: Ich hatte ihn mit Sulfur LM VI so aktiviert, daß er jetzt mehrmals täglich Darmentleeerungen hatte und er mich bat, sie etwas zu normalisieren. Mit *Mercurius solubilis LM VI* dil., abends 2 Tropfen in 2 Eßlöffeln Wasser, normalisierte sich die Darmtätigkeit sehr schnell, und er lebte noch vier Jahre lang ohne Stuhlbeschwerden. Er starb nicht an seiner Metalues, sondern ganz ruhig in einer Nacht an Herzschlag im Schlaf.

Ein Fall von Fieberdelir

Ich wurde zu einer Patientin gerufen, die hochfieberhaft erkrankt war. Sie hatte nachmittags schon über 40 Grad Celsius Fieber. Ihre Lungen wiesen bronchophones Atemgeräusch auf. Ihr Puls war rasend. Sie phantasierte. Sie deckte sich immer wieder ab, weil sie sich nicht genug abkühlen konnte, obwohl ihr Zimmer kellerig-kalt war. Sie war zeitlich und örtlich nicht mehr orientiert. Sie hatte einen ganz trockenen Husten. Nach klinischem Befund und Repertorisation stelle ich „Phosphorus" als Heilmittel fest. Ich verordnete ihr Phosphorus LM VI 4× täglich 4 Tropfen in 4 Eßlöffeln Wasser. Sie kam schon nach einer Woche in meine Praxis und stellte sich als gesund vor.

Ein Fall von Fieberhalluzination

Ein Patient hatte eine genuine Pneumonie. Das Fieber war immer zwischen 40 und 41 Grad Celsius. Er sprach immer von einer „bösen Kraft", die in einer Ecke seines Zimmers auf ihn lauerte und er sich nur mit äußerster Willenskraft gegen diese Kraft stemmen müsse, um nicht sterben zu müssen. Er wußte genau, daß nichts und niemand in der Zimmerecke war. Er spürte sie nur. Somit war es eine Halluzination im Fieber und war sofort weg, als das Fieber sank. Das Heilmittel war Phosphorus.

Therapie einer blanden schizophrenen Psychose

Hahnemann drang, wie kein anderer vor ihm, in das Wesen der Dinge ein. Ganz zu schweigen vom jetzigen Stand der modernen Enzymforschung und der modernen Zellchemie. Wie sehr *Hahnemann* mit seiner philosophischen Spekulation der geistartigen Wirksamkeit der Arzneien recht hatte, beweisen seine Heilungserfolge Geisteskranker.

Hahnemann gelangen diese Erfolge nur, weil er genau auf die Krankheitszeichen achtete. *Ohne* diese ist eine ärztliche Therapie der Geisteskrankheiten nicht denkbar.

Kann Assurbanipal in jüdischer Kabalistik unterrichtet werden, ohne das hebräische Alphabet zu kennen? Ja, kann er überhaupt Kabalistik auch nur annähernd verstehen, ohne das Alphabet hebräisch – kurz gesagt – ungefähr deuten zu können? Hut ab vor jedem Adepten der Medizin, der so überragend klug ist, um mit dem Blick eines Gottes sofort und auf Anhieb sämtliche in Frage kommenden äußeren und inneren Krankheitszeichen in ihrer gesetzmäßigen hierarchischen Ordnung zu *sehen* und dazu das passendste Arzneimittel zur Hand zu haben. Ja, ich will niemals *Hahnemanns* Schüler sein, wenn ich agnostischer Mensch zu Gottes Eigenart mich versteigen würde.

Gar manches Mal habe ich mir die Bitte aus dem Vaterunser im Stillen vorgesagt: „Und führe uns nicht in Versuchung!" So geziemt es uns, diese Bitte als Leitspruch in großen Lettern an jede Wand unseres Ordinationszimmers zu schreiben, um der Versuchung nicht immer wieder zu erliegen, Gottes Eigenschaften uns zulegen zu wollen und ohne eingehendste Anamnese und ohne eingehendste Befunderhebung und ohne eingehendste Ordnung aller ermittelten Krankheitszeichen und -zufälle (= Symptome), die der Arzneimittelwahl vorauszugehen haben und was die Grundlage zur Repertorisation bildet, in Angriff zu nehmen.

Kurz die altbekannten Fragen an den Patienten: Quis? Quid? Ubi cur? Quomodo? Quanco? Qua re? Quibus auxiliis?

Hahnemann hält dies ausdrücklich fest in den §§ 5, 6, 7 und 14 seines Organons. Diese §§ sind die Voraussetzung, um nachher die §§ 153 und 154 richtig und sinnvoll anwenden zu können.

In meiner psychiatrischen Praxis hilft nur der strenge Vollzug dieser zitierten §§. Längst hätte ich selbst wie meine Patienten werden müssen, wenn ich nach ihren seelischen Symptomen mich gerichtet hätte, um das passendste homöopathische Mittel für ihre psychotischen Vorstellungen zu finden. *Hahnemann* legte ihnen nur halb so viel Bedeutung bei als gewöhnlich angenommen wird.

Hahnemanns ganzes therapeutisches Streben galt der Ausheilung der organisch faßbaren Störungen der Geisteskrankheiten. Ja, er ging so weit, daß er das Prädikat des Heilkünstlers ausschließlich und allein auf solche Ärzte zutreffend gelten ließ, die imstande sind, Geisteskrankheiten zu heilen. – In meiner psychiatrischen Praxis geht daher das Gerücht um, daß ich mich um die sogenannten seelischen Symptome leider weit weniger kümmere als um die körperlichen. Ich gebe zu, daß ich nach jahrzehntelanger Tätigkeit als Psychiater mich nicht mehr so viel mit dem Wust von psychischen Schlangengruben befasse wie vordem. Ich habe Lehrgeld genug auf dem Altar der Wissenschaft geopfert, um es mir leisten zu können, solche Symptome dorthin zu stellen, wohin sie gehören, nämlich zu den unsichersten

Symptomen, die es überhaupt nur gibt. So lange ich mich von ihnen leiten ließ, bin ich noch stets betrogen worden.

Was das für mich als Psychiater bedeutete, ist keinem Menschen klar zu machen. Ich habe manche schlaflose Nacht damit verbracht, mir diesen Bankrott zu erklären. Das habe ich nur der falschen Bewertung der seelischen Symptome zu verdanken, wie sie sowohl von den Homöopathen als auch von den Kliniken betrieben wird. Ich stehe nicht an, zu behaupten und zu beweisen, daß dieser Fehler ein ganz gewaltiges Teil Schuld hat am Niedergang der Homöopathie in Amerika und Europa. Ganz zu schweigen vom Niedergang der Psychiatrie in Amerika und in Deutschland. Nach *Hahnemann* haben die seelischen Symptome nämlich nur *dann* einen Wert, wenn sie so einmalig sind und so deutlich, daß sie einem geradezu auffallen *müssen*. In den meisten Fällen sind sie aber nichts anderes als nur sehr vage und verschwommene beklagte Beschwerden = „Symptome" (= was ja im Griechischen „Zufälle" bedeutet). *Hahnemann* hat sie auch an letzte Stelle gesetzt in seinem Schema der Befunderhebung; nachzulesen in seinen Abhandlungen über die chronischen Krankheiten.

Nun kurz das Schema der Krankheits-Zeichen und -Symptome = Zufälle

Als grundlegende *äußere Zeichen* kennen wir das Zeichen der Abmagerung, genauer des Gewichtsverlustes; ferner *alle ohne Hilfsmittel* erkennbaren krankhaften Veränderungen des Körpers und der Körperoberfläche.

Darauf folgen die *inneren Krankheitszeichen* in ihrer hierarchischen Ordnung: Auftreibung des Leibes = Zwerchfellhochstand, Heparveränderungen und zum Schluß die Ausscheidungen. Das Ganze wird geordnet. Nun kommen erst die körperlichen subjektiven Beschwerden oder „Zufälle" (= Symptome) und zum Schluß die seelischen. Dann nimmt man das Repertorium zur Hand und sucht die Rubrik heraus, welche dem aktuell auffälligsten Zeichen am ähnlichsten kommt und am charakteristischsten ist. Das Mittel mit der höchsten Zahl der Ähnlichkeit der Arzneiwirksamkeit ist dann das

Mittel der Wahl und führt zum sicheren Heil. Zum Unheil führt das alleinige Suchen nach seelischen und nach den außergewöhnlichen Symptomen (= Zufällen). Ja zum Unheil für Patient und Arzt, weil sie nicht objektiv und auch nicht objektivierbar sind und weil nun der Spekulation und Interpretation freies Spiel gegeben werden und man gezwungen ist, dann doch nach allopathischen Mitteln zu greifen. Dann aber gute Nacht ärztliche Kunst und Freiheit, weil man nunmehr der Aktienmedizin verfallen ist, die annähernd alle paar Jahre die therapeutische Richtung ändert, weil sonst die Aktionäre ihre Aktienpakete verkaufen; hart, aber wahr!

Einige hundert ausgefallene Fälle könnte ich hier vorstellen, um das soeben Gesagte zu beweisen. Ich will mich mit einem Fall begnügen, der eine solche Fülle von seelischen Symptomen (= Zufällen) aufweist, die in keinem Repertorium stehen und demnach unheilbar wären mit homöopathischen Mitteln, geschweige denn mit allopathischen!

Ich werde jetzt zeigen, *wie* man einen solchen Fall trotzdem erfolgreich homöopathisch zur Heilung führt:

Da ist ein Fräulein mit folgenden Symptomen = Zufällen zu mir weiterempfohlen worden: außergewöhnliche und aktuelle Symptome! Sie wird bestrahlt, sie hört Stimmen, sieht leibhaftige Gestalten, die von und mit ihr sprechen und sie wird dauernd beobachtet. Zudem ist sie sehr abgewandt und sieht dauernd Gestalten neben und vor sich! Zum Leidwesen meiner homöopathischen Lehrer außer *Hahnemann* sei es gesagt: Sie ist sonst ein lieber, freundlicher Mensch, und sie denkt gar nicht daran, mir den Gefallen zu erweisen, das so wichtige „guiding symptom" zu bieten, um ihren Fall repertorisieren zu können, so wie es diese Herren vorschreiben. Ich habe diesen Herren den schuldigen Respekt gezollt und mit einer Schafsgeduld versucht, ihre guten Ratschläge zu befolgen, was mich aber nur in die schwerste seelische Destruktion versetzte und mich an der Brauchbarkeit der Homöopathie in meinem Fach zweifeln ließ. Da kam mir dann die Veterinärmedizin zu Hilfe mit ihren einmaligen Heilerfolgen durch die Homöopathie.

Nun wußte ich, woran ich gescheitert war: nämlich an den für so immens wichtig gehaltenen seelischen Symptomen = Zufällen! Ich machte mir klar, was das heißt, in aller Ruhe auf die seelischen Symptome als Leitsymptome zu verzichten und mich nur an das zu halten, was ich *sehen* kann.

Da bot sich mir auf einmal alles von selbst an: Ich konnte nunmehr alle befundenen Zeichen in oben erwähnter Weise zur Grundlage meines Krankheitsbildes machen und getreu den Forderungen *Hahnemanns* in ihre hierarchische Ordnung bringen. Genau nach dem Prinzip jeder wissenschaftlichen Arbeitsweise: vom Bekannten zum weniger Bekannten und schließlich zum Unbekannten vorzudringen und so, philosophisch ausgedrückt, das Unbekannte im logischen Schluß zu bestimmen, wie es *Hermes Trismegistos* schon vor etwa drei Jahrtausenden getan und gelehrt hat.

Ja, nun lustig weiter: „Kurz ist der Weg des Nachdenkens und lang ist der Weg des Erfahrens!" Hätte ich mich nicht so zum Hanswursten der Lehrmeinungen und Lehrer machen lassen, dann hätte ich bei einigem Nachdenken von selbst hinter diese Weisheit kommen müssen und zwar meines Erachtens sehr viel schneller, weil ich während meiner Assistentenzeit an den hiesigen Universitätskliniken zur genauen Ordnung meiner am Krankenbett befundenen Zeichen und Symptome erzogen worden bin. Ich stehe nicht an, das alles den destruierenden Meinungen und Veröffentlichungen der neueren homöopathischen Literatur zuzuschreiben. Ich weise daher dieses Schrifttum als unwissenschaftlich und wissenschaftlich nicht auswertbar zurück und gebe nur solchen Publikationen eine echte Chance, die nach soeben dargelegten Prinzipien arbeiten. Zur Sache! Ich habe es noch immer nicht glauben können, daß homöopathische Therapie so ungeheuer wirksam ist; aber ich lehne es ab, mein Werk in Hände von Nichtskönnern zu legen.

Alles andere können wir uns selbst ergänzen, wenn wir sehen, was aus *Hahnemanns* Therapie geworden ist. In der Zeit von 1860—1960 ist seine Therapie kein Tüttelchen vorangekommen. Erst als deutsche Homöopathen wieder zu repertorisieren anfingen, ging es wieder aufwärts.

Immer so weiter, und *Hahnemanns* Wiedergeburt ist sicher! Ja, sie wird dann zur rechten Zeit kommen, wenn der Allopathie das Latein ausgeht, wenn es einmal durch unsere Überzivilisation zu ganz unbekannten Seuchen kommt und sämtliche allopathischen Mittel versagen. Um es deutlicher zu sagen: wenn die ganze Welt unter solchen Epidemien zu leiden anfängt, wie zu *Hahnemanns* Zeiten unter Cholera und Typhus; oder zur Zeit von *Paracelsus* unter Pest und Syphilis! Allein, was stört das die großen Geister? Sie haben ihre Theorien und denken nicht daran, sich von Homöopathen etwas sagen zu lassen. In den nächsten Jahren vielleicht schon wird man anders denken und wird versuchen, unsere Therapie zu verwenden. Möge es dann nicht zu spät sein dafür. Wir sollten jedenfalls mit so etwas rechnen und uns dafür rüsten. Lange Zeit haben wir uns mit seelischen Symptomen (= Beschwerden) herumgeschlagen. Doch nun ist es an der Zeit, auch den körperlichen Zeichen und Symptomen (= Beschwerden) wieder mehr Rechnung zu tragen. Ja, um es kurz zu sagen: wir sollten wieder mehr Ärzte und weniger Seelenplauderer werden.

Ich habe nun meine Ansichten klargelegt und will jetzt in medias res gehen:

In meinem schon erwähnten Fall von Schizophrenie habe ich bereits die klinischen Symptome eines primären, also echten Wahnes, vorstellen können. Nun werde ich noch die körperlichen Zeichen und Zufälle (= Symptome) zu diesem echten Wahn aufzeigen. Auffallend ist hierbei ein mäuseurinartiger Mundgeruch, wie er für Geisteskranke typisch ist. Nach diesem Geruch diagnostiziert der Psychiater eine echte Psychose. Fehlt dieser Mundgeruch, so liegt nur eine Halluzinose vor und keine Psychose. Das ist ungefähr so ein Unterschied wie zwischen Sinnestäuschung und Geistestäuschung. Das heißt, daß Sinnestäuschungen sehr wohl als Realitäten existieren und nur illusionär verkannt werden, während Geistestäuschungen ohne realen Hintergrund und somit echte Täuschungen sind. Ohne diese scharfe Trennung ist keine echte Therapie möglich. Zurück zur Schizophrenie: Ihr Charakteristikum ist die echte Geistestäuschung und der foetor psychoticus!

Genau vor dreiunddreißig Jahren hätte ich um ein Haar der homöopathischen Therapie die Tore zur Behandlung Geisteskranker an den Universitätskliniken Münchens geöffnet, wenn ich ein Repertorium gehabt und wenn ich von *Hahnemanns* (!) Therapie nur so viel verstanden hätte, daß *jedes* Symptom durch das passendste Arzneimittel gedeckt sein muß! – Aber leider gab es damals keine Repertorien mehr in Deutschland. Das haben wir unseren tüchtigen Vorgängern zu verdanken, die aus der höchsten therapeutischen Kunst, nämlich der Homöopathie, das Tummelfeld aller Scharlatane gemacht haben. Wie recht hatte doch *Samuel Hahnemann,* als er

Deutschland den Rücken kehrte und in Paris einen triumphalen Erfolg seiner Therapie erleben durfte! Kein anderes Land Europas hat ihn so gut verstanden wie gerade Frankreich! Dort ist seine Therapie auch noch in schönster Blüte, weil die Franzosen zu sehr seinem Geiste ähnelten, als daß sie ihn wie in Deutschland zum Popanz der Studenten machten. (Ich habe lange in Frankreich gelebt und kann mir erlauben, ein Urteil über das große Können seiner Internisten, abzugeben. Deren Können lag haushoch über dem unserer Internisten, und sie brauchten dabei zu ihrer Befunderhebung weder ein Labor noch ein EKG. Aber ihre präzisen Diagnosen und ihre Therapie überwältigten mich jedesmal. Ihnen verdanke ich mein internes Wissen und Können, ohne das ich heute nicht so existieren und so sprechen könnte, wie es eben geschieht. Ich danke ihnen nicht nur das Können und Wissen auf internem Gebiet, sondern auch den Denkstil und nicht zuletzt die Fähigkeit zur präzisen Befunderhebung am Krankenbett und zur präzisen Diagnostik.)

In Zeiten größter Not ist Gottes Hilfe am nächsten; so auch in Zeiten guter Lebensverhältnisse: Ich wäre ohne den Wohlstand in unserer Bundesrepublik Deutschland nie hinter die Zusammenhänge in der Homöopathie und Psychiatrie gekommen. So verdanke ich der vielgeschmähten kapitalistischen Gesellschafts- und Wirtschaftsordnung das Erleben der psychischen Krankheiten, wie es mir sonst nicht möglich gewesen wäre.

Ohne die nötige Unabhängigkeit in sozialer Hinsicht würde ich nie das Wissen mir erworben haben, das ich heute darbieten kann. Ich stehe nicht an, zu summarischen Urteilen zu neigen, wo außer einem Bienenfleiß, der Liebe zur Sache und zum kranken Menschen auch noch das einfache geregelte Leben eines abendländischen Arzttums dazugehören, um aus dem Nichts mit unsagbarer Kleinarbeit eine psychiatrische Praxis aufzubauen und seiner Praxis den Ruf der Einmaligkeit zu erarbeiten. Ohne die Liebe zu dieser Kleinarbeit wäre ich nie zum Ziele meiner Wünsche gekommen, der Medizin wieder ihren inneren Zusammenhang zu geben und die Ärzte dadurch in den Stand zu setzen, daraus ihren Nutzen zu ziehen. *Mehr* kann ein attraktiv wirkendes Leben bieten; aber ich möchte nicht tauschen mit einem Kollegen, dessen gesellschaftliche Verpflichtungen zu keiner inneren Muße mehr Raum geben. Noch eines: Möchte jemand mit mir tauschen, wenn er tag-täglich bis zu ein Dutzend große psychiatrische Untersuchungen mit nachfolgender peinlich genauer Repertorisation *im Sinne Hahnemanns* zu machen, dazu mindestens noch *eine* eingehende Gutachtertätigkeit zu erledigen hat und sonntags auch noch an seinem Repertorium arbeitet, um seinen Nachfolgern das ganze Erfahrungswissen eines Arztlebens zu hinterlassen?

Gebe Gott mir den Mut, weiterhin so wirksam bleiben zu können, und die Kraft, mein Werk zu Ende zu führen! – *Hahnemanns* Lehre ist es wert. Meinen lieben Kolleginnen und Kollegen wünsche ich dasselbe, um *Hahnemanns* Werk zur großartigsten Therapie werden zu lassen und um ihres Meisters willen zum Durchbruch zu verhelfen!

Ich will noch einiges sagen zur weiteren Krankengeschichte jenes Fräuleins: Ich habe schon erläutert, was der Unterschied ist zwischen Halluzinose und echter Wahnwahrnehmung. Nun noch einiges zur Therapie: Im Repertorium steht unter „Pupillen weit" unter anderem auch „Calc. carb. (3.)" und unter „übler Mundgeruch" ebenfalls „Calc. carb. (2.)". – Wer traut sich zu, darauf die Diagnose „Schizophrenie" zu stellen? – Ich nicht! – Somit ist klar, daß psychiatrische Grundkenntnisse *außer* einer genauen Kenntnis der homöopathischen Materia medica unbedingte Voraussetzung sind, um als homöopathischer Nervenarzt erfolgreich praktizieren und heilen zu können. Mit welcher mühseligen Kleinarbeit das verbunden war, um zur Hegemonie auf *psychiatrischem* Gebiete zu kommen, will ich lieber nicht erzählen. Ärztliche Aufgabe ist es jedoch, *unter allen Umständen zu verhüten, daß ein kranker Mensch, der irgendwelche halluzinotischen Erlebnisse hat, nicht sofort mit dem Todesurteil „Schizophrenie" abgetan wird.* Wer das tut, begeht damit einen seelischen Mord und wird es dereinst metaphysisch zu verantworten haben! Ich empfehle daher meinen Kollegen, mit *aller* Kraft ihrer Persönlichkeit psychisch Erkrankten das unbedingte Gefühl der Sicherheit zu geben und ihnen klarzumachen, daß ihr Nervensystem überreizt sei, und daß es sich hierbei um ganz irdische Dinge handelt, ohne deswegen gleich verrückt zu sein. Ärztlichem Einfluß ist es zuzuschreiben, wenn ein solcher Mensch dann noch gerettet wird. Ja, solche Menschen gibt es in Jahrtausenden noch und wird es immer geben, solange der Homöopathie nicht das Primat zur Heilung Geisteskranker eingeräumt wird! Wenn sich niemand mehr der Mühe der Repertorisation unterziehen will, dann gute Nacht Homöopathie! Wer sich aber zur Repertorisation *aller* Krankheitsfälle einmal entschlossen und den Erfolg erlebt hat, der wird erst merken, *was* Homöopathie eigentlich ist, und er wird nicht mehr zurück wollen zur Patenthomöopathie, wie sie in ganz Deutschland immer noch getrieben wird und die *Hahnemann* schon voller Ärger und Zorn als Afterhomöopathie bezeichnet hat. Lassen wir uns nicht irre machen von all dem Wust der neueren homöopathischen Literatur in Deutschland und in Amerika. Man wird nie das wirklich Großartige dieser Therapie kennenlernen und auch nie das wirklich sichere Gespür für das Wesen der Homöopathie bekommen.

Nun kurz Anamnese, Befund, Repertorisation und homöopathische Therapie des zitierten Falles:

O. A.: Die Mutter berichtet, daß die Tocher seit etwa einem Jahr in nervenärztlicher Behandlung und Kontrolle steht wegen Stimmenhörens. Personen sieht sie und wird von diesen teils verspottet, teils kritisiert. Sie fühlt sich angestrahlt und will nichts mehr essen, weil es vergiftet sein könnte. Sie will sich nicht mehr waschen und pflegen. Sie will nur noch heiße Getränke und nichts Kaltes mehr trinken. Sie wird ständig angeschaut auf der Straße von anderen Personen, die sie gar nicht kennt und die sie ständig beobachten. Sie weint immer still vor sich hin und ist sehr menschenscheu geworden. Von ihrer Arbeit mußte sie entlassen werden wegen langsamen Versagens in der Arbeit. Unter ständigen Depressionen leidend starre sie immer in eine Ecke und zögere zum Essen und Schlafen zu gehen.

Zur FA.: Keine Besonderheiten. Ihr Vater sei im Krieg gefallen; er sei in jeder Hinsicht gesund gewesen. Wissenschaftlich habe man die Diagnose „Unheilbare Schizophrenie" gestellt und sie wegen Versagens der modernsten Psychopharmaka ins staatliche Nervenkrankenhaus Haar einweisen wollen.

S. E.: Ihre schulischen Leistungen seien gut gewesen, und sie habe ihre Tätigkeit im städtischen Dienst in jeder Hinsicht korrekt versehen bis zum Ausbruch der Krankheit im Sommer 1969.

Subjekt. Anamnese: Erkrankte im Herbst 1969: hörte Stimmen; anfangs nur eine, später zwei und dann ein Stimmenwirr-

warr, das sie irritierte, weil sie sich über sie lustig machten.
Werde am ganzen Körper bestrahlt; fühle sich beobachtet und sehe Gestalten leibhaftiger Personen um und neben sich.
Habe eine furchtbare Angst vor etwas Unheimlich-Drohendem, wie vor Unheil.
Fürchte verrückt zu werden, besonders stark abends vor dem Schlafengehen.
Habe Angst, wegen der Bestrahlungen ihres Körpers sterben zu müssen.
Sei menschenscheu geworden; fühle sich so matt und schwach, zeitweise.
Innerlich so nervös; manchmal plötzlich traurig mit Lebensüberdruß.
Komme sich verändert vor.
Ihre Arbeit habe ihr nie gefallen und die Erschöpfung sei im Laufe der Jahre immer stärker geworden.

Menses: 27 – 29 Tage/Dauer: 1 Woche, Blutung schlierig – wie geronnen.

Vegetat. Punkte: Wenig Appetit; schlaflos infolge Gedankenzudranges (Halluzinationen optisch: bei geschlossenen Augen weg, auch im Dunkeln!) – Gewichtsverlust seit Erkrankung.

Früher: Nie ernsthaft krank; mit 14 Jahren Schilddrüsenstörungen.

Untersuchungsbefund: 160 cm; 51 kg; Pupillen weit; mittelständige, feste Struma, Halsumfang 35 cm; Hepar: erschütterungsempfindlich! Haut trocken!

Repertorisation:

A) Körperlich äußere Krankheitszeichen:
   1. Gewichtsverlust = Abmagerung I/407,
   2. Haut trocken II/168,
   3. Pupillen weit III/26.

B) Körperlich innere Krankheitszeichen:
   4. Krankheiten der Leber III/536 (Hepar: erschütterungsempfindlich),

5. Struma (mittelständig) III/308,
6. Menses geronnen = „schlierig" III/765,
7. Menses lang dauernd (1 Woche) III/765,
8. Blähungen III/529,
9. Appetit gering III/420,
10. schlaflos, überwach durch Gedanken I/381,
11. Schwindelgefühl I/153,
12. innere Unruhe = Ruhelosigkeit I/81,
13. zeitweise so matt I/426,
14. zeitweise so schwach I/438,
15. plötzlich große Traurigkeit I/89,
16. Angst vor der Zukunft I/10,
17. Furcht vor Unheil (Wahnstimmung) I/47,
18. Furcht vor Geisteskrankheit I/43,
19. sieht Gestalten I/128,
20. neben ihr sind Personen I/134,
21. hört Stimmen? I/137,
22. sieht Personen? I/137,
23. fühlt sich beobachtet? I/122,
24. wird bestrahlt? I/122.

Repertorisations-Ergebnis

Calc. carb. H. liegt schon nach dem 3. körperlichen Krankheitszeichen fest: durch Vollzug §§ 6 und 7 des Organon vom untersuchenden Arzt!

Ich verordnete ihr Calc. carb. H. LM VI, abends 2 Tropfen in ½ Glas Wasser, und schon nach einem Monat war das Stimmenhören weg. Sie sah auch keine Gestalten mehr. Sie konnte auch wieder mehr essen und besser schlafen.

Heute ist sie wieder so gesund, daß sie wieder Bergtouren macht und den Haushalt versorgt. Lediglich eine gewisse rasche Ermüdbarkeit ist noch da, die aber zusehends schwindet.

Sie kann von ihrer Schizophrenie als geheilt gelten.

Epikrise

Ich habe einen Fall von Schizophrenie vorgestellt. Es ist nicht der einzige Fall meiner Praxis, der von mir behandelt und geheilt wurde.

Nur ist er sehr instruktiv und sehr lehrreich im Hinblick auf die Symptomatik, da hier klar zum Vorschein kommt, daß Geisteskrankheiten körperliche Ursachen haben und keine seelischen.

Wem das klar wird, der hat seine Homöopathie richtig verstanden und angewendet. Sie ist tatsächlich die Krone der ärztlichen Heilkunst und sie wird es auch bleiben.

Sie stellt ein in sich geschlossenes und doch sehr weitgehend und wundervoll anpassungsfähiges System dar, in dem man sowohl alle Möglichkeiten der diagnostischen als auch der therapeutischen Seite hat.

Neurologie:

Eine Halbseitenlähmung und ihre Heilung

Ein Patient wird auf dem Wege zur Arbeit in aller Frühe von hinten angefahren und aus allen Öffnungen, aus Nase, Mund und Ohren blutend, bewußtlos von Passanten aufgefunden. Der Rettungswagen bringt ihn in die chirurgische Universitätsklinik an der Nußbaumstraße.

Dort liegt er volle drei Wochen bewußtlos, und als er wieder zu sich kommt, erleidet er einen Tobsuchtsanfall und wird auf die Wachstation der Universitäts-Nervenklinik an der Nußbaumstraße verlegt. Dort ist er weitere vier Wochen und wird dann wieder zurückverlegt in die chirurgische Klinik, um dann nach mehrmonatigem Klinikaufenthalt arbeitsunfähig entlassen zu werden.

Er kommt aus Versehen seines Hausarztes zu mir, weil ich nicht im Kassenarztverzeichnis stehe, ihm aber von Arbeitskollegen empfohlen wurde. Am Stocke gehend und dazu noch von seiner Frau geführt kommt er in meine Praxis. Der Mund steht schief, ein Auge tränt und ein Arm ist lahm.

Die Untersuchung ergibt eine Fazialislähmung links und eine Lähmung des linken Armes. Dazu kommen noch die Restschäden des erlittenen Unfalles: ein Liquorverlust aus dem rechten Ohr infolge Tentoriumriß und sehr starke Kopfschmerzen. Ich verordne ihm nach Untersuchungsergebnis und Repertorisation kurz „Causticum H." D 6 dil., zweistündlich zwanzig Tropfen auf die Zunge.

Nach 14 Tagen sind die Lähmungen des Gesichtes und des Armes fast weg. Der HNO-Fachkollege ist voll Verwunderung, weil ihm so etwas noch nie untergekommen ist, und er will zu gerne die Therapie erfahren. Der Patient kann ihm nur sagen, daß es eine homöopathische Arznei war und daß sie von mir nach einer sehr genauen Untersuchung ermittelt worden war.

Der HNO-Kollege wird es nie, auch nur annähernd, verstehen können, wie ich zu diesem Mittel gekommen bin. Er kennt keine Materia-Medica-Homöopathica und auch kein Repertorium. Er würde es sehr wahrscheinlich mit einem Repetitorium verwechseln.

Was ist in einem solchen Falle zu tun? Nun, wir untersuchen erst genau und versuchen dann, den Fall zu repertorisieren. So weit, so gut! Aber, wo sind die so wichtigen seelischen Symptome(?), ohne die keine Repertorisation komplett ist? Groll wird in uns erweckt, und wir wollen der Homöopathie den Rücken kehren, weil das kein Fall ist für die homöopathische Behandlung. Nun, das stimmt nicht, weil wir soeben gehört haben, daß seelische Symptome zweitrangig sind. Was ist aber nun wirklich erstrangig, und was hat dabei das Krankheitszeichen für eine Bedeutung? Ich will es kurz sagen und erklären: Da ist zunächst einmal die Fazialislähmung. Sie ist im Repertorium zu suchen unter „Gesicht", und dort werden wir auch das Mittel finden, und zwar „Causticum (3.)", sowie unter „Extremitäten-Lähmungen" und schon ist das so schwere Repertorisieren geschafft!

Und nun zu den Kopfschmerzen nach Traumen: So einfach ist es jetzt nicht mehr, weil sich hier kein äußeres Zeichen ermitteln läßt! Aber, mit etwas Geduld läßt sich auch hier das passendste Mittel finden, nämlich „Arnica (3.)". Ich gebe es heute gern in LM-Potenzen, weil es da am wenigsten auf den allzu leicht sinkenden Blutdruck einwirken kann. Unserem Wunsche wird das gerade entgegenkommen, und wir werden damit viel Angenehmes erzielen, nur nicht die Heilung von gequetschten Hirnnerven, und das ist hier angezeigt, nämlich: „Hypericum"! Und nun eine Delikatesse für meine lieben Kolleginnen und Kollegen: So wie das hier geholfen hat, so helfen auch alle anderen Mittel aus dem Repertorium! Wenn man es erst einmal versucht hat, dann nimmt man immer wieder das Repertorium.

Ein Fall von Zyklothymie und ihre homöopathische Heilung mit Aurum

Am Anfang jeder Arbeit steht das Nachdenken. Zum Nachdenken aber gehört etwas mehr, als im aktuellen Fall zu Anamnese und Befund zur Sprache kommt.

Abhandlungen über Gemütsleiden und ihre homöopathische Behandlung wollen absolute Kürze und Prägnanz, sollen sie zur Kenntnis genommen werden. Darum zur Sache: Wie anfangen, um homöopathisch erfolgreich Gemütsleiden nicht nur zu behandeln, sondern unwiderlegbar sogar zu heilen? Als Einführung dient der § 6 des Organons (6. Auflage): die Krankengeschichte; ihr Aufbau ist die absolut notwendige Voraussetzung für alles weitere. Erst Objektivanamnese, dann Subjektivanamnese und schließlich: was befindet der Arzt?

Hat man diese Forderung erfüllt, so kommt die exakte Erhebung des Befundes am Kranken; im Ambulanzbetrieb auf dem Untersuchungsbett im Ordinationszimmer; sonst am Bett des Kranken zu Hause.

Ist dies geschehen, so erfolgt die Sichtung und Ordnung der Befunde: Alle Krankheitszeichen kommen vor allen individuellen Symptomen (= Zufällen). Alle äußeren Krankheitszeichen kommen vor allen inneren; alle körperlichen Symptome kommen vor allen seelischen Symptomen. Sodann nimmt man das Repertorium von *Kent* zur Hand und repertorisiert den aktuellen Fall durch.

Zur Therapie gehören dann nur noch die richtige Potenz und die richtige Dosis; was davon abhängt, ist ganz und gar nicht „so ziemlich Nebensache". Im Gegenteil: sehr ausschlaggebend für Besserung und Heilung!

In aller Kürze: Anamnese, Befund, Therapie und Epikrise des Falles einer seit mehr als dreißig Jahren bestandenen Zyklothymie!

Vorweg noch folgender Hinweis: Ein alles umfassendes Wissen in der Psychiatrie ist stillschweigende Voraussetzung, um das Krankheitsbild überhaupt als solches zu erkennen. Die Beherrschung der etruskischen Haruspicien ist ebenso Voraussetzung wie das allumfassende Wissen auf dem Gebiete, das „Innere Medizin" genannt wird; ganz zu schweigen von der kardinalen Kenntnis der Laboruntersuchungen sowie ihrer absolut richtigen Bewertung und Einordnung in das Krankheitsbild. Sie ist allerdings weit weniger bedeutsam, als man heutzutage glauben will. Hat man all das zusammen als geistiges Eigentum, dann braucht man nur noch das Wissen der gesamten „Materia medica homöopathica" sowie das absolut innere Gefühl des Mitempfindens und der Menschenliebe, um das gewaltige Wagnis der ärztlichen Kunst zu beginnen, nämlich: die homöopathische Behandlung von Gemüts- und Geisteskrankheiten. Hat man aber einmal als Nervenarzt diese Krankheiten homöopathisch geheilt, dann will man keine andere Therapie mehr praktizieren.

Ein Beispiel:
Dr. phil. *H.D.*, 60 Jahre, kommt in meine Praxis wegen Störungen des Schlafrhythmus: er erwacht früh 5 Uhr in Schweiß gebadet und muß sich ein frisches Nachthemd anziehen, in dem er dann noch bis zum Wecken um 7 Uhr früh döst. Dabei hat er dann Träume vom erlebten verflossenen Tag und kämpft ihn noch einmal durch. Dabei wird ihm bewußt, daß er ein wahres menschliches Scheusal ist und nichts taugt. In dieser Stimmung erwacht er und geht wieder an die Arbeit. Abends hat er dasselbe seelische Empfinden, wenn er bei seiner Familie weilt; dabei überkommt ihn dann eine tiefe Schwermut und das Gefühl der Verlassenheit: Niemand versteht ihn, weil ihn niemand wirklich liebt, und alle Welt ist auf ihn böse. So lebt er nun schon dreißig Jahre dahin und verzehrt sich in Schwermut und Selbstkritik. Tage der gemütlichen Stimmungslockerung werden von Tagen tiefster Depression oder gereizter Stimmungslage in ständiger Wiederkehr abgelöst.

Auf meine Frage, ob alles daraus resultiere, was ihm Beschwerden macht, antwortet er mit: Ja! In sämtlichen anderen Funktionen erhalte ich das gleiche „Ja", das heißt: „frei von krankhaften Störungen".

Was die Familienanamnese angeht, so stellt sich heraus, daß seine Mutter mit 45 Jahren Selbstmord durch Ertrinken beging.

Er selbst ist ein „self-made-man" und hat sich sein Studium als Werkstudent verdient. Nachher bezahlte er noch seinem Bruder das Studium.

Von seiner Tochter erfahre ich, daß er daheim ein wahrer Tyrann ist und Mutter und sie in ständiger Angst ihr Leben mit ihm teilen müssen. Er sei leicht reizbar und gerate schnell in Zorn. Daß dies ihre

Mutter in wahrhaft heldischer Haltung erträgt, ist weitgehend der starken religiösen Einstellung derselben zuzuschreiben. Ganz zu schweigen vom Martyrium der ständigen Angst um sein Leben, vollbringt diese Frau ein Werk echtester geistlicher Andacht, in dem sie ihn immer wieder geduldig zu trösten weiß und zu gemeinsamer Haltung im abendlichen Gottesdienst anhält. Aber jetzt könne sie es nicht mehr länger aushalten und bitte um meine Hilfe.

Ich lasse ihn nichts davon merken, daß ich objektiv schon dasselbe weiß, was er mir erzählt hat.

Ich frage nur noch nach seinem Tagesrhythmus und erfahre, daß er nachmittags sowohl körperlich als auch geistig sehr erschöpft ist. Sachte wird das Problem der häuslichen Atmosphäre gestreift, und er gibt sachlich zu, daß er ein Haustyrann sei. Zur Frage nach zeitweiliger Stimmungsaufhellung erfahre ich noch, daß ihm derartige Auflockerungszeichen dann seine ganze tyrannische Art zum Bewußtsein brächten und er dann alle um Verzeihung bitte, denen er vorher in der Phase der Verstimmung weh getan habe.

In all seiner depressiven Haltung spürt man das Herz eines hochkultivierten Geistes und Gemütes. Man fühlt sich zu ihm hingezogen, und man zaudert nur noch, ihn zu trösten, weil man einen Gefühlsausbruch vermeiden will. Immer wenn ein depressiver Kranker so auf den Arzt einwirkt, dann ist das ein Zeichen von echter Melancholie, anstatt der davon schwer zu unterscheidenden Depression des Neurotikers und des schizophren erkrankten Menschen.

Ich habe diese Beobachtung schon während meiner Assistentenzeit in den Kliniken der Universität München und in nunmehr jahrzehntelanger nervenärztlicher Praxis immer wieder machen können. Allein hieraus ist das Unterscheidenkönnen der einzelnen Depressionsformen schon mit einer *Dalai Lama*-artigen Intensität möglich. Dazu kommt noch, daß ein depressiver Psychotiker immer noch ein zusätzliches unverkennbares Zeichen aufweist: den nach Mäuseurin stinkenden Mundgeruch! – Wer diesen Geruch einmal wahrgenommen hat, vergißt ihn sein Leben lang nicht wieder.

Zum Thema zurück: Ich nehme das alles zur Kenntnis und beginne mit der Untersuchung; erst körperlich-intern und dann körperlich-neurologisch. Zu meiner Überraschung hat der Patient eine Stinknase, daneben einen käseartigen Mundgeruch; das Gesicht ist gerötet.

Ich habe nun genügend Anhaltspunkte, um alles unter einen Hut zu bringen. Somit kann die Mittelwahl beginnen: Ich eröffne die Repertorisation mit dem Krankheitszeichen der Blutüberfülle des Gesichtes; darauf folgt als Zeichen der inneren Störung die Stinknase mit übelriechender Absonderung. Anschließend kommen die seelischen Symptome: Zorn, Reizbarkeit, Schwermut und Gefühl der Verlassenheit sowie das schwerwiegende Symptom der nervlichen und geistigen raschen Erschöpfung.

Ich finde als Simillimum bei *Kent* „Aurum", das ich ihm in LM VI verordne. Er nimmt es regelmäßig, und zwar in einer Dosis von maximal 5 Tropfen in ½ Glas Wasser das ganze Jahr lang und dann nur noch in einer Dosis von 2 Tropfen in ½ Glas Wassser auf die Dauer von insgesamt vier Jahren. Das heißt aber nicht, daß nach vier Jahren erst die Wirkung einsetzte; im Gegenteil: allabendlich eingenommen begann die auffallende Besserung schon eine Woche nach Beginn der Medikation. Innerhalb eines Vierteljahres war die ganze Schwermut, von allem Nebensächlichem gar nicht zu reden, verschwunden.

Seit Jahren ist der Patient nun von seiner Zyklothymie und von seiner Stinknase geheilt, wie alljährliche Kontrollen erwiesen. Der Patient empfand dieses Arzneimittel als ein „Lebenselexier" und wollte es gar nicht mehr zu nehmen aufhören. Allem Anschein nach wirkte es so ausgesprochen belebend auf ihn. Ich konnte diese Ansicht nicht teilen, weil das Mittel als Zimmermann eines Sarges wirkt, wenn es länger als unbedingt nötig gegeben wird. Wie aber dasselbe zu solcher Wirkung kommen kann, das ist Aufgabe der modernen Emzymforschung. Ich habe darüber noch nicht weiter nachgedacht, weil das alleine schon ein Arztleben ausfüllt, ich mich aber mehr zum Praktiker als zum Theoretiker bestimmt fühle.

Zum Schluß noch eine Anmerkung: In meiner Praxis verwende ich zur Heilung von Nerven- und Geistes- sowie Gemütsleiden nur die LM-Potenzen von LM VI bis LM XXX; mit ihnen habe ich noch jede der obigen Krankheiten zur Heilung gebracht, sofern ich die Behandlung selbst durchführen konnte.

Über die Brauchbarkeit normaler antibiotischer Therapie und normaler Laboruntersuchungsergebnisse

Mehr als die Hälfte meines bisherigen Lebens bin ich ärztlich tätig, und ein Menschenalter als Nervenarzt.

Lange genug habe ich die naturwissenschaftlich-kritische Richtung in der Medizin und in der Homöopathie mitgemacht, um heute mit Fug und Recht sagen zu können, daß sie die größte Pleite in meinem ärztlichen Leben war. Ich kann nur sagen, daß ich es als den größten Gewinn meines Lebens ansehe, mit der klassischen Homöopathie durch Schweizer Kollegen vertraut gemacht worden zu sein. Ohne sie wäre ich nie zum Nervenarzt im Sinne *Hahnemanns* geworden, wenn nicht sie mich mit der Problematik des Repertorisierens und des Anwendens von Hochpotenzen bekannt gemacht hätten. Ich möchte ihnen dafür meinen Dank aussprechen.

Ohne sie würde ich bis heute noch keine einzige Psychose geheilt haben. Ohne sie würde ich heute noch als naturwissenschaftlich-kritischer Arzt homöopathische Arzneien nach allopathischer Diagnostik und Manier verordnen und dem Trugschluß erliegen, ich sei damit ein homöopathischer Arzt.

Ich mußte dann, allerdings im Alleingang, meine eigene Technik im Untersuchen und Repertorisieren sowie in der Therapie finden.

Dabei halte ich mich jedoch streng an die Weisungen *Hahnemanns* und vollziehe jeden Tag ein oft ziemlich schwieriges Postulat, das *Hippokrates* aufgestellt hat: *„Das Maß aller ärztlichen Methoden zur Untersuchung des Kranken ist der Kranke selbst."* Nach nunmehr fünfzehnjähriger ausschließlicher Therapie mit Hochpotenzen kann ich jederzeit den Beweis antreten, daß die von der sogenannten naturwissenschaftlich-kritischen Richtung erhobenen Einwände gegen die Hochpotenzen nicht stimmen:

Ich heile damit paranoid-halluzinatorische Psychosen des schizophrenen Formenkreises ebenso wie manisch-depressive Erkrankungen und Epilepsien; nebenher Leberschäden und Altersdiabetes; nicht zu vergessen Schäden der gesamten inneren Sekretion und Herzkrankungen von der einfachen Herzrhythmusstörung bis zum wiederholten Infarkt, und zwar belegbar mit Untersuchungsergebnissen aus dem leistungsfähigsten Spezial-Labor für interne Diagnostik in München. Noch etwas darf ich sagen: Wenn mit der naturwissenschaftlich-kritischen Richtung in der Homöopathie so weitergemacht wird wie bisher, dann darf sich niemand wundern, wenn eines Tages der Vorwurf der Scharlatanerie erhoben wird. Viele haben noch immer nicht begriffen, um *was* es in der Homöopathie eigentlich geht, und sie werden es auch nie begreifen, so lange sie sich nicht wieder dem kranken Menschen ausschließlich zuwenden, seine Klagen ernst nehmen, ihn gewissenhaft körperlich-intern und psychisch untersuchen, seinen Angaben und ihrem Untersuchungsergebnis trauen und aus alledem sich das Krankheitsbild aufbauen, wie es Voraussetzung zur Repertorisation ist, um das Simillimum finden zu können. Ohne diese grundlegenden Punkte kommt man nämlich niemals zur richtigen Therapie mit Hochpotenzen. Noch eines darf ich Ihnen sagen: Versuchen Sie sich frei zu machen von allem Gerede in den Kliniken. Unsere Therapie ist nicht mehr lange geringschätzigem Spott ausgesetzt und nicht mehr lange der Tummelplatz aller Scharlatane. Ich werde den Beweis dafür schon heute bringen:

Ein Patient kommt in meine Ordination wegen Abgeschlagenheit, fiebrigem Gefühl, Schmerzen in der Nierengegend beidseits, und er meint, eine Grippe zu haben, das habe er schon morgens beim Aufstehen bemerkt. Ich untersuche ihn körperlich-intern: befinde einen Ruhepuls von 92/Min., beide Nierenlager druck- und erschütterungsempfindlich, RR normal; *Urin:* goldgelb klar; PH 5, E: ø, Z: ø, Ubg o/+; Niturtest: ø, Sediment: etwas Schleim, spezif. Gewicht: 1 025.

Noch bin ich nicht mit der Untersuchung fertig, da beklagt der Patient Hitzegefühl mit Frösteln.

Nun frage ich Sie, wer von Ihnen diesen Fall mit Apis LM VI zu heilen sich getraut hätte, und wer hätte überhaupt das Simillimum auf Anhieb, ohne Repertorisation gefunden?

Sind wir mal ehrlich: Nach der naturwissenschaftlich-kritischen Methode hätte man es nie finden können.

Kent ermöglichte mir aufgrund von 3 Kriterien den Fall binnen einiger Minuten zu determinieren und im Verlauf der folgenden Tage zur Heilung zu bringen.

Ich frage Sie: Was muß nach Ihrer Vorstellung denn noch passieren, damit Sie sich vom Basiliskenblick der naturwissenschaftlich-kritischen Richtung in der Homöopathie befreien können, wenn allopathische Ärzte einer Epidemie solcher Krankheiten, wie der eben geschilderten, ratlos gegenüberstehen und Sie als homöopathische Ärzte weder körperlich-intern richtig untersuchen noch repertorisieren können?

Es ist schon eine Minute vor zwölf, und Sie haben noch keine Ahnung vom Repertorisieren und der Wirksamkeit einer Hochpotenz!

Was muß geschehen, damit Sie die Zeichen der Zeit endlich verstehen und begreifen was zu tun ist?

Ich habe Sie in Kenntnis gesetzt von den Möglichkeiten, die schon im nächsten Winter auf uns zukommen können.

Ich habe Ihnen ein solches Krankheitsbild und die dazugehörige Arznei vorgestellt. Denken Sie daran, wenn Sie die ersten Krankheitsfälle dieser Art bekommen sollten, und erinnern Sie sich dann an Apis LM VI.

Hermes Trismegistos sagte einmal nur zu wahr: „Die Weisheit ist verschlossen für den, der nicht hören will, und sie ist offen für den, der hört und das Handeln zur rechten Zeit versteht."

Homöopathische Hochpotenzen und ihre Wirkung

Bekanntlich sind Mäuse große Zuckerverzehrer. Nun hat man in einem wissenschaftlichen Versuch Mäuse so lange Zucker fressen lassen, bis sie keinen mehr mochten und sie schon beim Anblick von Zucker davonliefen.

Was einer Maus zu viel werden kann, sollte einem Menschen nicht schaden, möchte man annehmen. Aber was erleben wir täglich mit unseren Arzneien? Wir erleben das gleiche bei unseren Patienten, wenn sie dem Rat der Ärzte folgend ihre Arzneien zu oft nahmen.

Hahnemann gab daher nur einmal eine Dosis und ließ diese sich auswirken. Genauso mache ich es auch mit meinen LM-Potenzen: Ich verordne einmal 2 – 4 Tropfen zum Einnehmen und lasse die Dosis wirken. Der Erfolg ist, daß sich meine Patienten an der Arznei nicht zu Tode kurieren können. Ich lasse mich lieber einen Nihilisten nennen, als daß sich meine Patienten an der Arznei zu Tode kurieren.

In der Homöopathie sollte man meinen, daß diese Möglichkeit nicht existiere. Dazu darf ich an folgendes erinnern: Die Ernährungswissenschaftler wußten bei dem soeben zitierten Mäuseversuch vom Mindestmaß an Zucker so viel wie die Ärzte von der Mindestdosis der Arzneien. Sie waren eben medizinische Laien und wußten nichts vom Wirkungsprinzip der kleinen Dosis. Hätten sie das gekannt, dann hätten sie die Mäuse mit einer einzigen Gabe von in LM potenziertem Zucker davon fernhalten können. Derselbe Effekt hülfe auch beim kranken Menschen, um ihn von der Krankheit zu heilen. Aber bei fortlaufender Medikation ist der heilerische Effekt so gewaltig, daß selbst Krankheiten des epileptischen Formenkreises darunter zu weichen anfangen und schließlich heilen.

Gerade das soll nun vorgestellt werden: Ich habe da einen kleinen Jungen, an dem man die Wirkung von LM-Potenzen sehen kann. Der Junge kam zu mir in Behandlung wegen eines schweren Geburtstraumas. Er war tetraspastisch gelähmt – konnte weder laufen noch sich verständlich machen. Er torkelte herum wie ein Knallfrosch und lag dann zwischendurch zuckend am Boden, schreiend und heulend wie ein krankes Tier. Wie ein kleines Tier nimmt er seine Nahrung in breiiger Form auf – er beißt nicht – er kann sie nur schlucken – und verrichtet seine Notdurft ohne Ankündigung im Bett und in der Stube. Sauberkeit ist ihm kein Verlangen, und so klagt er nicht einmal, wenn die Höschen naß oder voll sind.

In meiner Ordination muß ich ihn immer am Schluß der Sprechstunde drannehmen, damit sich meine übrigen Patienten nicht schrecken. Ich habe ihn nun schon so weit aufgerichtet, daß er nicht mehr schreit und nicht mehr umhertorkelt wie ehedem, und ich hoffe ihn noch so weit zu bringen, daß er sich verständlich machen oder gar vielleicht noch sprechen kann.

Welche Mühen dahinter stecken, kann ich nur andeuten. Was es aber für Kräfte seine Mutter gekostet hat, ist unvorstellbar.

Der Lohn als solcher ist hier ein rein metaphysischer und nicht annähernd in Zahlen ausdrückbar zu bemessen. Ich halte es da mit unserem größten Lehrer, *Jesus von Nazareth*, der einmal sagte: „Was ihr einem der geringsten meiner Brüder tut, das habt ihr mir getan."

Nun zur Therapie dieses kleinen *Lazarus*. Zuerst fiel mir seine große Unruhe und Stimmungslabilität auf, begleitet von Zuckungen. Das führte mich zu „Zincum", das er sehr lange brauchte.

Dann kamen andere Zeichen zum Tragen, nämlich „Calc. carb.", weil er immer noch nicht das Reden anfangen wollte oder konnte, obwohl die Stimmungslabilität sich gebessert hatte. Ich habe damit ziemliche Überraschungen erlebt, weil er nun anfing, in geordneten Konvulsionen zu krampfen. Erst jetzt kam seine eigentliche Schädigung zum Tragen; ich konnte nunmehr gezielt „Cuprum" einsetzen und im Verlaufe einiger Monate das Verschwinden der Krämpfe beobachten.

Durch eine eitrige Sinusitis frontalis brauchte er einige Zeit „Mercurius solubilis", was zwar die eitrige Sinusitis frontalis ausheilte, dafür aber den Erfolg von Cuprum soweit zunichte machte, daß für einige Monate „Causticum" als Simillimum zur Behebung der Konvulsionen eingesetzt werden mußte. Seit ein paar Tagen erst konnten wir wieder zu „Cuprum" zurückkehren. Wenn nunmehr die Krämpfe endgültig verschwunden sind, kann ich mich an den Aufbau seiner Persönlichkeit machen.

Jetzt noch ein neurologischer Fall:

Ich will von einer Patientin mit einer Polysklerose berichten, die ich vor Jahren schon geheilt habe und die seither trotz schwerer körperlicher Belastungen gesund geblieben ist. Allerdings habe ich sie ganz unvorbehandelt von einem lieben Kollegen überwiesen bekommen, der sich klar war, was auf dem Spiele stand. Ich habe ihm das sehr hoch angerechnet, weil er als Kassenarzt nicht gerade zum Danaer geworden ist. Wir alle kennen ja noch den Spruch aus der Lateinstunde: „timeò, Danaós ac dóna feréntes." Der Kollege hat eine sehr große Praxis im Westen der Stadt. Ich habe ihm nur das getan, was er wollte, nämlich ihm den Befund und die Therapie mitzuteilen. Er überwachte die Patientin ständig und versuchte nie von sich aus, meine Therapie zu ändern. Nur so war es möglich, die Patientin zur Heilung zu führen.

Jetzt noch kurz die Therapie: Im *Kent* steht im III./527 die große Rubrik „Auftreibung", dann III./536 „Krankheiten der Leber" – „Lebervergrößerung". Mit diesen außergewöhnlichen inneren Zeichen habe ich die Heilung eingeleitet und zu Ende geführt. Ich habe den körperlich-neurologischen Status alle Monate nachgeprüft, um dem Einwand einer Spontanheilung entgegentreten zu können. Hier zur Sicherheit den ersten neurologischen Status: Nystagmus, erloschene Bauchdeckenreflexe, positiver Babinski beidseits und Ataxis des Ganges.

Jetzt frage ich, wer weiß das Heilmittel? – Das Heilmittel war hier Lycopodium LM VI und nach einem Jahr „Phosphorus".

Die Patientin ist dabei gesünder geworden, als sie jemals vorher war. Ich habe nun gezeigt, was LM-Potenzen ausrichten können, von denen man sagen hört, sie seien höchstens so gut wie Isar-Wasser.

Seneca, Sucht und Inaffinimentation im Dienst der Neurosenbehandlung und deren Heilung mit homöopathischen Arzneien

Wenn man *Seneca* liest, kommt man zu einem Ausspruch, der zum Nachdenken anregt; desto mehr, weil man von einem Philosophen kaum therapeutische Ratschläge erwartet. Am allerwenigsten aber für die Behandlung der Suchten. Allein, dem ist nicht so! Gerade der Philosoph weiß um den Aufbau des Menschen eingehender Bescheid, als der Durchschnittsarzt annimmt. Hierbei meine ich den modernen Mediziner, der außer seinen Laboruntersuchungen nichts anderes gelten läßt. Gerade daran mußten deswegen alle bisherigen Versuche scheitern, Süchtige von ihrer Sucht zu heilen.

Wie wichtig aber die Kenntnis der alten Philosophen ist, möchte ich nachfolgend aufzeigen. *Seneca* sagte einmal: „Manches muß man heilen, ohne daß der Kranke davon weiß." Gerade das ist die wichtigste Maxime für die Heilung von Süchtigen. – Warum wohl? – Ich muß da etwas weiter ausholen, um Klarheit zu schaffen: Der Mensch ist alleine schon durch das menschliche Sein zur Krankheit bestimmt. Als Imagination der Schöpfung ist er ein Zwitterwesen, zum mindesten ein heterogenes Gebilde als Geistwesen und ein animalisch-tierisches Lebewesen, dessen jeweilige Zusammenstellung ihn in ständige Konflikte mit sich und der Umwelt stößt. Ja, gerade dadurch ist er überhaupt erst Mensch! In jedem Augenblick seines Erdenlebens muß er seine innere Harmonie stets neu erwerben. Daß diesen ständigen Umwandlungsprozeß nur sehr wenige Menschen ohne großen Leidensweg zu meistern in der Lage sind, kann daraus leicht abgeleitet werden. So geht es auch dem Süchtigen: Er weiß um die Schwierigkeiten des menschlichen Daseins und um das harte Ringen der ständigen Selbsterneuerung. Dem sucht er sich zu entziehen, indem er sich in die Sucht abgleiten läßt, um in einer scheinbar heilen Welt die tägliche Selbsterneuerung überflüssig werden zu lassen.

Nun haben weiland *Seneca* und *Marc Aurel* schon gewußt, daß der Mensch eine Leib-Seele-Einheit ist und er somit in beiden Seinsbereichen erkranken kann. Das hält auch die Medizin unseres Jahrhunderts noch aufrecht. Nur vergißt sie, daß der Seele zwei Bereiche zukommen, nämlich das Unbewußte und das Bewußtsein. Das Unbewußte hält man für absolut unerforschbar und letzten Endes ziemlich ungeordnet. In Wirklichkeit hält es sich ziemlich genau an das Bewußtsein, nur mit dem Unterschied, daß es länger bei einem einmal festgehaltenen Gedanken stehenbleibt als das Bewußtsein, sonst könnte es nicht passieren, daß einmal gehegte Gedanken noch nach Jahrzehnten plötzlich wieder hervortreten und Bedeutung gewinnen in einem Zusammenhang, der früher nicht erkannt war. Letzten Endes werden alle Ideen so geboren und alle großen Erkenntnisse so gewonnen. Ich erinnere nur an *Albert Einsteins* Relativitätstheorie, die er als junger Mann schon klar konzipiert hatte, die aber erst im Mannesalter voll entwickelt von ihm an die Öffentlichkeit kam.

So wie das Unbewußte kurz gesagt als eine kunterbunte Klamottenkiste erscheint, so ist das eigentlich Unbewußte nur der Ideenspeicher alles Gedachten im Unterbewußten. Seine Suggestionskraft ist daher unerwartet groß, und so ist es verstehbar, wenn ein Mensch, dem das Sichselbsterneuern zur unerträglichen Last geworden ist, es dem Unterbewußtsein überläßt und zu ihm seine Zuflucht nimmt. So kommt er nur bis an die Schwelle des Bewußtseins und kann so leben, wie er es in seiner Vorstellungswelt sich wünscht. Um aber nicht wieder in die Klarheit des Bewußtseins zurückkehren zu müssen, stürzt er sich von einem Rauschzustand in den anderen. Hat er das einmal getan, so kommt er nicht mehr davon los und muß immer wieder in seine Traumwelt zurückkehren. Ja, er kann ihr gar nicht mehr entkommen, weil das Unbewußte viel stärker ins Seelenleben eingeht als das Bewußte. – Um es in einem Wort zu sagen: er ist ein Sklave seines Unterbewußtseins. So erklärt es sich von selbst, warum so viele Süchtige rückfällig werden. Ihr Unterbewußtsein hält sie immer noch fest und macht ihnen immerzu klar, warum sie wieder zum Suchtmittel greifen müssen. Wer das verstanden hat, dem ist die Problematik der Suchtbehandlung klar geworden. Nur so kann man dem Problem näherkommen, wenn man das Unbewußte in den Therapieplan mit einbezieht. Man muß dem Unterbewußtsein die Möglichkeit nehmen zum dauernden Weiterwirken in Richtung der Sucht; man muß es zum Schweigen anleiten, und man muß es zum Hilfeleister des Bewußtseins umziehen. Wie das möglich ist, soll nun aufgezeigt werden:

Jeder Eindruck und jede Vorstellung im menschlichen Seelenleben wird vom Unterbewußtsein aufgenommen und verarbeitet. Was auch immer ein Mensch an Vorstellungen und Eindrücken in seinem Unterbewußtsein larvenartig liegen hat, wird eines Tages zu neuen Ideen ausgereift dem Bewußtsein angeboten. Wird es nicht verwertet, dann gehen diese Ideen verloren. Gehen sie verloren für immer? Nein! Sie sinken wieder zurück ins Unterbewußtsein, um nach Jahren wieder aufzutauchen in veränderter Struktur, um nunmehr vielleicht zum Tragen zu kommen. Und wenn dann die Idee wirklich zum Tragen kommt, dann ist sie eine Theorie zu einer neuen Arbeitsweise; zur Arbeitshypothese ist dann nur noch ein kleiner Schritt. So ist es bei allen Süchtigen: Ihr Unterbewußtsein ist infolge falscher Programmierung nicht mehr in der Lage, richtig zu funktionieren. Somit kann es auch nie zur Heilung der Sucht kommen.

Geologen kennen die tektonischen Verwerfungen. Mediziner sollten genauso dieselben in ihrem Unterbewußtsein erkennen und nicht zu früh ihre wissenschaftlichen Veröffentlichungen herausgeben, ehe sie noch halbwegs gesicherte Resultate haben. Gerade davor sollte man sich hüten; just das sollte man lieber nicht tun, um Fehlschläge zu vermeiden. – Darin liegen nämlich die Ursachen des immer zahlreicher werdenden Versagens neuer Arzneien. Darum beschränke ich mich bewußt auf die alterprobten Mittel in der Homöopathie, weil sie noch nicht unter Zeitdruck erprobt wurden und weil sie nach wirklich sauberen Gesichtspunkten erst nach eingehendster Prüfung zur Heilung am kranken Menschen herangezogen wurden. Gerade diese Prüfungen suchen heute alle zu belächeln. Dabei wissen aber diese Spötter nichts von den Opfern und Gefahren, denen sich die Prüfer seinerzeit unterzogen haben, um uns diesen grandiosen Heilschatz zu vermitteln. *Hannibal* wußte, warum er nicht nach Rom marschierte. Es hätte den Untergang der alten Welt bedeutet, und er kannte seine Afrikaner. Genau so sollten wir uns hüten, unsere alterprobten Arzneien zu verlassen und sie gegen neue, kaum oder nur sehr flüchtig erprobte Arzneien zu vertauschen. Gerade davor möchte ich meine Kollegen warnen!

„Heureka", rief *Archimedes*, als er seine Entdeckung vom Auftrieb und somit des spezifischen Gewichts gemacht hatte. Genauso kann der homöopathische Nervenarzt innerlich frohlocken, wenn er hinter den gesetzmäßigen Ablauf seiner Therapie kommt und somit zum Schlüssel für das Zustandekommen der Nerven- und Geisteskrankheiten.

Als ich vor Jahren anfing, nach der von mir im Alleingang erarbeiteten Art und Weise zu untersuchen und zu repertorisieren, konnte ich es anfangs nicht fassen, daß ich immer wieder die gleichen Mittel als Ergebnis meiner sehr eingehenden Repertorisationen erhielt. Ich ließ mich aber nicht beirren und repertorisierte ruhig weiter und kam so hinter ein Phänomen, welches ich als „Inaffinimentation" in die medizinische Wissenschaft hiermit einführe.

Ich habe mich immer wieder gefragt, wie es zu solchen Zufällen kommen konnte, wie sie die Suchten und sonstigen psychischen Störungen darstellen. Erst als ich anfing, geduldig zu repertorisieren und zu beobachten, kam ein gesetzmäßiger Zusammenhang immer klarer hervor, und ein immenses Staunen hielt mich in Atem und Spannung, als ich dann eine klare Gesetzmäßigkeit erkannte. Ich sah in allen Fällen von Geisteskrankheiten immer wieder die gesetzmäßige Wiederkehr von einem und demselben Mittel, dem in ebensolcher Gesetzmäßigkeit immer wieder die gleichen Mittel folgten bis zur Heilung des Leidens. Ich erkannte nunmehr deren Wirkungen und deren organische Wirkungen auf den Verdauungstrakt und das mittlere innersekretorische System von der Hirnanhangdrüse bis zu den Gonaden und von den mittleren seelischen und geistigen Wirkungsbereichen bis zu den höchsten Funktionsbereichen im Metaphysischen, ohne dabei den menschlichen Körper vernachlässigen zu müssen. Je länger ich darüber nachdenke, desto klarer liegt das Erkannte vor mir. Ja, es ist so klar und leicht verstehbar, daß ich mich wundern muß bei der Frage, warum es noch niemandem aufgefallen ist vor mir? Ich kann es mir nur so erklären, daß wohl niemand es für der Mühe wert befunden hat, eine Geisteskrankheit zu heilen, weil sie für unheilbar gilt und weil sie kaum einen Orden einbringt. Ich habe den Mut zu sagen, daß ich Geisteskranke geheilt habe und daß ich den Weg ihres Leidens in allen Stufen kenne und daß ich somit sehr wohl unterscheiden kann, was Irrsinn und was keiner ist.

Ich habe den Weg verfolgen können vom Verdauungstrakt über den Stoffwechsel von Nieren- und Nebennieren-System zu den Gonaden und von der Leber zur Pankreas, von der Schilddrüse zum Hirnanhang und von der Hirnanhangdrüse zum Zwischenhirn und vom Zwischenhirn zum Hypothalamus und vom Hypothalamus-System zum Seelischen und Geistigen im limbischen System und von dort zum Metaphysischen Bereich in Stirnhirn und Okziput.

So geht es nun weiter. Mit gutem Grund haben die Irrenärzte früher Zeiten das Übel im Darm gesucht, aber nicht finden können, weil der Darm nur der Anfang des ganzen Dramas ist. Ihm folgen sofort die Leber und das Pankreassystem nach. Hier ist der erste Kurzschluß in der Leitung infolge diverser Enzymstörungen durch Schäden der stereotypen Wiederholung von enzymatischer Fehlinformation im Verdauungstrakt. Just im selben System ist die stumme Feiung gegen alle Infektionskrankheiten als bekannt schon erwiesen. Ich erinnere nur an die Kinderlähmung und an die Schluckimpfung! Genauso wie es zu einer stillen Feiung bei der Kinderlähmung kommt, kommt es zu einer stillen Feiung ebenda im Falle der Nerven- und Geisteskrankheiten! Nicht nur Toxine von Viren oder Bakterien, sondern auch ganz gewöhnliche innere Intoxikationen durch einmaliges Versagen des harmonischen Zusammenspiels in der intestinalen „Affinimentation", das heißt: des innersten Zell-Systems in Zellplasma und Zellkern. So kommt es dann zu einer völlig falschen Programmierung im ganzen strukturellen Bereich des gesamten Organsystems. Notgedrungenermaßen muß jedes nachgeordnete Organsystem diese Fehlprogrammierung übernehmen und somit den ganzen Fehler im gesamten Körper weiterreichen. Daß dabei das Nervensystem am empfindlichsten getroffen wird, ist einem jeden normal denkenden Mediziner ohne weiteres verständlich.

Hahnemann implizierte den Begriff der inneren Psora, das heißt: einer inneren Unsauberkeit. Wie recht er damit hatte, ist jetzt klarer geworden. Er kannte diesen Ausdruck nur im Zusammenhang mit chronischen Krankheiten, und ich meine, daß er noch nicht die von mir aufgezeigten Zusammenhänge kennen konnte, weil in seiner medizinischen Vorstellung die Zelle als wichtigste Funktionseinheit noch nicht entdeckt war. Ich gehöre nicht zu denen, die sich mit fremden Federn schmücken wollen, ich will aber auch niemandem eigene Erkenntnisse in den Mund legen, damit sie eher anerkannt werden.

Genauso wie das Zusammenspiel aller Zellen im Einzelorgan gestört wird durch Fehlinformation, genau so werden die Folgeorgane in ihrem gegenseitigen harmonischen Zusammenspiel gestört, und das nenne ich die „Inaffinimentation". Nur so kommt man dem Geschehen in den gestörten Organen auf die Spur und versteht die Fehlleistungen der einzelnen Organe und Organsysteme.

Ich habe diese Ideen schon in meiner Assistentenzeit in den Münchner Universitätskliniken gedacht und sie damals schon zum Teil als Arbeitshypothese in die Behandlung von Nerven- und Geisteskrankheiten eingebaut. Heute ist es mir zum großen Glück meiner Patienten möglich, diese Arbeitshypothese zu ihrem Wohle und zu ihrer Heilung täglich zu praktizieren.

Genauso wie bei den organischen Nervenkrankheiten ist es mit den organisch bedingten Geisteskrankheiten und Gemütsleiden. Ihre erfolgreiche Behandlung stellt meine Theorie unter Beweis, und ich kann sagen, daß sie ganz genauso zur Heilung zu führen sind wie jede andere innere Erkrankung. Daß sie halluzinieren, ist bei den Geisteskranken ihr gutes Recht, wenn man den Weg der „Inaffinimentation" verstehen kann.

Im Anfang ist das Wort *Senecas* gestanden wie ein erratischer Block. Nun soll dieser Block eingefügt werden. „Jeder Mensch ist ein Zwitterwesen", haben wir schon erfahren. Nun fehlt uns noch die Einordnung in die „Inaffinimentation". Es geht leichter als wir denken. Jeder süchtige Mensch ist eine Fehlprogrammierung von Geburt an. Das ist die Folge von Noxen, wie sie uns jetzt vom Lysergsäurediaethylamid (LSD) mit ihren geschädigenden Wirkungen aus jüngster medizinischer Literatur bekannt sind. Ihre Ausheilung ist daher langwierig und sehr schwer, ohne aber sagen zu müssen, daß sie aussichtslos sei. Ich habe mit meiner Theorie auch diesen armen Menschen wieder zu normalem Leben und Arbeiten verholfen; allerdings, ohne daß sie es wußten. Um nochmals *Seneca* zu wiederholen: „Manches muß man heilen, ohne daß der Kranke davon weiß".

Als *Seneca* diesen Ausspruch niederschrieb, gab es noch keine Wissenschaft vom Unterbewußten, genauer gesagt: von der Seele. Zu seiner Zeit gab es auch noch keine Trennung von Seele und Geist.

Genauso wie *Seneca* wußte, daß manches geheilt werden muß, ohne daß der Kranke davon weiß, so muß der Süchtige geheilt werden, ohne davon zu wissen. Es muß der Süchtige zu seiner Heilung geführt werden ohne sein Wissen, weil sonst dessen Seele merken würde, was ihren Träumen zuwiderläuft, und sie würde kurzen Prozeß mit solchen Bestrebungen machen. Das heißt, sie würde dem Menschen klar machen, daß er sein Suchtmittel braucht.

Die Seele braucht so lange keine Suchtmittel, als sie nicht davon weiß. Erst durch das Wissen um das Suchtmittel ist die Möglichkeit zur Entstehung einer Sucht gegeben.

Wird aber dem Unbewußten die Erinnerung an das Suchtmittel genommen und dabei dem Unbewußten das Suchtmittel entzogen, so ist die Heilung der Sucht möglich. Was hilft aber zur angeblichen Entziehung? Nur der sofortige Entzug des Suchtmittels und zugleich das Löschen der seelischen Vorstellungen im Zusammenhang mit der Sucht und dem Suchtmittel. Hat sich das Unbewußte erst mal an das Ausbleiben des Suchtmittels gewöhnt, dann ist die Heilung der Sucht schon gelungen.

Genauso wie die Entsagung vom Suchtmittel ist es mit der Entwöhnung. Je langsamer die Entziehung, desto länger die Entwöhnung. Je kürzer der Anlauf, desto kürzer die Entziehungs- und Entwöhnungszeit.

Je kürzer der Entzug, desto schneller aber auch der Abbau der Rauschgiftdepots im Körper und desto schneller die Normalisierung der gestörten Körperfunktionen.

Ich habe meine Süchtigen, ohne daß sie es wußten, binnen zweier Jahre von ihrer Sucht völlig geheilt, und zwar in der Regel mit Sulfur C 30 dilutum.

Der labile Hochdruck und seine homöopathische Therapie

Wenn normale Therapie nichts nützt, hilft sehr wahrscheinlich Überlegen. Einfach klares Nachdenken und folgerichtiges Überlegen.

Dabei kommen nach und nach Dinge zum Vorschein, die klares Überlegen lohnen und nur strenges logisches Denken erfordern.

Was ich darunter verstehe, ist leicht abgeklärt. Sehr naheliegend ist eine weitestmögliche Ruhigstellung seelischer Bereiche, um eine etwa normale Stimmungslage zu erzeugen. Dies widerspricht in seiner Zielsetzung gekonnter Untersuchung und Repertorisation, weil es außer einer Psychopharmakawirkung mit den nicht zu übersehenden Nebenwirkungen auf die psychischen Funktionen zu einer Nivellierung der seelischen Äußerungen führt und einem stupiden Versuch gleichkommt, Menschen zu Robotern zu machen.

Solches Handeln ist plattester Materialismus, sowohl westlicher als auch östlicher Prägung, und wird außerordentlich clever seit etwa 25 Jahren in der Behandlung des Bluthochdruckes praktiziert. Ich betrachte dies als ein stupides Therapieren mit noch stupideren Arzneien, von deren Spätfolgen kein einziges pharmakologisches Institut der Welt Verbindliches zu sagen weiß, weil auch kein so junger apl. Professor die hierfür notwendig lange Lebensdauer von mindestens 20 Generationen erreicht, um solche außerordentlichen Auswirkungen von Psychopharmaka beurteilen zu können.

Was ich längst schon Mitte meines Lebens versuchte zu klären, ist, hinter die Ursachen des labilen Hochdruckes zu kommen.

Sehr wahrscheinlich ist es sehr stures Repertorisieren gewesen, was mich auf die richtige Fährte gesetzt hat, nämlich die Beachtung eines seelischen und eines körperlichen Zeichens, nämlich das Zeichen leichter Erregbarkeit und als Zeichen der Inaffinimentation den Zwerchfellhochstand.

Für gewöhnlich ist stures Repertorisieren nicht gerade meine Lieblingsstute, die ich reite, weil mir sonst nichts anderes einzufallen scheint. Aber der sturste Repertorisationsbogen ist größte Sicherheit in solchen Fällen, in denen stetes Versuchen, hinter die Zusammenhänge zu kommen, erst durch ständiges Beobachten möglich wird.

Zur Beobachtung kann man erst kommen, wenn vorher das Versuchen, Zusammenhänge sehen zu können, geübt und allmählich möglich gemacht wird durch ständige Bereitschaft, Zusammenhänge immer wieder zu sehen und zu suchen und, sie immer wieder vergleichend, langsam als solche zu erkennen.

Normale Menschen werten normale Befunde normal aus. Somit ist das Versuchen, etwas zu sehen, schon nicht mehr möglich, weil just das Versuchen, alles normal sehen zu wollen, normale Ergebnisse bringt. Normale Ergebnisse sind stets und ständig ein Versagen geduldiger ärztlicher Beobachtung und somit Versagen ärztlicher Kunst.

Wer gut zu beobachten gelernt hat und trotzdem den absolut zuverlässigen körperlichen und seelischen Zeichen nicht genügend Bedeutung schenkt, wird keinerlei Zusammenhänge zu sehen bekommen und dann zur ohnmächtigen Therapie der Labormedizin zurückkehren, was ein Weitermachen in prallsten pharmakologischen Zuständen unweigerlich zur Folge hat. Wer sich aber bemüht, jeden Fall zu repertorisieren und dies zur selbstverständlichen Norm erhebt, wird und muß hinter die Krankheitszusammenhänge kommen.

Soviel vorerst einmal der klärenden Worte zur Abgrenzung der Standpunkte zwischen homöotherapeutischen und labormedizinischen Denk- und Therapierichtungen.

Wer Repertorisieren für überflüssig hält oder als Unfug bezeichnet, hat sehr wahrscheinlich noch nichts vom *Hahnemann*schen Geist aufgenommen und sollte am besten die Hände lassen von einer so hochdifferenzierten therapeutischen Disziplin, wie sie die homöopathische Medizin darstellt.

Wie längst bekannt, ist konsequentes Repertorisieren nötig, um hinter die Zusammenhänge von Krankheitszeichen und -zufällen zu kommen. Wie längst bekannt ist, müssen körperliche und seelische Zeichen und -zufälle in eine hierarchische Ordnung gebracht werden, wenn man durch die Repertorisation zu einem therapeutisch brauchbaren Resultat kommen soll. Wie im einzelnen dabei vorgegangen wird, soll kurz skizziert werden:

Äußere Krankheitszeichen gehen vor inneren, körperliche kommen vor seelischen Krankheitszeichen; körperliche Zufälle kommen vor seelischen; geistige Krankheitszeichen und -zufälle folgen *nach* körperlichen und nach seelischen. Somit ist zum methodischen Vorgehen beim Repertorisieren alles gesagt. Das Repertorisieren aber lernt man am raschesten, indem man jeden Fall, sogar den banalsten

Schnupfen, repertorisiert. Am besten repertorisiert man so lange, bis einem die Rubriken des Repertoriums im Schlaf einfallen, wenn es einmal *sehr* schnell gehen muß und soll, weil ein Patient im Sterben liegt und niemand helfen kann, außer Ihnen. Wer konsequent so verfährt, ist in kürzester Zeit Meister in der Repertorisation und Therapie; er ist in jeder Lage in Windeseile am Drücker und findet schnell ein hilfreiches Mittel ohne jede Hilfe von außen, weil er repertorisieren kann und dadurch immer zu richtigen Ergebnissen kommen muß und ohne jeden Fehlgriff, ohne jedes Versagen auf seine Therapie vertrauen kann.

Nicht nur in der Labormedizin unserer Kliniken und Krankenhäuser, sondern auch in der homöopathischen Medizin ist Kopfschmerz ein Zustand, aber keine Krankheit (nachzulesen im so viel zitierten § 153 des Organons, 6. Auflage).

Normale Menschen finden Kopfschmerzen normal. Man hat sie, aber nimmt sie längst als normal und stur, sehr stur normal sogar, wie ich immer wieder sagen mußte, weil stupides Therapieren mit Antihypertonika schon immer stummes Ablehnen in mir auslöste, und zwar schon zu einer Zeit, in der es ziemlich gleichgültig war, *wie* man den Hochdruck behandelte, nämlich mit Antihypertonika und Mitteln aus der Rauwolfia-Reihe.

Wesentliche Kenntnisse habe ich erst erhalten, als ich mich von dem Wust der Lehrmeinungen frei machte und meinen beobachtenden Blick auf den ganzen Menschen richtete. Es stürzten alle Kartenhäuser der verschiedenen Lehrmeinungen und Vorstellungen ein, und übrig blieb nur noch der Name für ein Phänomen, genannt „labiler Hochdruck", dessen Komplexität weit menschlicher ist als je ein Mensch zuvor es sich gedacht hat, *nämlich eine hintergründige seelisch-abnorme Erregbarkeit des Menschen insgesamt!*

Wer sehr normal wirkenden Menschen als normal geltende Zustände nicht glaubt, sondern sie einfach nur für einen Zustand hält und Zustände nicht für krankhafte menschlich-stumme Proteste gegen eine derartig schreckliche Vereinfachung zur Kenntnis nehmen will, ist sehr schwach menschlich-normal. Aber er ist nicht stur genug, sich im nächsten Moment am nächsten Pfosten aufzuhängen. Er wäre dort am besten aufgehoben, aber wohl im nächsten Moment schon sehr erstaunt, auf der anderen Seite des Daseins feststellen zu müssen, daß er sich sehr wahrscheinlich geirrt hat und sehr wahrscheinlich noch immer nichts dazu gelernt hat, um einzusehen, weshalb er nicht schon längst hinter solche Zusammenhänge gekommen ist. Es ist eben normalerweise ständiges Beobachten und stetiges Repertorisieren viel mehr wert, als er sich längst als normaler Mensch normalerweise gedacht hat und ihm stupides kleinkariertes Repertorisieren ohne jeden Akt der Verzweiflung schon längst ermöglicht hätte.

Im Normalfall ist normales menschliches Denken notwendig. Im normal-menschlichen Zustand ist es daher unmöglich, bei einem Kranken nichts Abnormes zu finden. Wenn ich daher keinen Zwerchfellhochstand finde, versuche ich es mit dem Muster der neurovegetativen Stigmatisation, dem Hand-Fuß-Schweiß. Finde ich keines von beiden, dann sehe ich mir das Gewicht an, und erst, wenn äußere und innere Zeichen ersten Grades fehlen, versuche ich es mit den Zeichen 2. Grades, nämlich den Ausscheidungen und den Sexualzeichen. Erst wenn ich bei normaler, klinischer Untersuchung gar nichts gefunden habe, nehme ich Laborbefunde als Zeichen des 3. Grades.

Sehr wahrscheinlich kann manches versucht werden, aber ob es im normal-menschlichen Sinn zum hinreichenden Krankheitsbild wird, ist sehr fraglich, wenn man dem normalmenschlichen Bedürfnis nach einem festen Ausgangspunkt nicht stattgegeben hat und man unweigerlich ins Schwimmen kommt oder sich im Nebulosen versteigt und keinerlei Orientierungsmöglichkeiten mehr hat.

Wer sagt mir präzis, was in jedem Fall absolut unumstößlich richtig und stets und ständig gleichbleibend, kritisch gesehen allgemeine Krankheitszeichen und -zufälle sind, wenn sie sich nicht auf den kranken Menschen vor mir beziehen und sich in der Zusammenschau mit der Krankheit äußerlich und innerlich nicht vereinbaren lassen, um normalerweise ein Krankheitsbild mit den individuellen Zügen des jeweiligen Kranken zu geben?

Ich meine, man sollte die Kunst des Arztes nicht überfordern und nicht übertreiben, sondern still nur so viel als Kunst des Arztes gelten lassen, was er an menschlichem Können und Vermögen tatsächlich zu leisten vermag.

Wer stures stupides Suchen nach irgendwelchen stumpfsinnigen Krankheitszufällen betreibt, ist menschlich gesehen ein armer Tropf, weil er sturstes Wissen und normales Denken und Verhalten außer acht läßt und sein eigenes Wissen und Können in Frage stellt, so wie der Kliniker heute seine körperlichen Untersuchungsergebnisse in Frage stellt.

Genauso wie der Kliniker seine Laborwerte anhimmelt, sollte er seine klinischen Untersuchungsbefunde am kranken Menschen hilfreich gelten lassen und sie klar und folgerichtig einbauen in das Krankheitsbild und erst dann beginnen, seine abklärende Differentialdiagnose mit nachfolgender Repertorisation in die differentialtherapeutische Betrachtung nach abgeschlossener Mittelwahl einbeziehen.

Wer so verfährt, kommt unbedingt zum richtigen Arzneimittel und damit zur absolut sicheren Heilung.

Ich kann, solange ich medizinisch denken gelernt habe, mir keine andere Art medizinischer Diagnostik und Therapie vorstellen, weil ich alle meine Lehrer, angefangen bei *Hippokrates* über *Paracelsus* und *Hahnemann*, meine Lehrer an den verschiedenen Kliniken und meine Lehrer während meiner Militärzeit stets als Lehrer betrachtet und verehrt habe und sie nicht als Apostel des absoluten Irrsinns ansehen kann.

Wer sich meiner Meinung anschließen kann, soll mit mir weiter so wie bisher die ärztliche Liebe zum kranken Menschen pflegen und sich durch nichts beirren lassen, wenn es um die innersten Werte ärztlichen Tuns und um klaren Menschenverstand geht.

Ich komme nun zur Krankengeschichte einer Patientin. Sie ist 56 Jahre alt und arbeitet bei der Post im Telegraphen- und Fernsprechdienst.

Ihre Hauptbeschwerden sind Kopfschmerzen, die sie mehr als 20 Jahre geduldig ertragen hat, weil man ihr immer gesagt hat, Kopfschmerzen seien ein normaler Zustand bei Frauen und keine gesättelte Krankheit. Man müsse sie einfach ertragen und eben mal ein schmerzstillendes Zäpfchen nehmen, wenn sie nicht mehr auszuhalten seien. Nur einmal der Versuch, sich die Beschwerden ihres Leidens anzuhören, ist niemandem eingefallen, weder dem Hausarzt, noch dem Internisten oder dem hier zuständigen Nervenarzt. Sie alle erklärten ihre Beschwerden als einen Zustand, der ertragen werden müsse und nun mal zum weiblichen Leben gehörte. Wer es nicht glaubt, kann gerne von mir die Adresse bekommen. Er kann sie dann selbst fragen.

Wer sehr stures Tun mit ärztlicher Pflicht verwechselt und durch kleinkariertes Denken noch immer nicht von meinem Versuch überzeugt ist, hier sturste ärztliche Arbeit zu zeigen ohne jedes Trara, der möge jetzt lieber nicht mehr weiterlesen, um sich nicht über meine Ausführungen ärgern zu müssen und lieber seine gewohnte Art zu therapieren wie bisher weitermachen. Ich will es ihm in keiner Weise verübeln. Aber er soll ehrlich sein und nicht hergehen und hinter meinem Rücken behaupten, es sei nichts weiter dahinter, was ich mir zu sagen erlaube. – Wer jeden Tag bis zur Erschöpfung arbeitet, absolut uneigennützig und nur von der Hand in den Mund lebt, nur um Menschen zu helfen, die in Not sind, ohne langes Feilschen für sehr klägliches Honorar und stures Versuchen, noch einmal alles billiger zu bekommen als beim Trödler, der darf sich wahrhaftig die Freiheit herausnehmen zu sagen, was er sieht und täglich erlebt.

Normalerweise stimmen normale Menschen mit mir überein, daß es sehr stures Versuchen ist, gewonnene Einsichten eines anderen erst zu menschlich-normalen herunterzuspielen, um sie dann heimlich, still und leise im verschlossenen Kämmerlein zur eigenen Erkenntnis und wissenschaftlichen Tat werden zu lassen.

Doch nun zurück zu unserer Patientin. Wer sich zu den normalen Menschen zählen möchte, sollte jetzt noch etwas geduldig zuhören und sich mit normalen Menschen unterhalten. Wer sich normal fühlt, soll lieber im nächsten Monat seine Überlegungen nochmals überprüfen, wenn er liest, daß man just ihn als ersten normalen Menschen entdeckt hat. Um nun mit unserer Patientin weiterzukommen, will ich aus ihrer Anamnese kurz berichten: Sie ist ein Kind unter elf Geschwistern gewesen und hat es in ihrem Leben sehr schwer gehabt. Eine freudlose Jugend und ziemlich normale Zustände daheim, nämlich keinen Vater mehr zum Brotverdienen und eine total überforderte Mutter, weshalb meine Patientin mit 14 Jahren in die Fremde ging, um normal leben zu können und zwar sehr, sehr normal: morgens um 5 Uhr aufstehen und in einem sehr christlichen Geschäftshaushalt bis abends um 10 Uhr normal zu arbeiten, und zwar stets und ständig nur im Stehen. Sitzen war nicht erlaubt, um nicht müde werden zu können. Nur mittags durfte sie sich für die Dauer des Mittagessens hinsetzen. So lebte sie die Jahre hindurch, ganz normal, bis ihr eine Anzeige der Post eine Möglichkeit bot, sich zu verändern. Sie wurde genommen und mußte nunmehr stur-normalen Telegraphendienst in Tag- und Nachtschichten ziemlich lange, nämlich bis heute, etwa 35 Jahre lang machen. Sie ist sehr glücklich verheiratet, hat keine Kinder. Zu sturster Ruhe in ihrem Leben ist sie erst gekommen, nachdem man ihr – ganz normal! – in der Mitte ihres Lebens die Gebärmutter entfernt hat, ihr aber wenigstens die Adnexe belassen konnte. – Schon Mitte ihres Lebens versuchte sie mal, in Kur zu kommen. Aber ihre Kopfschmerzen wurden stets nur als ein Zustand und ein lästiges weibliches Übel dargestellt. Somit entfiel eine ärztlich indizierte Kur. Wer es nicht glaubt, frage die Patientin selbst. Wenn sie ihre Lebensgeschichte erzählt, muß sie hilflos weinen und ihre ganze Beherrschung aufbringen, um nicht in einen Anfall von totaler Schwermut und Indifferenz zu versinken. Nur sehr gehalten kann sie überhaupt ihre Beschwerden vorbringen und Menschen rühren mit ihrer Tapferkeit und ihren heldenmütig-still ertragenen Schmerzen. Sie kommt nicht ins Räsonieren, obwohl sie Grund genug dazu hätte, und sie versucht, untheatralisch-sachlich ruhig ihre Beschwerden zu schildern. Sie ist innerlich beruhigt, als sie merkt, daß sie von mir ernst genommen wird. Nur beim Versuch, ihr klar zu machen, daß der Grund für ihre Kopfschmerzen vielleicht im starken Kaffeeverbrauch zu suchen sei, läßt sie dies nicht gelten, weil sie ihn als Hilfe notwendig braucht, um ihren Dienst leisten und normal leben zu können. Somit ist schon sehr vieles klar gesagt, sie kann nichts ohne Stimulans tun. Sie kann gut meinen Ausführungen folgen, läßt es aber nicht gelten, daß sie auf ihren Kaffee verzichten müßte, wenn sie ihre Kopfschmerzen los sein möchte. Sie kennt ihren schwachen Punkt, nämlich das Suchen nach Hilfe in Form eines Stimulans, um nur ja nicht im Dienst fehlen zu müssen. Sie kennt seit Jahren keine größere Freude als die Erfüllung ihrer Pflichten im Dienste der Post. Sie kämpft still mit mir um ihr Lieblingsgetränk, und ich erlaube es ihr so lange, bis sich in meiner Therapie ein Medikament einstellt, das Kaffeegenuß nicht mehr zuläßt, weil Kaffee seine Wirkung aufhebt, nämlich „Phosphor".

Sie kennt Anodyna zur Genüge, und ich belasse sie ihr so lange, als sie ihrer bedarf. Beim Verbrauch von Analgetica sind wir aber schon wieder im nachfolgenden Mittel drin, das mit den Analgetica aufräumen muß, wenn der Kranke gesund werden soll! In nächster Zeit wird sie keinerlei Schmerzmittel mehr benötigen; wenn sie lange genug „Phosphor" gehabt und ihr labiler Bluthochdruck in normotonen Werten stabil geworden ist und Mittelwerte um RR 140/90 hält, ist sehr vieles schon gelungen, weil sie dann ohne jede Gefahr „Sulfur" von ihren Anodyna befreien wird.

Ich weiß Kollegen, die ihren Patienten zumuten, keine Anodyna zu nehmen, weil sie befürchten, ihr Therapieplan könnte es nicht vertragen oder alles verwischen, was sie mühsam zu Wege gebracht haben. Ich habe die Erfahrung gemacht, daß es ziemlich nebensächlich ist, ob seit Jahren genommene Anodyna noch ein paar Monate länger genommen werden oder nicht. Meine Patienten sind mir stets sehr dankbar dafür, wenn ich ihre geliebten Gewohnheiten nicht verdonnere, sondern einfach in meinem Therapieplan mitberücksichtige und sie langsam schonend an meine therapeutisch notwendigen Maßnahmen heranführe.

Ich lerne, daß sturstes Versuchen, Menschen, insbesondere kranke Menschen, zu etwas zu bringen, mehr Nachteile erbringt als Vorteile. Nehmen wir nur mal das Rauchen her: Wer raucht und es sich abgewöhnen möchte, soll es sich genau überlegen, was er will. Wenn er es aus Gesundheitsgründen möchte, so muß er sehr handfeste Gründe haben, so daß er es tun *muß*. Wenn er es tun *möchte*, so ist sehr simples Versuchen ohne Sinn, weil sein Unterbewußtsein ihm tausend wohlfeile Gründe anzubieten hat, die ihm beweisen, daß er gerade *jetzt* wieder eine Zigarette nötig hat, um seine Nerven zu beruhigen. Wenn er seine *Einstellung* zum Rauchen nicht ändert, nützen ihm solche Möchte-Gern-Vorsätze nichts. Im Gegenteil: Er sieht sich nur um so mehr dem Nikotin verhaftet und schadet sich auf diese Weise mehr als durchs Rauchen, weil er jedesmal die Frustration seines Wollens mitraucht und damit sehr viel mehr seelische Schäden davonträgt, als ihm Nikotin somatisch-psychisch schadet, wenn er sich zu diesem Laster bekennt. Mehr schadet ihm nämlich das Versuchen, sich von seiner Sucht zu lösen, als sich ihr still zu ergeben, weil sein Unterbewußtsein ebenso wie sein Körper sich schon daran gewöhnt haben, mit dem Nikotin fertig zu werden, ohne weitere

Schäden zu setzen. Den Lungenkrebs müssen sie natürlich als Risiko mitrechnen und stumm ertragen, wenn er sie langsam ruiniert.

So viel zum Thema menschenwürdige Medikation. Nun weiter im Text: Meine Patientin litt sehr unter den Folgen einer Gehirnerschütterung, und sie klagte seit einem Sturz auf den Hinterkopf immer noch über starke Hinterkopfschmerzen und über ständiges Schwindelgefühl. In solchen Fällen nimmt der homöopathische Arzt „Arnica" zu Hilfe. Ich gab es ihr in LM VI/4 Tropfen, weil der Unfall schon mehrere Jahre zurücklag und ich keine zusätzlichen Belastungen erleben wollte, die eine schwere Probe des zwischenmenschlichen Vertrauens bedeutet hätte. Ich ließ sie langsam, ohne jedes weitere Gespräch, ihre Hinterhauptschmerzen ausleiden, was sie normalerweise nicht merken konnte, weil sie gegen den anderen Kopfschmerz erst hätten abgeklärt werden müssen. Aber weder körperlich-neurologisch noch im EEG waren Hinweise für ein postcomotionelles Syndrom, außer dem Hinterkopfschmerz als subjektivem Zufall. Ich ließ ruhig „Arnica" nehmen, obwohl sich ihr RR merklich erhöhte und obwohl ich wußte, daß sich ihre Kopfschmerzen dadurch nicht verminderten, sondern eher stärker werden mußten, was sie mir auch berichtete. Somit ist sicher, daß sich ihr postcomotionelles Syndrom in Rauch aufgelöst hat, ohne es ihr bewußt werden zu lassen, daß eine Fixierung nicht mehr möglich war.

Nachdem ich nach klassischen Methoden ihren Kopfschmerz nicht zu lösen vermochte, war ich mit einer gewissen Hintergründigkeit gezwungen, zur stursten Form meiner seit Jahren stets als sehr verläßlich-hilfreichen Technik der Repertorisation zurückzukehren und sie nach meiner Theorie der Inaffinimentation zu rubrizieren und zu repertorisieren. Innerhalb von wenigen Wochen war nichts mehr übrig von ihrem labilen Hochdruck, und ihre Kopfschmerzen nahmen seither laufend an Intensität und Häufigkeit ab. – Ihr Hypertonus ist verschwunden. Ihre Blutdruckwerte liegen jetzt bei RR 140/90.

Ein Fall von Epilepsie ohne abklärbare Ursachen

Normale Menschen können sich unter einem Epileptiker nichts vorstellen. Normalerweise sind sie in Kliniken interniert und sehr menschlichen Zufällen unterworfen, wie man sie normalerweise niemals zu sehen bekommen kann. Daher ist anonymes Abschieben in Nervenkrankenhäuser das Nächstliegende, wenn es heißt, der Mensch habe Anfälle. Und schon organisiert man allerlei, um solchen Menschen alles zu verleiden, was menschennotwendig ist, um normal-menschlich leben zu können. Als erstes wird stur jedes Genußmittel verboten und auch der Genuß von alkoholischen Getränken sowie von Tee und Bohnenkaffee untersagt, Nikotin ebenfalls. Alsdann läßt man stur jeden Tag Blut und Urin abnehmen; die Hirnaktionsströme werden immer wieder gemessen, um danach zur sturnormalen Therapie mit Antikonvulsiva übergehen zu können. Und schon nach ein paar Wochen ist so ein Mensch seiner Persönlichkeit beraubt und in die chemische Zwangsjacke gesteckt, aus der er Zeit seines Lebens nicht mehr herauskommt. Es sei denn, er trifft zufällig auf einen homöopathischen Arzt, der es sich zur innersten Aufgabe gemacht hat, solchen Menschen wieder zur normalen Persönlichkeit zurückzuverhelfen und aus ihnen wieder normale Menschen zu machen, die keiner chemischen Zwangsjacke mehr bedürfen und wieder normal leben können.

Wie verrückt solche homöopathischen Ärzte sein müssen, Menschen nicht bloß zu behandeln, sondern sogar heilen zu wollen, kann nur ein Kollege begreifen, der selbst als inneren Auftrag die *Heilung* seiner Patienten im Auge hat und nicht bloß eine oberflächliche Behandlung. Von einer Besserung oder gar Heilung kann doch schon längst nicht mehr die Rede sein! Aber ohne jenen inneren Auftrag ist Arzttum einfach undenkbar!

Arzt sein ohne inneren Auftrag ist genauso unmöglich wie Arztsein ohne genaue Kenntnis des menschlichen Körpers und seiner harmonischen Funktion. Wenn ich sage: „Seine harmonische Funktion", so meine ich das harmonische Zusammenspiel aller Organe und Organsysteme. Ist dieses „harmonische Zusammenspiel" gestört, so nenne ich das *„Inaffinimentation"*. Dieser Terminus technicus umfaßt sowohl die harmonische Funktion der Zelle in ihrer Aufteilung von DNS (Desoxyribonukleinsäure) und RNS (Ribonukleinsäure) als auch der in der alten Nomenklatur als „Gene" bezeichneten Bausteine der Doppelhelix.

Normalerweise kommen Ärzte nie in Versuchung, über solche „überspitzten" Dinge sich den Kopf zu zerbrechen. Aber sehr wahrscheinlich ist es sehr lohnend, sich über solche Vorgänge Gedanken zu machen und sich ohne Scheu mit solchen Themen zu befassen. Wenn man sich mit etwas Interesse dem Zellstoffwechsel der Zelle widmet, so kommt man sehr schnell zur normalen Zelle und Zellatmung von meinem alten Lehrer *Wieland* und seinem kongenialen Kollegen *Warburg*. Ohne *Wieland*sche Oxydo-Reduktion und ohne *Warburg*sches Atmungsferment ist keinerlei Zellstoffwechsel möglich. Ohne diese beiden Systeme ist keinerlei Leben in der Zelle möglich. Das harmonische Zusammenspiel dieser beiden Systeme aber ist die „Affinimentation". Wie ohne diese beiden Systeme keinerlei Leben in der Zelle möglich ist, so gibt es ohne die „Affinimentation" kein organisches Leben. Schon mein Lehrer *Wieland* nannte sein Oxydoreduktions-System nichts anderes als einen *Teil* normal ablaufender Vorgänge im Zellstoffwechsel. Beides zusammen: *Warburg*sches Atmungsferment und *Wieland*sches Oxydoreduktions-System bilden die normale Zellatmung.

Mein Begriff der „Affinimentation" umfaßt aber die Zellatmung *und* den Zellstoffwechsel. Ist dabei die „Affinimentation" nur einmal kurz gestört, so führt dies zur „In-Affinimentation", die sich nicht nur auf eine Zelle beschränkt, sondern stürmisch und allumfassend schlagartig alle Zellen des Organsystems befällt, ja befallen muß, weil sehr stürmische Vorgänge im Inneren der Zellsysteme zur stürmischen Störung führen müssen, weil letztlich alle Zellen gleichzeitig an „Inaffinimentation" zu leiden anfangen und schließlich normales Funktionieren nicht mehr möglich werden kann, weil sie schon längst gestört sind, wenn die „Inaffinimentation" sich bemerkbar macht.

Ohne jemals als stummer Zeitgenosse von mir reden zu machen, habe ich still in meiner Praxis diese Beobachtungen gemacht und ebenso still meine Folgerungen daraus gezogen und still meine Therapie danach ausgerichtet: So nehme ich für die erste Stufe in der „Inaffinimentation" als Heilmittel schon seit Jahren „Arsenicum album" in der LM-Potenz. Für die zweite Stufe in der Inaffinimentation nehme ich zur stummen Normalisierung „Phosphorus" ebenfalls in der LM-Potenz. Für die dritte Stufe in der Inaffinimentation nehme ich zur Heilung „Lycopodium", ebenfalls in der LM-Potenz. Am Schluß nehme ich „Calc. carb. Hahnemanni", ebenfalls nur in

LM-Potenz und danach zur Ausheilung „Sulfur", nur in LM-Potenz und schon ist meine Affinimentation wieder hergestellt!

Wohlgemerkt, aber nur, wenn der Körper sie mir anzeigt. Ein Behandlungs-Schema ist dies absolut nicht! Strengste Observation von semiologischen Gesetzmäßigkeiten ist strikteste Voraussetzung! Ihr folgt sturste Repertorisation, und erst dann ist die Administration vorgenannter Mittel möglich, ohne schwerste Reaktionen hervorzurufen und ohne Schäden zu verursachen!

Was machen nun die einzelnen Arzneien?

Ars. alb. bewahrt die Zellen so lange vor weiteren Schäden, bis sich unter *Phos.* normale Zellatmung wieder ermöglichen läßt. Und wenn dies möglich ist, dann läßt *Lycopodium* schon im ersten Anlauf den normalen Zellstoffwechsel wieder zu.

Wenn Sie nun erfahren wollen, wie ich ohne Labor zu solchen Behauptungen komme, so muß ich Sie bitten, mit mir sehr streng folgende Beobachtungen nachzuvollziehen und daraus streng folgerichtig anschließend zu folgendem Ergebnis zu kommen:

Arsenicum ist als sehr schweres Zellgift bekannt, allopathisch wohlgemerkt! Homöopathisch entspricht es dem Zelltod, der sich makroskopisch im Zellabbau, sprich: im Altwerden des Körpers zeigt. Wird dieser Zellzerfall abgefangen und zum Stillstand gebracht, so haben wir den ersten Schritt der *„Inaffinimentation"* schon überwunden, weil *Ars.* nicht nur den Zellschutz übernommen hat, sondern gleichzeitig zum kompensatorischen Zellneubau anregt, der makroskopisch in einer Zunahme des Gewichts und der Fettzellen als Träger des *Warburg*schen Atmungsfermentes erkennbar ist.

Nun zum nächsten Schritt: Ist *Ars.* alb. als Zellschutz und Fettbildner so weit ausgeschöpft, daß *Phos.* folgen kann, dann übernimmt *Phos.* die normale Zellfunktion in rein energetischer Hinsicht als Energiespender für alle Nervenzellen und als Zellatmungshilfe für alle normalen und geschädigten Zellen. Wie sie wissen, ist *Phos.* absolut notwendig zur Aufrechterhaltung aller Lebensvorgänge.

Nach *Phos.* kann nunmehr *Lydopodium* den normalen Stoffwechsel in der Zelle ermöglichen, weil streng geregelte Prozeßabläufe just

Lycopodium in hohem Maße als Mittler von energetischen Vorgängen wirken lassen, wie sie im normal funktionierenden Dünndarm zu beobachten sind, nämlich als Assimilationsträger, als Auswerter von aufgenommener Nahrung, infolge seines Aluminiumgehaltes. Und Sie wissen ja, daß dieses Element lebensnotwendig für unseren Dünndarm ist, weil er ohne Aluminium kein Krümelchen Nahrung assimilieren könnte.

Zum Schluß noch *Calc. carb.:* Es regelt schlicht den Mineralhaushalt im Auf- und Abbau sowohl wie Umsetzungen des Körpers in allen Zufällen sowohl in körperlicher als auch in seelischer Hinsicht.

Als Wächter und Beschützer normaler Zellfunktion bildet *Sulfur* den Schluß in der Behandlung.

Normalerweise ist menschliches Leben rein vegetativ. Nur sehr wenigen ist es bestimmt, ein Leben zu leben, das menschlich nicht als normal zu bezeichnen ist, weil sie bestimmt sind, für andere zu leben und sich für sie zu opfern.

Schon normal menschliches Leben ist sehr abenteuerlich. Menschliches Leben im Dienste für andere ist sowohl sehr schwer als auch sehr ereignisreich. „*Sinuhe der Ägypter*" ist Ihnen allen bekannt als stiller Dulder und großer Arzt. *Mika Waltari* hat in ihm allen Ärzten ein unsterbliches Denkmal gesetzt.

Mit sehr außerordentlichen Mitteln mußte ich meine Einsichten erwerben, nämlich mit sturster und ruhiger Beobachtung. Wer dies nicht verstehen kann, soll lieber nicht weiterlesen. Ich müßte dann ja auch aufhören, über meine Beobachtungen zu berichten, wenn behauptet würde, ich sei total übergeschnappt. Nun, dem ist noch immer nicht so. Vielmehr mache ich die erfreuliche Feststellung, daß meine Ideen im Laufe der letzten Jahre allgemein akzeptiert wurden, ohne zu erwähnen, daß sie von mir sind.

Im normalen Ablauf eines Menschenlebens spielen ein paar Jahre normaler Therapie keine sehr große Bedeutung. Aber im Verlaufe einer sehr konsequenten Therapie nach den *Hahnemann*schen Forderungen zur Behandlung der „antipsorischen" Phase eines Leidens sehr viel mehr, als man glauben möchte. Ich erinnere nur an den Zyklus von menschlichen Abläufen im Leben eines Patienten.

Wer so normal lebt, daß er ohne jede interkurrente Erkältungskrankheit durchkommt, kann sich zwar glücklich preisen, niemals

Fieber gehabt zu haben; aber er ist sehr wahrscheinlich nicht so gesund, wie er meint.

In der Therapie eines Anfallskranken jedoch erlangt jede Erkältungskrankheit fundamentale Bedeutung, die sehr genau beobachtet werden muß. Nicht nur therapeutisch, sondern auch prognostisch ist jede interkurrent auftretende Erkrankung während der Therapie eines solchen Leidens wichtig. Will man zu einem erfolgreichen Ende seiner Therapie kommen, so muß man strikt jede interkurrente Erkrankung sehr ernst nehmen und genau nach den Regeln der *Hahnemann*schen Therapie behandeln, um hinterher die „antipsorische" Therapie wieder fortzuführen. Nur so ist auf die Dauer die Ausheilung eines Leidens möglich, das sonst schlechthin als unheilbar gilt. Nur so kann man Patienten zum normalen Ausheilen so schwerer Schäden führen, wie sie ein Anfallsleiden darstellt.

Nun noch einige Hinweise auf die normale Therapie mit homöopathischen Arzneien:

1. Niemals ein Mittel nehmen, von dem man *meint*, es könnte stimmen.
2. Niemals auf eine eingehende Untersuchung allmonatlich verzichten.
3. Niemals vergessen, daß man Menschen vor sich hat, die in ihrer seelischen Einstellung zu den wertvollsten zählen, die jemals unter der Sonne lebten und noch immer leben.

Ich darf sie erinnern an *Paulus von Tarsos*, der dem Abendland das Christentum gebracht hat.

Ich darf Sie erinnern an einen *Gaius Julius Caesar*, der römische Kultur und römisches Recht über die Alpen und nach Gallien brachte, der Rom vor der römischen Krankheit des Nepotismus bewahrte, indem er nur solche Männer an die Spitze des Staates kommen ließ, die nach ihren Fähigkeiten in der Lage waren, Senat und Volk von Rom zu regieren und das römische Reich zum Kulturträger Europas zu machen.

Nicht zu vergessen, sein geistiger Sohn aus Korsika, *Napoleon Bonaparte*, ohne den das heutige Europa nicht vorstellbar wäre.

Bei all meiner Arbeit am Verdorbenen vergesse ich nie meinen Lehrer *Oswald Bumke*, der zu sagen pflegte: „Wie wollen Menschen über Menschen urteilen, wenn sie noch nicht einmal einen epileptischen Anfall erlebt haben, geschweige denn, ihn zu heilen versuchten?"

Nun ein Fall von nicht abklärbarer Epilepsie

Eine Patientin wird zu mir geschickt, wegen nicht zu beherrschender Anfälle.

Im EEG waren Zeichen für eine „genuine" Epilepsie. Seit Jahren nahm sie Antikonvulsiva, ohne jedoch damit die Anfälle unterdrükken zu können.

Ich untersuchte sie und stellte fest:

Zwerchfellhochstand drei Querfinger breit über dem Brustkorbwinkel; Leber vergrößert um zwei Querfingerbreiten und druckempfindlich.

Ich gab ihr solange „Lycopodium", bis die Lebergrenzen normal waren. Danach erhielt sie „Calcarea carbonica Hahnemanni", weil ihre Menses stockig-klumpig waren bei starkem Blutverlust. Der Zwerchfellstand war immer noch zu hoch. Ihre Anfälle wurden nach und nach seltener und verschwanden bis auf einen im Jahr. Klinisch ist sie jetzt anfallsfrei, und das EEG (Elektroencephalogramm) weist ebenfalls einen völlig normalisierten Befund aus.

Zusammenfassung der wichtigsten homöopathischen Arzneien in der Psychiatrie

Längst schon kennt jeder Arzt die Wirkungen und Nebenwirkungen der Psychopharmaka.

Normalerweise kennt jeder homöopathische Arzt schon die Eigenschaften seiner homöopathischen Arzneien auf seelische Zustände bei seinen Patienten. Nicht jedoch ist hinreichend bekannt, was solche Arzneien bei psychiatrischen Krankheitsbildern zu leisten vermögen.

Ich werde daher eine sehr knappe Darstellung dieser Arzneien für die homöopathsiche Psychiatrie geben und zwar so straff und präzis wie möglich nach den markantesten Krankheitszeichen und -zufällen. Ab jetzt werden Sie nichts anderes zu hören bekommen als klare Determinationen von klinisch-psychiatrischen Krankheitsbegriffen und ihre dazugehörigen homöopathischen Arzneien, repertorisiert nach *Kent:*

1. **Liebeskummer:** ist in jedem homöopathischen Repertorium = „Natrium muriaticum". Ich nehme es stets und mit stetem Erfolg aber auch bei allen reaktiven Depressionen in LM XII dil.

2. **Erregungszustände:** Ich nehme stets mit Erfolg = „Mercurius solubilis" LM VI dil.

3. **Schizophrenien:** Ich nehme stets und mit Erfolg = „Calcarea carbonica Hahnemanni" im LM und „Phosphorus" in LM dil.

4. **Endogene Depressionen:** Ich nehme stets und mit Erfolg = „Arsenicum album" in LM dil.

5. **Zyklothymien:** „Aurum" LM VI – LM XII dil. stets zuverlässig wirksam.

6. **Bei Suchten (= Alkohol, Drogen)** nehme ich stets und mit stetem Erfolg = „Sulfur" in LM dil.; bei schon länger bestehender Alkoholsucht nehme ich stets und mit stetem Erfolg = „Sulfur" C 30 dil. solange, bis Sulfurzeichen und -zufälle produziert werden.

7. **Bei sehr schweren Durchschlafstörungen** nehme ich stets und mit stetem Erfolg = „Arsenicum album" LM VI – LM XII dil.

8. **Bei sehr schweren Sehnsüchten** (wie etwa Liebessehnsüchten in allen Altersstufen „Ars. alb."
9. **Bei sehr schweren Klagezuständen** ebenfalls „Ars. alb." LM dil.
10. **Bei sehr schweren psychophysischen Dystonien** nach Hysterektomie ebenfalls „Arsenicum album" LM dil.
11. **Bei sehr schweren Klaustrophobien** „Ars. alb." LM dil.
12. **Bei sehr schweren Formen der stursten Lachesiskrankheit,** nämlich **dem Eifersuchts-Wahn,** nehme ich „Lachesis" – LM, bis sich Lachesiskrankheitszeichen und -zufälle einstellen;
13. **Bei sehr schweren Formen einer Neurose,** wie etwa Sexualneurosen, als da sind Onanistenkomplex oder altersschweres verstummendes Sehnen nach Liebe, nehme ich ebenfalls „Ars. alb." LM XII dil.
14. **Bei allen Anfallsleiden** = „Cuprum" LM VI – LM XII dil.

Nun, wie bin ich zu diesen Mitteln gekommen? Die Antwort sei ebenso klar und präzis wie die Frage; nämlich: durch ständiges, sehr genaues Untersuchen, Ordnen des Befundes nach jenen absolut notwendigen Prinzipien, wie sie längst schon von mir in allen Kursen und Referaten aufgezeigt worden sind, die ich aber trotzdem immer wieder absolut klar und streng aufzuzeigen für nötig halte. Diese Prinzipien decken sich mit der streng klinischen Befunderhebung nach jenem Schema, wie ich es während meiner Assistentenzeit an den Münchner Universitätskliniken täglich anzuwenden und zu erfüllen hatte. Ein Abweichen von diesen Prinzipien ist absolut unverantwortlich und streng genommen ein ärztlicher Kunstfehler, weil nur eine genaue Erfüllung dieser Prinzipien die Heilung von psychiatrisch-kranken Menschen ermöglicht und weil nur so eine Gewähr gegeben ist, eine absolut saubere Therapie zu betreiben. Jedes Mißachten dieser Prinzipien führt zur stupiden, längst schon verworfenen Homöotherapie nach der Hammelsprung-Methode, durch die unsere homöopathische Medizin in Verruf geraten ist und die ihr sehr wahrscheinlich die Existenz kosten wird, wenn man sich nicht dazu bereitfinden wird, eine sehr disziplinierte Anamnesen- und Befunderhebung zu betreiben.

Ich nehme es jedem Kollegen übel, wenn er bestes klinisches Gedankengut vernachlässigen zu können glaubt. Jede strenge hierarchische Ordnung ist nur dazu da, uns zu diszipliniertem folgerichtigem Denken und Handeln zu zwingen, aber auch, um uns dadurch Sicherheit in der Therapie zu geben.

Daher jetzt nochmals ganz kurz und präzis die hierarchische Ordnung von Krankheitszeichen und Zufällen:

A) **Äußere Krankheitszeichen:** Hierher gehören alle Befunde, die man mit normalem ärztlich geschulten Auge sehen kann. So stur und stupide ist stures Repertorisieren. Ohne Repertorium keine verläßliche Arzneimittelwahl!

Als hauptsächliche äußere Krankheitszeichen merke man sich die Gewichtsnormen. Dann erst kommen alle weiteren sichtbaren Krankheitszeichen wie Gang, Körperhaltung und Aussehen.

B) **Innere Krankheitszeichen:** Hier sind die markantesten Zeichen der Zwerchfellhochstand und die Leberbeschaffenheit. Dann erst kommen die nachgeordneten inneren Zeichen, nämlich die Ausscheidungen über Blase und Darm, die Menses und die Hautausscheidungen; Labor und Spezialbefunde.

C) **Nun erst kommen die körperlichen Zufälle und Modalitäten** wie: Zungenbrennen, Hitzegefühl und Frieren.

D) **Nun erst kommen die seelischen Zeichen und Zufälle** wie: Ängste, Furchten, Versunkensein in Suchten und Sehnsüchten sowie Verharren in schon längst überholten konventionellen Vorstellungen und Verhaltensweisen. **Dann die geistigen Zeichen und Zufälle:** Wahnvorstellungen; kurz alle Störungen des Gedankenablaufes, seien sie formal oder inhaltlich.

Nun erfolgt ihre hierarchische Ordnung und dann die Gegenüberstellung der wichtigsten Zeichen und Zufälle der Naturkrankheit zur Kunstkrankheit. Sie führt absolut zuverlässig zum richten Mittel. Allerdings kann man nicht stur auf diesem Mittel stehenbleiben, sondern muß stets nachuntersuchen und stets erneut das nachfolgende Mittel bestimmen. Dabei kommt sehr klar zum Vorschein, was die sogenannten Gemüts- und Geisteskrankheiten eigentlich sind, nämlich nichts anderes als eine sehr verzahnte Störung des harmonischen Zusammenspiels aller Organsysteme.

Wie ich schon vor mehr als dreißig Jahren vermutete und wie sie sich mir seit strengster Observanz methodischer Klinischer Befunderhebung und -ordnung, wie soeben aufgezeigt, und sturster homöopathischer Repertorisation darbot und bestätigte. Schon mein alttestamentarischer Kollege, der Prophet *Daniel*, hatte diese Zusammenhänge klar erkannt und hilfesuchenden Menschen seiner Zeit geholfen unter sturster und strengster Observanz jener Lehre, der ich Mitte meines Lebens die Bezeichnung „Inaffinimentation" gegeben habe. Ihre Richtigkeit bestätigt sich seit Jahren täglich in meiner psychiatrischen Praxis. Sie besagt nichts anderes, als was bei streng folgerichtigem Denken jedem nachdenklichen Arzt sofort aufgeht und was er normalerweise ein Leben lang tut, nämlich die innerste Harmonie im menschlichen Körper wiederherstellen und erhalten. Er muß sich nur freimachen können von jener unseligen stupiden *Virchow*schen Lokalpathologie und an ihre Stelle die klarste und reinste Form pathologischen Denkens in funktionell-dynamischer Schau setzen, um normales Krankheitsgeschehen normal zu verstehen, um somit der außerordentlich schwierigen Lehre der „Inaffinimentation" folgen zu können.

Als ich Mitte meines Lebens langsam, aber durch konsequentes Tun dies allmählich aber einmalig abgeklärt hatte, wußte ich noch immer zu viel von lokalpathologischen Substraten jenes Geschehens, das wir „Krankheit" nennen, aber immer noch zu wenig von dem, was hinreichend gewesen wäre, meine Theorie zu unterbauen. Erst die moderne Enzymchemie könnte den Beweis meiner Theorie erbringen, so daß langes abendliches Studium nunmehr seine Bestätigung finden könnte. Wie lang es aber noch brauchen wird, bis sie in der wissenschaftlichen Medizin Einkehr gefunden hat, ist Menschen von heute noch nicht klarzumachen. Sehr wahrscheinlich ist erst ein außerordentliches Geschehen notwendig, um Mediziner zur Übernahme dieser Lehre zu bewegen.

Die Semiologie in der Homöopathie und die Symptomatologie in der Klinischen Lehre

Schon oft wurde ich gefragt, was Semiologie mit der Homöopathie zu tun habe.

Wenn man mich so kurz anspricht, dann muß ich so kurz antworten: Die Semiologie ist, kurz gesagt, die Lehre von den Krankheitszeichen und Krankheitszufällen. In keinem Lehrbuch der Medizin habe ich eine klare Begriffsbestimmung dieses Wortes finden können. Ich mußte sie mir aus einem griechischen Wörterbuch herauslesen. Dort fand ich sogar eine sehr exakte Definition, nämlich: *„Semeion"* ist das sichtbare, objektiv faßbare Zeichen, einerlei ob nur auf menschliche oder andere Körper bezogen.

In der deutschen Sprache würden wir ebenso genau von einem *„Mal"* sprechen. In der Fachsprache nennen wir es eben ein *„Zeichen"*. Somit ist schon klar abgegrenzt, was es nicht ist, nämlich kein *Symptom*.

Ein *„Symptom"* ist ein subjektives Geschehen, ein sich „zufälliges" Ereignen. Es ist also ein sehr ungenügend objektivierbares Geschehen, das wir einfach zur Kenntnis nehmen müssen, ohne irgend etwas Verläßliches in der Hand zu haben.

Mit dieser klaren Definition müssen sich nicht nur die allopathischen Kollegen, sondern auch die homöopathischen Ärzte herumschlagen.

In aller Ruhe und Sachlichkeit möchte ich hier klar und erstmalig feststellen, daß hieran die homöopathische Medizin krankt, genauso wie die allopathische! Hätte man solche klaren Definitionen schon vor hundertfünfzig Jahren gekannt, dann wären in der heutigen Zeit keine solchen unsinnigen Behauptungen von der suggestiven Wirkung homöopathischer Arzneien aufgekommen. Man verstand nicht zu unterscheiden zwischen subjektiven Symptomen oder Zufällen und objektiven Semeia oder Zeichen.

Gerade hierin liegt also der große Unterschied zwischen meiner Semiologie und der allopathischen Symptomatologie. Meine *Semiologie* ist klar und deutlich auf *Zeichen* festgelegt, während die allopathische Medizin dies nicht ist, weil sie diese Differenzierung nicht kennt.

Sie kann sich nicht auf ihre Symptome bei der klinischen Untersuchung verlassen, weil sie alle als subjektiv und unzuverlässig in ihrem Aussagewert logischerweise aufgefaßt werden müssen und man gezwungen ist, sich auf die scheinbar objektiveren Befunde und Ergebnisse der Laboruntersuchungen zu stützen. Die hieraus erwachsene Problematik kennt jeder Arzt.

Um aber nun menschlich normal therapieren zu können, muß man bei meiner Definition der Semiologie äußerst konsequent vorgehen. In aller Ruhe muß man sich nämlich klarmachen: Was habe ich für Zeichen, und was habe ich für Zufälle? Wenn ich nicht streng nach diesen Kriterien vorgehe, bekomme ich kein klares Krankheitsbild.

Ich muß mich stets in aller Ruhe fragen: Was sind meine bei der klinischen Untersuchung erhobenen sichtbaren, objektiven oder objektivierbaren Krankheitszeichen, und was sind meine unsicheren Zufälle am kranken Menschen? Ich muß nachdrücklich darauf hinweisen, weil sonst keine klare Verständigung möglich, ist.

Ohne klare Begriffe kann man nicht folgerichtig denken, und ohne klares Denken kann man nicht folgerichtig diagnostizieren und niemals folgerichtig therapieren.

Während meiner Studienzeit mußte ich mich immer wieder fragen: Warum kann man nicht einfach sagen, „Zeichen" sind klar erkennbare klinisch beobachtbare Geschehnisse am kranken Menschen und „Zufälle" sind seine beklagten Beschwerden?

So, nur so kann man klare klinische Untersuchungsergebnisse am Kranken auswerten. Wer es nicht kann, muß es erst mal lernen und wer es schon kann, muß es erst mal üben, seine Untersuchungsergebnisse so zu sichten und streng zu ordnen.

Wenn man erst einmal ein Krankheitsbild so geordnet hat, dann kann man sich ruhig auf seine Therapie verlassen und gelassen jeden Kampf aufnehmen, dem einen die Krankheit abverlangen kann. Nur so ist konsequente Therapie möglich, und nur so kann man eine Therapie durchführen.

Jede andere Methode ist falsch in jeder Hinsicht und muß zum Mißerfolg führen. Wer von dieser Leitlinie abgeht, verliert sich im Uferlosen und fängt an, nach *Kent* zu repertorisieren, ohne sein Vorwort im Repertorium gelesen zu haben.

Hierin steht klipp und klar, daß seelische Symptome manchmal hilfreich sein können. Nichts sonst! Mir als Nervenarzt kann man schon noch so viel zutrauen, daß ich seelische Symptome zu würdigen weiß und mich streng niemals nach ihnen allein richte, weil ich mich sonst im Uferlosen der psychopathologischen Phänomene verlieren würde.

Solange man sich als Arzt auf seine Semiologie verläßt, kann man getrost – schon nach ein paar Fehlschlägen – seine Semiologie richtig einschätzen, und man will sie nicht mehr missen.

Sie mußte erst von mir klar herausgearbeitet werden, weil selbst *Hahnemann* mit den Begriffen der Semiologie und der Symptomatologie großzügig umging. Das konnte er, weil seinerzeit noch jedem Arzt die Unterschiede selbstverständlich klar waren. Erst mit seiner klugen Unterscheidung zwischen Krankheitszeichen und -zufällen wußte man, was er eigentlich meinte.

So, nur so ist es zu erklären, daß seine Therapie mißverstanden wurde, weil damals zwar die Ärzte Zeichen von Zufällen zu unterscheiden wußten, aber noch nicht deren hierarchische Ordnung kannten und man just so mit dem Heraufkommen der Aera von *Robert Koch* die kleinsten und unsichersten Zeichen, nämlich die Bakterien, und ihre Lehre, nämlich die Bakteriologie, die Lehre von den Krankheitszeichen und -zufällen verdrängte und den homöopathischen Arzt zum Symptomenjäger stempelte, obwohl nach wie vor seine Krankheitszeichen und -zufälle unverändert Gültigkeit behielten. Unangefochten von der Lehre der Bakteriologie, wohlgemerkt, aber um so mehr von der sturen Zellularpathologie eines *Virchow*, der mit sturster Ruhe alle Zeichen und Zufälle durcheinander mischte und behauptete, daß nur noch faßbare, meßbare Laboruntersuchungen in der wissenschaftlichen Medizin Gültigkeit hätten. Schon Mitte des letzten Jahrhunderts hat *Pettenkofer* klar und eindeutig bewiesen, daß die Bakterien *nicht allein* die Auslöser einer Krankheit sein können und nicht sein dürfen, weil sonst schon längst die Menschheit ausgestorben wäre.

Mein Lehrer *Gustav von Bergmann* hat es einmal so formuliert: „Virchow verstand die Kunst Recht zu behalten auch dort, wo er nicht recht hatte." In seiner eigenen Praxis pflegte *Virchow* strengt die klinische Befunderhebung, die klinische Diagnose und die klinische Therapie. Nur im Hörsaal vertrat er stur seine Zellularpathologie, ohne zu ahnen, daß er damit zum Totengräber der ärztlichen Kunst schlechthin wurde. Wenn man solche Verantwortung zu tragen hat, wie sie ein Ordinarius für innere Medizin trägt, dann ist so ein Verhalten schwer entschuldbar.

Virchow würde sich im Grab umdrehen, wenn er wüßte, wie sich seine Zellularpathologie bis heute ausgewirkt hat und erst gar unter Berücksichtigung der Lehre von der Pathogenese der Krankheitserreger. Solche schweren menschlichen Irrtümer sind nicht entschuldbar.

Noch in der ersten Hälfte des vorigen Jahrhunderts mußten sämtliche Ärzte ihre Semiologie genau im Kopf haben. Mit der Epoche von *Koch* und *Virchow* kam „Semiologische Dunkelheit" über den europäischen Kontinent. Nur in Nordamerika ließen sich einige alte Ärzte nicht von ihrer Semiologie abbringen, und sie halfen mit, das Erbe von *Hahnemann* zu retten. – Im Vorwort des *Kent*schen Repertoriums (englische Ausgabe) steht, daß gerade diese alten Ärzte mit ihrer Methode die größten Heilerfolge aufzuweisen hatten. Sie ließen sich nur von ihren befundenen Krankheitszeichen leiten und nicht von seelischen Zufällen, wenn sie nicht absolut genau ins übrige Krankheitsbild paßten. Selbst der berühmte französische Arzt *Gallavardin* schreibt in seinem Buch „*Homoeopathie et Psychisme*", daß die seelischen Zufälle nur dann herangezogen werden dürfen, wenn sie zum körperlichen Befund passend ins Krankheitsbild gehören.

In meiner Ausbildungszeit an der Nervenklinik in München habe ich mich immer wieder gefragt: Was sind die Zeichen, und was sind die Zufälle? Mit der Zeit lernte ich sie unterscheiden, und zwar nach äußeren und nach inneren körperlich-faßbaren Krankheitszeichen und -zufällen sowie nach seelischen und geistigen Zeichen und Zufällen. – Erst mit der Lehre *Hahnemanns* konnte ich meine Semiologie richtig einschätzen lernen und die Nutzanwendung daraus ziehen, leider erst richtig, seitdem das *Kent*sche Repertorium in deutscher Sprache erschienen war.

Hätten wir es in der Nervenklinik vor mehr als 30 Jahren schon gehabt, dann würde heute hier klinische Therapie nach *Hahnemann* unter Benutzung des *Kent*schen Repertoriums betrieben. Was das heißt, ist schwer auszudenken. Wären nicht die „terribles simplificateurs" der sogenannten kritisch-naturwissenschaftlichen Richtung innerhalb der homöopathischen Medizin gewesen, dann wären uns die Repertorien von *Jahr* und vielen anderen nicht verlorengegangen, und wir hätten streng wissenschaftliche Therapie und Forschung betreiben können.

So mußte sich der Zeitgeist erst totlaufen, ehe diesen Männern klar wurde, was die Stunde geschlagen hat.

In meiner Studie über die *„Inaffinimentation"*, dem gestörten harmonischen Zusammenspiel der Organe und Organsysteme, habe ich schon aufgezeigt, daß mit naturwissenschaftlichen Methoden in der Psychiatrie nichts auszurichten ist. Ich habe in aller Ruhe immer und immer wieder meine Patienten nach den Gesetzmäßigkeiten der Semiologie untersucht und kam immer wieder zu den gleichen Ergebnissen.

Wenn ein Patient im Zustand einer *Arsen-Krankheit* war, dann mußte ich ihm eben *Arsenicum album* geben, und wenn er dann im Zustand einer *Phosphor-Krankheit* war, dann mußte ich ihm eben *Phosphorus* geben, und wenn er im Zustand einer *Lycopodium-Krankheit* war, dann mußte ich ihm eben *Lycopodium* geben, und wenn er schließlich im Zustand einer *Calcerea-Krankheit* war, dann mußte ich ihm eben *Calcarea carbonica Hahnemanni* geben.

Was ist aber schon damit gesagt? Nicht mehr und nicht weniger, als daß es in der homöopathischen Medizin keine verschiedenen Psychosen gibt, sondern nur eine Psychose mit verschiedenen klinisch-psychiatrischen, und zwar sehr streng unterscheidbaren, Krankheitszeichen und -zufällen, aber keine verschiedenen Krankheitsbilder nach psychopathologischen Begriffen mit sturer Einteilung in Depressionen, Manien und Schizophrenien. Nicht einmal in verschiedene menschliche Krankheiten, sondern nur verschiedene Stadien.

Ich machte diese Beobachtung immer und immer wieder. Und, in aller Ruhe kann ich heute sagen: Die Vermutung, daß es nur eine einzige Psychose gibt, mit nur verschiedenen Spektren, ist mir immer wieder aufgestoßen.

Ich habe nur Durchschnittsmenschen als Patienten. Keine Stars und keine Großen der Politik oder der Wirtschaft. Man könnte meinen, daß ich eine Praxis aurea habe. Jene, die das vermuten, lade ich ein, in meine Praxis zu kommen, damit sie sehen, wie ich arbeite. Wenn sie dann immer noch sagen, ich habe eine Praxis aurea, dann nur im Sinne einer rein menschlichen Praxis ohne Tam-Tam und ohne fröhliche Zahler. Es ist eine normale Arztpraxis, sonst nichts. Ich habe mir nur den Spleen geleistet, meine Patienten klinisch zu untersuchen und immer wieder zu untersuchen. So lang, bis mir Kollegen vorhielten, was ich denn eigentlich wolle?

Eine Psychose sitze doch nicht in der Lunge oder im Magen oder im Herzen? Ich kann aber sagen, daß sie sehr wohl dort auch sitzen kann, nicht sitzen muß. Kurzum, ohne genaue klinische Untersuchung ist in der Psychiatrie nichts auszurichten. In der allgemeinen Therapie nicht, in der gewöhnlicher Psychosen schon gar nicht. Erst recht nicht in der Neurosentherapie. Bei meiner täglichen Arbeit habe ich immer wieder gebetet: „Lieber himmlischer Vater, führe mich nicht in Versuchung. Ich möchte weiter nichts als Menschen helfen, die krank sind und die schon alles versucht haben, um gesund zu werden". Allmählich lernte ich sehen; nämlich, daß Krankheitszeichen nichts als der Ausdruck innerer Störungen sind. Und diese Störungen sind immer die gleichen, nämlich immer:

Zwerchfellhochstand, Lebervergrößerung mit und/ohne Klopf-Druckempfindlichkeit, Darmstörungen mit und/oder Stuhlverstopfung mit und/oder Speiseresten im Stuhl mit und/oder Blähungen und Aufstoßen, mit und/oder Störungen der inneren Verdauung, kenntlich an der Gärungsdyspepsie mit Roemheld/-Syndrom oder ohne solches, mit und/oder Schlafstörungen im Schlafrhythmus, Ein- und Durchschlaf-Störungen, Herz- und Kreislaufbeschwerden in Form von Tachyarhytmia spontanea, mit und/oder Nachtschweißen mit und/oder schweren Träumen usw.

Soviel nur zum körperlichen Geschehen bei einer Psychose. Wenn mir jemand sagt, das seien nur Bagatellen, den möchte ich fragen, was sind dann keine? In aller Ruhe schreibe ich mir solche Klagen über ihre seelischen Störungen auf und nehme zur Kenntnis:

Selbstmordgedanken und Selbstmordabsichten, zwischenmenschliche Störungen in Form von Entfremdung vom Eheliebsten, vom Mann, von den Kindern; nicht fertig zu werden mit der Arbeit im Haus oder am Arbeitsplatz, Interesselosigkeit und Lieblosigkeit dem Mitmenschen gegenüber, Liebes-Sehnsüchte, Versündigungsideen und Selbstvorwürfe.

Die geistigen Störungen nehme ich genauso zur Kenntnis, nämlich:

Störungen im Gedankenablauf sowohl inhaltlich als auch formal, Ideenflucht und Konzentrationsschwäche, Missionsaufträge, Stimmenhören, optische und haptische Sensationen, osmische und geusische Halluzinationen.

In meiner rein menschlich-ärztlichen Vorstellung sind dies keine sogenannten „funktionellen" Störungen mehr, sondern handfeste psychiatrisch-klinische Befunde. Ich ordne sie und mache mir ein Krankheitsbild daraus. Dies vergleiche ich mit den Zeichen und Zufällen im Repertorium.

Nun erst nehme ich mir vor, meine Therapie zu überlegen. Bei einer akuten halluzinotischen Psychose nehme ich, je nach Ausgangssituation im körperlichen Bereich, einfach *Phosphorus* bei akustischen, *Calcarea carbonica* bei optischen, *Mercurius solubilis* bei osmischen und geusischen sowie *Arsenicum album* bei haptischen Halluzinationen. Mit der genauen Mittelwahl ist nun schon viel getan. Ich nehme LM-Potenzen. Andere Potenzen eignen sich nicht zur Psychosenbehandlung. Und zwar nehme ich im akuten Stadium ruhig alle 5 Minuten oder halbstündlich 4 Tropfen in 4 Eßlöffeln Wasser von LM VI und lasse sie so lange einnehmen, bis sich Arzneimittelzeichen zeigen. Erst dann gehe ich auf die nächst höhere Potenzstufe, bei der ich wieder solange verweile, bis sich Arzneimittelzeichen einstellen, bis ich keinerlei Zeichen einer Psychose mehr feststellen kann.

Wer es mir nicht glaubt, ist jederzeit eingeladen, in meine Praxis zu kommen und sich augenscheinlich zu überzeugen, ob ich je etwas anderes tue.

Ich habe nun kurz aufgezeigt, wie man in der homöopathischen Medizin Psychosen behandelt, nämlich unter genauester Befolgung der semiologischen Gesetzmäßigkeiten, die diesen Krankheiten innewohnt. Sie sind nichts anderes als innere Krankheiten, die man mit größter Umsicht und strengster Konsequenz behandeln muß. Sprünge dürfen keine gemacht werden. Nervenfachärztliches Wissen und genaueste Kenntnis der Materia medica homöopathica sind unabdingbare Voraussetzungen.

Die erreichten und erreichbaren Ergebnisse sind durchaus den Resultaten einer Psychopharmakabehandlung überlegen, weil erstens dabei nicht streng die klinischen Untersuchungsergebnisse der Therapie zugrundegelegt werden können, da in der Symptomatologie der allopathischen Medizin kein Unterschied zwischen Zeichen und Zufällen gemacht werden kann und somit zweitens die Denkvoraussetzungen nicht stimmen. Solange dieser Umstand nicht behoben ist, kann man nicht von einer umfassenden Psychosentherapie mit den heutigen Psychopharmaka sprechen. Diese können nur mildern, dämpfen und beruhigen, aufhellen und Remissionen erzielen, aber niemals eine Heilung im Sinne *Hahnemanns* herbeiführen, der klar fordert, daß der apsorischen Therapie der Psychosen die antipsorische Therapie folgen muß, wenn man von einer Heilung der Psychose sprechen will. Der Weg hierzu aber führt nur über die strengste Einhaltung der aufgezeigten Voraussetzungen klinisch-exakter Untersuchungen und die Beachtung der Semiologie.

Alle diese strengen Forderungen gelten nicht nur in der Psychiatrie, sondern auch in der gesamten übrigen inneren Medizin.

I. Neurologie

Hahnemanns Similesatz ist im Jahre 1973 in Frankfurt am Main auf einer Arbeitstagung des Deutschen Zentralverbandes homöopathischer Ärzte zum Richtsatz der homöopathischen Ärzte aller Richtungen erklärt und einhellig angenommen worden.

Daraus folgt, daß ab jetzt nur noch *Hahnemann*sche Homöopathie betrieben werden soll und der Streit zwischen der sogenannten naturwissenschaftlich-kritischen Richtung innerhalb der homöopathischen Medizin einerseits und der klassischen Homöopathie andererseits beigelegt worden ist. Diese glückliche Stunde in der homöopathischen Medizin ist nicht zuletzt dem Landesverband Bayern und seiner Führung zu verdanken. Den größten Dank müssen wir jedoch den Schweizer Kollegen *Haenni, Flury* und ganz besonders den Schöpfern des deutschsprachigen Kentschen Repertoriums, Kollegen Dr. *Georg von Keller* und Dr. *Künzli von Fimmelsberg*, abstatten. Ohne sie wären wir in Deutschland nie über die Afterhomöopathie der unseligen Nachfolger *Hahnemanns* hinausgekommen, und somit wäre in Deutschland die Homöopathie erledigt gewesen. Was das bedeutet, soll heute mal wieder denkbar klar vor Augen geführt werden.

Ich werde anhand eines Falles schwerster Fazialislähmung zu zeigen versuchen, was die homöopathische Medizin leisten kann. Ohne dieselbe ist in der Nervenheilkunde nichts Brauchbares auszurichten. Ich kann mir dieses Urteil erlauben, nachdem ich über dreißig Jahre

Facharzt bin und seit Jahren homöopathische Therapie nach *Hahnemann*schem Verständnis betreibe, ohne die Jahre zu rechnen, in denen ich sogenannte naturwissenschaftlich-kritische Homöopathie betrieb! Das Ergebnis ist, daß ich heute sowohl in der einen als auch in der anderen Therapie die Vor- und Nachteile aufzählen kann, unbesehen der Ergebnisse der einzelnen Richtungen und ihrer ganzen Hinfälligkeit. Immer nur Stukkaturen und keine klare Linie, das ist das Kennzeichen der naturwissenschaftlich-kritischen Richtung, genauso wie in der allopathischen Medizin. Nur so ist es dann möglich gewesen, die homöopatische Medizin zu verteufeln und sie zum Gespött der nichthomöopathischen Ärzte werden zu lassen.

Man folge mir in Gedanken und ich will den Leser mal in die Werkstatt eines homöopathisch arbeitenden Nervenarztes schauen lassen:

Ein Fall von Fazialisparese

Es konsultiert mich eine Dame. Sie hat ihren Kopf in ein Seidentuch gehüllt, und sie klagt über starke Schmerzen im rechten Ohr sowie über ein Brennen in der rechten Gesichtshälfte. Der rechte Mundwinkel hängt, und sie kann kaum sprechen. Das rechte Auge geht nicht mehr zu, und sie muß eine Augenklappe tragen, weil sonst das Auge austrocknen würde.

Nun frage ich, wie fängt so eine Behandlung an?

Mit Kurzwellen und Massagen wie analgesierenden Injektionen? So habe ich das bis vor fünfzehn Jahren gemacht. Dazu gab ich dann *Hahnemanns* „Causticum D 10 dil.", 20 Tropfen alle paar Stunden. Warum gab ich nicht „Causticum D 10" allein? Weil aufgrund der Aussagen der naturwissenschaftlich-kritischen Richtung „Causticum" als unsicher in der Wirkung galt.

Hahnemann mußte also gelogen haben, wenn er behauptete, damit Heilungen von schwersten Lähmungen zustandegebracht zu haben. Ich ließ mich von diesen Herren der unbedingten Gewissenhaftigkeit täuschen, anstatt dem alten *Hahnemann* zu glauben. Somit verlor ich kostbare Jahre des *Hahnemann*schen Denkens und Handelns. Ich verlor aber noch mehr, nämlich mein Selbstvertrauen und den Glauben an die Heilkunst. Was das heißt, wenn man als Nervenarzt zum seelischen Bankrott getrieben wird, das mag ich lieber nicht schildern.

Auf der Suche nach einem Ausweg aus diesem Ghetto las ich *Hahnemanns* Werke und nur sie! Da erlebte ich eine geistige Wiedergeburt und bekam neuen Lebensmut. So weit hatte mich die naturwissenschaftlich-kritische Richtung in der homöopathischen Medizin gebracht.

Nun ein neues Kapitel: Ohne genaue Beobachtungen kein genauer Befund, ohne solchen kein klares Krankheitsbild und ohne dieses keine klare Diagnose; ohne klare Diagnose keine klare Therapie! Nun, so wollen wir mal prüfen, was wir bei einer Fazialisparese zu beachten haben. Erstens einmal die Ätiologie: Sie entstand infolge einer Erkältung durch Gehen bei kaltem Wind mit Schneetreiben. Das ist nun die „causa efficiens"! Kann man davon schon das Heilmittel absolut sicher bestimmen? Nur annähernd, meine ich. Kann man damit schon eine Therapie anfangen? Nur ungefähr könnte man es! Ich denke, daß die Krankheitszeichen und -zufälle hierzu noch unbedingt nötig sind. Welche Krankheitszeichen und -zufälle haben wir bei einer Fazialisparese? Wir haben die Halbseitenlähmung des Gesichts. Was haben wir für Krankheitszufälle? Ohrenschmerzen rechts und die Nervenschmerzen bis in das Ganglion hinein.

Zu welchem Mittel kommen wir bei kritischer Befolgung der hierarchischen Ordnung der Krankheitszeichen und -zufälle? Wir kommen auf „Causticum" und sonst nichts.

Wenn wir uns von der Ätiologie allein hätten leiten lassen, dann wären wir „so etwa" auf Causticum gekommen, und weil wir nicht die hierarchische Ordnung der Krankheitszeichen und -zufälle gewußt haben, wären wir stets unsicher geblieben, ob es nun Causticum war, was geholfen hat oder etwas anderes, das wir aus Sicherheit mit dazugegeben hätten. Um ganz ehrlich zu sein, ich habe es so gemacht und mich dann nur durch die genaue Hierarchisierung der Zeichen und Zufälle entschlossen, „Causticum" alleine zu geben.

Nun heißt es immer, das Mittel müsse stimmen, die Dosis sei nebensächlich. Auch hierin kam ich zu anderen Erfahrungen. Ich habe der Patientin zweistündlich zwei Tropfen Causticum LM VI verordnet, und sie beging einen Fehler: sie nahm zweistündlich 20 Tropfen Causticum LM VI, was anfangs eine leichte Besserung, dann aber eine sehr schwere Verschlimmerung der Lähmung brachte, so daß es zu einem Hängen des Unterlids am rechte Auge kam, die dann vom Augenarzt zur Operation vorgesehen war. Dazwischen kam es dann bei der Patientin zu einem Ileus, der um Haaresbreite am Tod vorbeiging, obwohl ich sie rechtzeitig und als Notfall in eine chirurgische Krankenhausabteilung eingewiesen hatte. Dort ließ man sie erst noch Tage liegen, weil die Laborbefunde nicht eindeutig einem Ileus entsprachen. Nur durch einen Zufall kam sie dann in letzter Minute dort einem Chirurgen in die Hände, der noch Krankheitszeichen als Hinweis für einen Ileus zu deuten verstand und sofort eine Laparotomie durchführte, die den erhobenen Befund bestätigte.

Ich frage mich heute noch, wie man Krankheitszeichen und -zufälle nicht mehr gelten lassen will, aber einen noch weit fragwürdigeren Laborwert für verbindlicher hält als das, was man mit seinen ärztlich geschulten Sinnen wahrnehmen kann.

Ich hüte mich vor der Überbewertung sowohl des einen als auch des anderen. Nur sehr streng-folgerichtiges Denken kann solche Fehler vermeiden helfen. Ich halte es mit seiner Majestät, *König Friedrich II. von Preußen*, der einmal sagte: „Was ich nicht sehen kann, ist für mich nur sehr stupides Ahnen." Ich halte es genauso und frage mich daher stets zuerst: „Was kann ich sehen?" Jetzt machen wir es aber streng nach *Hahnemann:* Was können wir sehen? Die Lähmung! Was müssen wir dem Patienten glauben? Seine Schmerzen! Was kann noch beitragen zur Abklärung des Krankheitsbildes? Die Ätiologie. Und nun können wir getrost unsere Repertorisation eröffnen und auf Causticum bauen; nicht nur, weil es im Repertorium so steht, sondern weil es nach der hierarchischen Ordnung der Krankheitszeichen und -zufälle so geordnet ist und somit die *Hahnemann*sche Anweisung genau erfüllt ist: „Machts nach, aber machts genau nach!"

II. Psychiatrie:

Ein Fall von Hypoglykämie

Ich habe mich immer wieder gewundert, daß ich in der Behandlung meiner psychiatrischen Fälle stets die Wiederkehr der gleichen Arzneimittel beobachten konnte. Anfangs hielt ich dies für einen Fehler meiner Repertorisation, ließ mich aber dann durch die fortschreitende Besserung der krankhaften Störungen meiner psychiatrischen Patienten von der Richtigkeit meiner Repertorisation überzeugen. Somit halte ich die Art der Repertorisation meiner Krankheitsfälle erstens für richtig und zweitens ergab sich für mich von selbst daraus der folgerichtige Denkschluß, daß ich hiermit dem Problem der Geisteskrankheiten auf die Spur gekommen bin in einer Art und Weise, wie sie einleuchtend ist und wie sie von der sehr strengen homöopathischen Medizin her eher zu verstehen ist als von der somatisch undifferenzierten Auffassung der Geisteskrankheiten in der allopathischen Medizin.

Ich habe diesem Phänomen den Namen „Inaffinimentation" gegeben, um damit, kurz gesagt, eine Arbeitshypothese zu haben, nach der ich arbeiten konnte.

Im Verlauf eines ganzen Menschenalters hat sich diese Arbeitshypothese bestätigt, so daß ich heute das Ergebnis dieser Arbeitshypothese aufzeigen kann:

Das Wesen der „Inaffinimentation" ist begründet in dem gestörten harmonischen Zusammenspiel der Zellen und Zellverbände und damit der Organbereiche. Ihre Ursache hat sie in einer Störung der Enzymbildung, außerdem in einer sehr streng aufzufassenden damit verbundenen Fehlinformation von Zellen und Zellverbänden. Damit kommt es zu Fehlleistungen im gesamten Organismus. Am auffälligsten sind sie im Zentralnervensystem, wo es zu Fehlleistungen in allen Sinnesbereichen kommen kann, die wir dann als subjektive Gesundheitsstörungen auffassen und als Halluzinationen deklarieren.

Ohne der Wissenschaft von Geisteskrankheiten etwas nehmen zu wollen, hat die Lehre von der „Inaffinimentation" den Vorteil der Verstehbarkeit der Entstehung von Geisteskrankheiten einerseits, aber andererseits auch von ihrer schweren Heilbarkeit in allopathischer Sicht und Auffassung. In der homöopathischen Medizin dagegen ist ihre Heilung nicht nur möglich, sondern sogar weitgehend sehr wahrscheinlich.

Ich habe den Beweis für diese Theorie erstmalig erbracht und werde ihn noch weiterhin erbringen können.

Ein kurzes Beispiel

Ein Schüler wird mir überwiesen. Er leidet an Haarausfall und an großer Müdigkeit nach der Schule. Im Schulunterricht schläft er sehr oft ein und wird deshalb zum Internisten geschickt. Dieser spritzt ihm Gestagene, ohne Erfolg, um seine *Hypoglykämie* zu beheben.

Ich untersuche den Patienten und stelle fest: Untergewicht, Pankreasbereich druckempfindlich, Handschweiß und Abgeschlagenheit.

Ich ermittle „Phosphorus". Ich verordne ihm Phosphorus LM VI und lasse ihn morgens 2 Tropfen in 2 Eßlöffeln Wasser nehmen. Schon nach sechs Wochen ist der Blutzucker normalisiert. Gleichzeitig ist seine große Abgeschlagenheit verschwunden. In der Schule kann er nunmehr mühelos dem Unterricht folgen und ist ein normaler Durchschnittsschüler. Er schläft nicht mehr ein während des Unterrichts und muß sich auch nicht mehr nach der Schule zu Hause erst hinlegen und stundenlang schlafen, um sich von Schulunterricht und weitem Schulweg zu erholen. Dies ist nur ein kleiner Hinweis für die Vielschichtigkeit psychischer Störungen.

Leider soll man ihm gesagt haben, daß normal menschlich eine solche Heilung nicht mit rechten Dingen vor sich gehen könne.

Wie man sieht, eine so hirnverbrannte Meinung, wie sie nur noch in Köpfen von Menschen herumspuken kann, in deren Vorstellungswelt Zauberei und normal menschliche Magie nebst krausem Hexenwahn und Teufelsbündnissen zum normal menschlichen Leben gehören. Gerade deswegen ließ er sich bei mir nicht mehr weiterbehandeln.

Die geistartige Wirkung homöopathischer Arzneien in psychiatrischer Sicht

Während des XXVIII. Kongresses in Wien (28. 5.–2. 6. 1973) stand im Mittelpunkt der Gespräche der Nachweis des Wirkungsmodus homöopathischer Arzneien. Kurz und bündig lautete die Entscheidung, daß er nicht zu erbringen sei. Nun, ich bin anderer Meinung. Ich habe mir bei den Kollegen in Wien nicht das Wort zu nehmen erlaubt, um sie nicht in Verwirrung zu bringen. Heute, nachdem nun alles von den alten homöopathischen Kollegen gesagt worden ist, was zu sagen war, kann ich meinen Beitrag zu diesem Thema um so ruhiger und um so nachhaltiger vortragen.

Ich habe mich bei dem Wirkungsvorgang meiner Arzneien stets gefragt, ob ich nicht einem Trugbild erliege. Heute weiß ich, daß es kein Trug als solcher ist, und ich kann mir die Wirkung meiner Arzneien nur als geistartige Wirkung erklären.

Nun darf ich ein Beispiel aus meiner Praxis bringen: Ich hatte einen sehr schwer Alkoholsüchtigen zu behandeln. Er war sehr stark dem Alkohol verfallen und hatte schon mehrere Entziehungskuren innerhalb einer Reihe von Jahren hinter sich gebracht. Ich konnte bei ihm ein Delirium tremens feststellen sowie eine stark geschwollene Leber. Gleichzeitig waren Herz und Kreislauf erheblich in Mitleidenschaft gezogen, und sein Schlaf war sehr gestört. Der Kälte-Aldehyd-Test im Urin war stark positiv, eine massive Leberschädigung somit sicher. Eine eingehende Leberchemie stand damit für mich in diesem Zustande nicht mehr zur Diskussion.

Wenn man keine Psychiatrie gelernt hat, kann man samt Laborwerten kein Delirium diagnostizieren. Wenn man keine homöopathischen Arzneimittelbilder studiert und kennengelernt hat, dann kann man über homöopathische Arzneien nichts sagen. Ich lehne jedes Gespräch mit Toxikologen ab, die keine psychiatrische Fachausbildung haben. Ihnen allen fehlt nämlich das Wissen, das nur ein Facharzt der klinischen Psychiatrie und Neurologie nach der klassischen deutschen Fachausbildung im Geiste von *Kraepelin* und *Bumke* haben kann.

Gehen wir zuerst mal die ganze Psychopathologie des Trinkers durch! Ich habe im Mai-Juni-Heft (1973) der „Klassischen" schon eine Kostprobe gegeben von dem, was ich sehr knapp als „Inaffinimentation" beschrieben habe. Nun könnte man heute gleich die klassische Homöopathie nehmen und sie mit der „Inaffinimentation" geradezu gleichsetzen: Man hat alle Stufen der gestörten harmonischen Organfunktionen vom einfachsten organischen Prozeß bis hinauf zu den differenziertesten seelischen und geistigen Funktionen. Ich habe jeden Kollegen noch gefragt, was er unter der geistartigen Wirkung der Arzneien homöopathischer Herkunft und Anwendungsweise verstehe. Es konnte keiner mir eine präzise Antwort geben. Darum muß ich sie mir selbst und jenen geben: Je feiner die Arzneimittelsubstanzverteilung, desto feiner die Arzneimittelwirkung. Das heißt also: Je feiner der Prozeß im menschlichen Körper ist, desto feiner muß die Arznei aufbereitet sein, soll sie den Prozeß heilerisch beeinflussen!

Um nur ein Beispiel zu nehmen: Habe ich dem menschlichen Organismus Denkprozesse aufzugeben, dann muß ich ihm eine Form der Energie hierzu anbieten, die er sofort verwerten kann. Ohne diese Energie vermag er nichts zu leisten, was einem Denkprozeß zugrunde liegt. Nun hört man oft, der Mensch sei eine chemische Küche. Genauso könnte man behaupten, der Mensch sei eine physikalische Sternwarte und man hätte noch immer Unrecht, weil der Mensch weit mehr ist. Er ist nämlich noch ein Lebewesen mit Geist und Seele, deren Funktionen nicht mehr mit Meßgeräten und Laborversuchen eingefangen werden können, sondern nur noch mit sprachlicher Untersuchungstechnik, so, wie es in der Psychiatrie immer noch gemacht werden muß und noch immer zu machen sein wird, solange der Mensch noch als Mensch und nicht als Versuchstier auf der Stufe von weißen Mäusen und Ratten heruntergewirtschaftet worden ist, was heute in der Therapie durch Psychopharmaka schon in reichem Umfang geschieht. Dies geschieht so, weil die jetzige Psychiatrie nicht mehr am Menschen orientiert ist, sondern kapitalorientiert. Den Beweis hierfür kann ich jederzeit antreten. Noch immer war es gefährlich, sich dem Moloch „Kapital" zu verschreiben. Ich halte eine Therapie *ohne* vorherige ausgiebige kritische Kontrollen in der gesamten kultivierten Welt für sehr gefährlich, weil sich kapitalorientierte Manager zu leicht zu Konzessionen hinsichtlich kritischer Überprüfungen auf Dauerschäden nach solchen Therapien verleiten lassen. Ich stehe nicht an zu behaupten, daß der Menschheit kein schlechterer Dienst erwiesen werden kann, als sie nur noch mit an Ratten und Mäusen orientierten Arzneien zu behandeln und sie so auf das seelische Niveau von Versuchstieren herunterzutherapieren. Ich habe gewissen Kreisen in der Medizin den Vorwurf nicht ersparen können, sich zum Handlanger der pharmazeutischen Großindustrie heruntergespielt zu haben.

Ich habe aus meiner Assistentenzeit noch immer meine damaligen akademischen Lehrer im Ohr, wenn sie sagten, eine Arbeit für eine pharmazeutische Firma sei eines akademisch gebildeten Arztes unwürdig und versklave im Nu den ganzen Ärztestand. Heute ist es schon so weit gekommen, daß man als Arzt nur noch das tun darf, was der jeweilige Lehrstuhlinhaber des einzelnen Fachgebietes vorschreibt und was von der Propagandaflut der pharmazeutischen Industrie eingehämmert in den Arztpraxen vertrieben wird. Ich helfe mir so, daß ich meine ganzen Arztmuster einer staatlichen Klinik zur Verfügung stelle, weil sich dann der Ring wieder schließt und ich keinen Ärger mit den Vergiftungserscheinungen habe, die diese Präparate alle samt und sonders haben. Man ist mittlerweile schon hellhörig geworden und hat die Lektüre solcher Bücher über Arzneimittelschädigungen dadurch unmöglich gemacht, daß sie nicht mehr erscheinen und somit die Ärzteschaft nicht mehr kontrollieren kann, was für Schäden die einzelnen Substanzen hervorrufen.

Noch ein Wort zur Contergan-Geschichte: In allen Ländern der kultivierten Welt wurden die Hersteller zu hohen Geldstrafen verurteilt; in der Bundesrepublik Deutschland nicht. Dem einen ist sein Aktienpaket eben wichtiger als dem anderen ein Mensch! Ich könnte heute schon Millionär sein, hätte ich vor dreißig Jahren zugestimmt, eine Klinik zu übernehmen und dort klinische Erprobungen von Psychopharmaka durchzuführen. Ich hielt meinen Ruf als ehrlicher Mann des deutschen Ärztestandes für zu gut, um mich dafür herzugeben. Heute stelle ich fest, daß ich ein armseliger Tor war, um nicht zu sagen ein armer Irrer, weil mittlerweile solche Praktiken zur Selbstverständlichkeit gehören. – O tempora, o mores!

Ich habe nun aufgezeigt, was hinter der ganzen Wissenschaftlichkeit steckt: Es ist die Wissenschaftlichkeit kapitalorientierten Ruhmes auf Kosten der deutschen Sozialversicherung und seiner Träger, dem deutschen Arbeiter und kleinen Angestellten. Für sie ist das Schlechteste aus der chemischen Industrie gerade gut genug! Der deutsche Wirtschaftswunderling frißt alles, sogar den Abfall der chemischen

Fabriken, wenn er nur schön verpackt ist und ein pseudowissenschaftliches Zettelchen im Beipack hat. Ich habe den Herren Kollegen von der „naturwissenschaftlich-kritischen" Richtung hoffentlich ein wenig die Augen geöffnet, um nun mit meinem Thema fortfahren zu können.

Ich habe schon gezeigt, was für ein Unterschied ist zwischen Homöopathie und Psychiatrie, nämlich gar keiner! Ich darf noch weiter ausholen: Dem Psychiater der alten klassischen Ausbildung liegt es geradezu in der Hand, dem Menschen seiner Fachrichtung homöopathische Arzneimittel zu verordnen. Nur fehlt ihm die Kenntnis der Existenz eines Repertoriums. Ihm leuchtet ohne weiteres ein, daß ein menschliches Gehirn nicht Tausende von Symptomen sich zu merken vermag. In meiner Inkubationszeit zum Nervenarzt und zum homöopathischen Arzt fehlte mir ein solches sehr. Hätte ich es damals schon besessen, dann wäre mir schon vor mehr als dreißig Jahren die homöopathische Behandlung und Heilung von Nerven- und Geisteskrankheiten möglich gewesen und zum Rüstzeug meiner damaligen Klinikkollegen geworden. So haben die Kollegen der „naturwissenschaftlich-kritischen" Richtung in der Homöopathie es zu verantworten, daß heute Menschen tag-täglich mit Industriepräparaten überfüttert werden, weil sie es waren, die ein Erscheinen von Repertorien als abstrus abgetan hatten und somit zu Handlangern kapitalorientierten Therapierens geworden sind an den ärmsten unter den Armen, den Geistes- und Gemütskranken, die nun noch mehr als früher unter den Folgen von Arzneischäden zu leiden haben.

Nun zurück zu unserem Alkoholiker: Ich habe schon seinen Gesundheitszustand geschildert. Das Bild eines Delirs kann man in jedem einschlägigen Lehrbuch nachlesen. Nur fehlt dort jeder Hinweis, wie man vorgeht, wenn alles schon durchexerziert worden ist und wenn der Kranke noch immer süchtig ist, ohne geheilt worden zu sein von seiner Sucht und von seinem alkoholbedingten Leberschaden.

Ich will daher kurz und trotzdem ausführlich die Therapie einer solchen Krankheit aufzeigen. Die Arbeitshypothese lautet: Schnell und anhaltend die Alkoholkrankheit zu beheben, ohne dabei dem Kranken das sehr geschwächte Leber- und Nervensystem zu belasten und ihn normal arbeiten zu lassen, ohne einen Tag Klinikaufenthalt und ohne einen Tag Krankenurlaub! Dies sind wohl die härtesten

Bedingungen, unter denen ein Arzt gezwungen sein kann, zu arbeiten. Ich habe diese Behandlung auf mich genommen und habe den Patienten innerhalb eines halben Monats von seinem Alkoholdelir geheilt und seine Alkoholsucht innerhalb von weiteren zwei Jahren.

Nun, wie macht man das? Ich werde das anhand von zweierlei Tatsachen am kranken Menschen (und nicht am gesunden Versuchstier) darlegen:

Da sind zuerst der Leberschaden und das geschädigte Nervensystem, und dann ist weiters das geheimnisvolle Gebiet der seelischen Abartigkeit des Phänomens der Sucht! Diese beiden Gebiete umfassen den ganzen Menschen, und sie können nicht auseinandergerissen werden, weil der Mensch ja eine Leib-Seele-Einheit ist und somit mehr als ein Versuchstier. Um aber zu dieser Einsicht zu gelangen, muß man Psychiater sein und Internist, sonst kommt man nie dahinter, daß sowohl Nerven als auch Leber nur die Mittlerorgane sind für geistig-seelische Funktionen und somit der Mythos von Alkohol- und anderen Süchtigen nichts zu bedeuten habe für die Heilung von ihren Suchten, nämlich, daß sie nur zerrüttete Nerven hätten und sonst nichts!

Ich halte diesen Mythos für sehr stupide und verweise auf die alten Griechen, die den Sitz der Seele ins Zwerchfell verlegt hatten. Noch so ein Mythos ist die Sehnsucht Kranker nach längst vergangenen Zeiten ihrer Gesundheit; das heißt: Sie sehnen sie wieder herbei und vergessen ganz, daß sie mit ihr nichts anderes anzufangen wüßten, als sie damit angefangen haben, um krank zu werden! Ohne innere Umkehr ist eine Heilung nicht zu erreichen. Aber sie wollen das nicht wahrhaben, und somit werden sie nie gesund werden können.

Laotse nahm das Wort als Mittler, um die Gedanken zu einem Satz zu formen. Genauso wird der Gedanke veredelt durch das Wort. Somit ist es das Wort, das zum Träger der heilerischen Idee wird, wenn dem Patienten der Gesundungsprozeß klar zu machen ist und er somit zum Antrieb seiner heilenden Kräfte Zusicherungen benötigt, um jene innere Bereitschaft langsam entwickeln zu können, die wir Gesundung nennen. Denn: ohne innere Gesundungsbereitschaft und ohne Gesundungswillen wird der Kranke nie gesund!

Ich habe damit schon das Thema berührt, das uns nun beschäftigen soll: der Heilungsprozeß und seine unterbewußten Grundlagen! – Ohne mich rühmen zu wollen, kann ich sagen, daß hierüber noch nirgendwo etwas geschrieben steht oder gesprochen worden ist. Ich habe damit sowohl in der Psychiatrie als auch in der Homöopathie Neuland betreten und, sollte es mir zu Ruhm und Ehre gereichen, so habe ich dies nur der klassischen Psychiatrie von *Kraepelin* und *Bumke* sowie der klassischen Homöopathie von *Hahnemann* und *Kent* zu verdanken, weil erstere die klarsten klinischen und psychopathologischen Begriffe und letztere die klarsten heilerischen Indikationen zur konsekutiven sachlichen Therapie des Genesungsvorganges erarbeitet haben. Genauso handfeste therapeutische Hinweise habe ich nun für die heilerischen Vorgänge des Unterbewußten zu geben.

Ich habe schon in meiner Arbeit über „*Seneca* Sucht und Inaffinimentation" aufgezeigt, was dem Unterbewußten für eine immense Bedeutung zukommt bei der Entstehung und bei der Heilung von Suchten und Krankheiten im seelisch-geistigen Bereich ebenso wie im körperlichen. Gerade hierin liegt die „geistartige" Wirkung der Arzneien, um es kurz auszudrücken.

Ich halte nicht sehr viel von jenen Methoden der Suggestion, in denen dem Patienten immer wieder vorgesagt wird, er sei schon noch in allen seinen Organen so gesund, daß er damit ohne weiteres um die Krankheit herumkomme, weil dies zu allgemein und zu unkontrollierbar ist. Dem Kranken muß mit aller Klarheit gesagt werden, was los ist und wie er sich zur Genesung stärken kann. Ich hüte mich, zu Genesungsuchenden zu sagen, daß sie noch genügend Kräfte haben, um mit ihrem Leiden fertigzuwerden. Ich helfe ihnen mit Worten über ihre Heilängste hinweg und versuche ihnen klar aufzuzeigen, wie sie mit dem verbliebenen Rest ihrer Lebenskraft es anstellen müssen, um wieder gesund zu werden. Ohne diese Einstellung des Patienten auf seinen Genesungsvorgang ist jede Therapie umsonst und wird zur heilerischen Farce. Ohne die heilerische Information kommen weder der allopathisch noch der homöopathisch arbeitende Arzt aus. – Nur so ist zu verstehen, was ich jetzt knapp und klar formuliert zur Heilung der Suchten ebenso wie der übrigen Krankheiten aufzeigen will:

Je differenzierter die Diagnostik, desto differenzierter auch die Therapie. Das heißt, je feiner bzw. je genauer ich die Krankheitszeichen und -zufälle in ihren Zusammenhängen verfolge, desto feiner bzw. genauer muß ich auch die Arzneimittelwahl treffen und desto feiner bzw. gekonnter muß ich dann auch die Dosis zu treffen mich bemühen, soll die Genesung und Heilung gelingen.

Nur so ist mit einem Gelingen zu rechnen, und nur so ist echte Heilung möglich. Ich habe daher dem Patienten erst mal den organischen Schaden zu beheben versucht und gleichzeitig der Sucht beizukommen mich bemüht. Wie dies der Reihe nach zu geschehen hat, will ich nun darstellen:

Die faßbaren Krankheitszeichen und -zufälle wurden in ihre hierarchische Ordnung gebracht; erst die äußeren und dann die inneren Krankheitszeichen, dann die körperlichen und zum Schluß die seelischen Krankheitszeichen und -zufälle. Danach erfolgte deren Repertorisation, und schließlich wurde das gefundende Arzneimittel in Quinquagesima-Milia-Potenzen, einmal täglich abends, zur Anwendung gebracht.

Zur selben Zeit leitete ich eine psychotherapeutische Behandlung ein, indem ich mit dem Patienten die Zusammenhänge seiner Sucht aufdeckte und sie dem Unterbewußtsein dadurch entzug. In insgesamt dreißig Sitzungen behob ich die Grundlagen der Sucht und setzte neue, gesunde Vorstellungen an ihre Stelle.

Nur so ist ein Alkoholdelir samt seinen körperlichen Störungen zu bewältigen und zu heilen.

Die von mir angewandte therapeutische Technik in der Behandlung psychischer Krankheiten aus dem Bereiche der Suchten und Neurosen ist akademisch allgemein bekannt. Nachgerede nennt man diese Therapieform „Hypnose". Von mir wird sie die „Therapie des Lichts" – ihres hurtigen Verlaufes wegen – genannt, weil sie akademisch lehrbar und mittelbarer ist als jene andere Art der Jahre währenden Analysen und Suggestionen.

Sie folgt den Gesetzen der Entspannung und monotonen Reiteration heilerischer Informationen, die so wunderbar wirksam werden, daß sie schon nach einer Sitzung eine deutliche Hinwendung zum Heilungsvorgang erkennen lassen. Ich behandle schon seit Jahrzehnten so meine Neurosen-Patienten und stets mit erstaunlichem und sicherem Erfolg.

Die Grundlage für das Gelingen dieser „Therapie des Lichts" bildet eine fundamentale Kenntnis der Gesetze des Unterbewußten und ihrer strengen Beachtung in der Analyse ebenso wie in der Therapie neben dem Spezialwissen als Nervenarzt klassischer deutscher Prägung. Ohne diese Voraussetzungen ist diese Therapie gefährlicher als jede medikamentöse Behandlung. Nur sehr genauen Kennern der Seele und deren Gesetzen ist diese Therapie anzuraten.

Ich habe nur noch so viel zu sagen, daß innerhalb der Psychiatrie und der sehr differenzierten Arzneien der homöopathischen Medizin hinsichtlich der geistartigen Wirkung der Arznei keinerlei Diskrepanzen bestehen. Sie wirken nach den Gesetzen des Geistes und der Seele, unterbewußtseinsbezogen und somit sicherer als jede allopathische Arznei, deren Wirkung sich nur auf *ein* Symptom beschränkt und deshalb nie zur echten Heilung führen kann.

Normale Psychotherapie in Verbindung mit normaler ärztlicher Hypnose

Nußbäume wurzeln tief. Daher wird die Hauptwurzel beim jungen Baum abgeschnitten. Somit wird er gezwungen, seine Wurzeln in die Breite zu strecken. Nicht anders ist es beim Menschen zur Zeit seiner geistigen Entwicklung. Je mehr geistige Eindrücke er bekommt, desto mehr breitet sich sein geistiges Blickfeld aus.

Mitscherlich nannte diesen Werdegang kurz „Entwicklung der Persönlichkeit". Ich nehme dasselbe kurz zum Vorwurf für die Erklärung der Suchtentstehung. Je mehr zur geistigen Entwicklung des jungen Menschen getan wird, desto mehr mindert sich bei ihm die Gefahr des Süchtigwerdens, weil ihm so viele Denkanstöße gegeben werden, daß er sich nichts mehr wünscht als Konzentration auf ein einziges Gebiet des Wissens, um feste geistige Grundlagen zu bekommen, von denen aus er seine geistige Existenz aufbauen kann. Ohne diese kann kein Mensch existieren und kein geistiges Leben führen. Nicht einmal unter stärkstem seelischen Druck kann dies verhindert werden. Im Leben aller Menschen ist sehr vieles unter schwerstem seelischen Druck überhaupt erst möglich. Ihre Leistungsfähigkeit steigt zusehends unter seelischem Druck.

Nichts ist daher irreführender als die Meinung, daß seelische Harmonie das Optimum für eine gesunde, geistige Entwicklung sei. Schon *Ammon-Rah*, der Sonnenkönig unter den Pharaonen, wußte dies, als er anfing, die Pyramiden zu bauen. Ohne die größte himmlische Kraft, die seelische Bedrängnis, wären diese nie entstanden. Sie sollten in erster Linie der Arbeitsbeschaffung für das Proletariat der großen Städte im Pharaonenreiche dienen, um so die Bevölkerungszahl zu regulieren, das heißt: Nachwuchs nur gezielt zu ermöglichen und somit inneren Unruhen und Katastrophen vorzubeugen.

Genauso ist es heute in der Volksrepublik China: *Mao-Tse-Tung* konnte nur so der Bevölkerungsexplosion wirksam entgegentreten. Nur so ist seine Armee der „blauen Ameisen" zu verstehen. Nur so ist seine innerste Haltung zu begreifen, wenn er Millionen von Menschen für längere Zeit von der Fortpflanzung abhält. Sehr inhuman, sagen die einen, sehr klug zur stillen Vernunft kommend, sagen die anderen.

Mit dem Wassermann-Zeitalter beginnt auch ein neues Zeitalter für die menschliche Gesellschaft, und sie wird sehr stürmisch in diese Epoche hineingehen. Im nachhinein sieht es natürlich viel imposanter aus als während des Umschmelzungsprozesses. Ihn werden nur diejenigen überleben, die gewohnt sind, härtesten Bedingungen zu trotzen und sich zu behaupten. Nur wer sich zur Elite des Geistes durchgearbeitet hat, wird somit Aussicht haben zu bestehen. Alles andere wird sehr hart zu ringen haben, um einigermaßen existieren zu können. Auch da wird es nur mit zähem, energischem Fleiß und zähester Ausdauer möglich sein, zur Auslese zu gehören und damit ein menschenwürdiges Dasein führen zu können. Erst die nachfolgenden Generationen werden es wieder insofern leichter haben, zur Auslese zu kommen, weil sie zur schwersten Arbeit erzogen wurden und sich dann spielend leicht zur Auslesegeneration entfalten können. Um noch ins Detail zu gehen: Wer von unserer Generation, geboren im ersten Weltkreig, aufgewachsen in der härtesten Zeit in Deutschland seit dem Dreißigjährigen Krieg, im zweiten Weltkrieg zusammengeschweißt durch Blut und Tränen, Lagerleben und Hungerödeme und sehr schwere innere Schäden des Leibes und der Seele, weiß nicht zu schätzen, was innerer Frieden und häusliche Geborgenheit wert sind? Wer von uns kennt nicht den ständigen stummen Drang voranzuschreiten und es zu etwas zu bringen? Ohne damit dem Managertum das Wort reden zu wollen. Und ohne das Streben nach Alterssicherheit und ruhigem Genießen seiner Rente? Um was einen nur noch der alte Freund Hein bringen kann und ein neues fürchterliches Zerstören aller noch verbliebenen Werte des Geistes und der inneren Kultur.

Ich halte das für sehr wichtig zum Verständnis des Problems der Sucht und der Süchtigen. Im ersten Teil meines Traktates über die geistartige Wirkung der homöopathischen Arzneien habe ich schon darauf hingewiesen und ihre Problematik berührt. Sie soll heute noch fortgeführt werden.

Ich hüte mich vor Verallgemeinerungen, aber trotzdem möchte ich klar zum Ausdruck bringen, wie wichtig der seelische Befund ist im Gesamtbild der Suchtkranken. Ich halte nicht viel von einer zu minutiösen seelischen Analyse, weil sie zu leicht dem Seelischen ein zu großes Gewicht gibt und darüber der körperliche Befund vernachlässigt wird. Denn solange wir Menschen in dieser Welt sind, müssen wir auf dem körperlichen Befund unsere Diagnose und unsere Therapie aufbauen, vom hypnosetechnischen Teil der Behandlung abgesehen, der für die Festlegung der Therapie nichts als eine Ausgangssituation darstellt. Die Hypnosetechnik ist viel differenzierter, als man gemeinhin annimmt. Ich halte sie für die Therapie des innersten Menschen, jenseits des materiellen menschlichen Seins. Je treffender sie ist, desto schwieriger ist sie. Ich nenne sie die Therapie des immanenten Menschen. Somit gehört sie zum verantwortungsvollsten ärztlichen Handeln überhaupt. Ich erachte sie für sehr wertvoll in der Therapie der Suchten und der Süchtigen. Ihre Reichweite kommt einem erst dann zum Bewußtsein, wenn man in Rechnung stellt, daß hiermit ein Menschenschicksal völlig anders zu verlaufen anfängt, als es vordem vorgezeichnet war. Ich halte damit sowohl die „Therapie des Lichts" – wie ich die Hypnose-Therapie ihres hurtigen Verlaufes wegen nenne – als auch die klassische Homöopathie für die höchste ärztliche Kunst, um die Stellung der klassischen Homöopathie klar zu umreißen. Nur so ist klassische Homöopathie zu verstehen, und nur so ist es möglich, sie in den Bau der medizinischen Wissenschaft einzuordnen: genaues Hinführen zum Menschlich-Immanenten und exaktes Bestimmen des Homoions! – Ihre illusionäre Verkennung ist indiskutable Kurpfuscherei und beruht auf absoluter Unkenntnis sowohl in der Psychiatrie als auch in der *Hahnemann*schen Auffassung der Homöopathie. Ich kläre hier nur die Standpunkte ab, nicht das Wissen in der homöopathischen Medizin und seiner determinierten Aushöhlung der sogenannten naturwissenschaftlich-kritischen Richtung innerhalb der homöopathischen Ärzteschaft. Die Verdienste dieser Kollegen stehen außer Diskussion und gehören nicht zum Thema. Ich hüte mich, deren Verdienste zu schmälern. Aber ich lasse es nicht zu, daß sie *Hahnemann* Dinge unterstellen, die nie in seinem Sinne waren. Ich halte es für gefährlich, über Dinge zu urteilen, die man nicht von Grund auf beherrscht, und ich halte es für sehr albern, wenn so mir nichts dir nichts mit wissenschaftshörigem Übereifer schon in der ersten Grundlage das innerste Geschehen im Menschen für so klar erschaut hingestellt wird, daß einem die Luft wegbleibt beim Lesen von soviel Unkenntnis und Unwissen über den geistig-seelischen Bereich des Menschen. Ich halte den Menschen für viel zu subtil, um ihn in ein Schema zu pressen. Ich halte ihn für viel zu differenziert, um ihn hinterwäldlerischen Methoden der Arzneikunst übergeben zu können und ihn zur Versuchsklamotte abwerten zu lassen.

Ich hielt es für wichtig, diese Dinge klipp und klar auszusprechen, damit endlich einmal das nervtötende Geschwätz von der Wissenschaftlichkeit der einen oder anderen Richtung aufhört. Ich halte die *Hahnemann*sche Konzeption für die einzig vertretbare Form der homöopathischen Medizin.

Genug der Worte über alte Fehler. In den letzten Jahren unseres Jahrhunderts kommt erst der sehr schwer zu verstehende *Hahnemann* zu seinem Recht und zur späten Anerkennung. In der modernen Enzymforschung liegt der Schlüssel zum Verständnis der „geistartigen" Wirkung seiner Arzneien und seiner hohen Arzneidilutionen. Je näher sie nämlich an die Wasserkonzentration herangebracht werden, desto wahrscheinlicher ist ihre Wirksamkeit und desto immaterieller ihre Wirkung. Allopathische Arzneien müssen erst vom menschlichen Organismus entgiftet und auf die Konzentration des Blutserums gebracht werden, ehe sie in völlig veränderter Form zur Wirkung kommen können. Selbst dann haben wir es nicht mit einer echten Arzneiwirkung zu tun, sondern mit reaktiven Wirkungen der menschlichen Organe.

Ich will dies kurz aufzeigen: Eine Gabe Digitalis-Glykoside muß erst im Magen-Darmtrakt aufgelöst werden. Dabei wird schon ein Viertel der Glykosidmenge unwirksam durch das Gefälle der Osmose im Abdominaltrakt, und somit ist sie schon nicht mehr so, wie sie aufgenommen wurde. In der weiteren Assimilierung verliert sie mehr als die Hälte an wirksamer Substanz, und schließlich kommt noch in der Leber eine letzte Umformung, so daß etwa ein Hundertstel an wirksamer Substanz ans Herz und somit zur Wirkung kommt. Nachzulesen in den einschlägigen wissenschaftlichen Tabellen.

In der homöopathischen Arzneizubereitung ist dieser Umweg ausgeklammert worden, just um die Arzneien zur vollen Wirkung zu bringen. Schon eine Konzentration von 1 : 100 (eins zu hundert) ist hinreichend, um das zu verwirklichen. Je höher die Verteilung der Wirkstoffe, desto tiefer kann die Arznei eindringen. So müssen für das Wirksamwerden im zerebralen Wirkungsbereich und im enzymatischen des Abdomens so feine Verteilungszustände in der Arznei vorliegen, daß sie mit den üblichen Meßverfahren nicht mehr verfolgbar sind. Ihre Wirkung ist dann nur noch in der Veränderung der

Krankheitszeichen (= objektive Zeichen) und -zufälle (= subjektive Symptome) zu verfolgen, und diese sind schon so subtil, daß man sie zwar wahrnehmen und registrieren kann, ihr Wirkungsmodus aber mit den üblichen chemischen und physikalischen Untersuchungsweisen nicht erbracht werden kann. Sehr wohl jedoch das Endergebnis ihrer Wirkung. Nachzuprüfen beim Krankheitsbild der Hypoglykämie, wenn hierzu beispielsweise das Arzneimittelbild von Phosphorus das Korrelat bildet und als Homoion in Quinquagesima milia-six, abends zwei Tropfen auf vier Eßlöffel Wasser, mehrere Wochen hindurch administriert wird.

Jetzt dürften auch dem größten Skeptiker die letzten Zweifel geschwunden und er auch im letzten Zwiespalt ausgesöhnt sein, sofern er noch in Deutschland irgendwo klinisch zu untersuchen gelernt hat.

Nun wird sich mancher fragen: Wo bleiben da die „objektiven" Laborwerte? Nur keine zu große Besorgtheit! Sie gehören zu den inneren Krankheitszeichen und sind im Gesamtbild der Krankheit nur von nachgeordneter Bedeutung. Wenn schon ein Laborbefund wichtiger wird als ein klinischer, dann nur, wenn er zur genauesten Abklärung eines inneren Krankheitszeichens *ausschlaggebend* beiträgt. Also beispielsweise zur Abklärung der Zuckerbilanz, von Neoplasmen und Tumoren in den Organbereichen des Abdomens, des Thorax, des Zerebrums, der Medulla spinalis und des Skelettes.

Sicher nicht, um klinische Untersuchungen zu ersetzen, wie das heute schon allerorten geschieht, um möglichst „objektiv" zu sein. Hierbei wird jedoch übersehen, daß man so den Gesamtüberblick über den kranken Menschen verliert, um den es doch eigentlich geht und gehen sollte.

Die Chirurgie habe ich dabei ausgeklammert, weil sie schon von jeher sich auf Krankheitszeichen gut verstand und deshalb genau weiß, was für einen Stellenwert ein klinischer Befund hat und welcher Wert vom Laborbefund eingenommen werden kann. Dem Chirurgen unterläuft sehr schwerlich ein Fehler, der bei heutigen Internisten gang und gäbe ist, nämlich eine Leber für gesund zu halten, wenn die Laborwerte „stimmen". Sowohl eine zur Schau getragene Lebervergrößerung als auch deren Erschütterungsempfindlichkeit sind präzisere Zeichen als Transaminasewerte.

Um nur noch ein Beispiel zu nennen: Wie kommt es zu einer Nierenauswertung im Falle einer chronisch rezidivierenden Nierenbekkenentzündung ohne bakteriellen Befund im Urin? Wie hilft sich der heutige Internist, wenn er nur einen hochgestellten Urin und sonst nichts als Laborwert hat? Ihm steht doch der ganze Heilschatz aus ältester und neuester Zeit zur Verfügung! Er nimmt sofort antibiotische Mittel, um nichts zu unterlassen; was aber dem feinsten aller inneren Zeichen widerspricht, nämlich der Druck- und Erschütterungsempfindlichkeit der Nierenlager nächst dem rasch ansteigenden Fieber und dem sehr schnellen Puls. Ohne dem Urologen nahetreten zu wollen: Warum nicht erst einmal das Fieber beobachten, um seinen Charakter kennenzulernen und erst dann zum Antibiotikum greifen, wenn eine Katastrophensituation ihren Einsatz verlangt? Warum nicht von der Ausheilungsmöglichkeit solcher Nierenerkrankungen auf homöopathischem Wege Gebrauch machen mit *Apis* in ziemlich hohen Potenzen zwischen eins zu hunderttausend bis eins zu zweihunderttausend oder eins zu einer Billion, was sehr schnell und sehr prompt heilend wirkt? Kurzum, warum nach Spatzen mit Atombomben werfen? Um nur ja nicht als antiquierter Arzt zu gelten? Viele moderne Internisten sind so fortschrittlich, daß sie schon wieder zu den altbewährten galenischen Arzneien greifen, um nur so den Schäden durch die antibiotische Therapie zu entgehen. Die alte „therapia magna sterilisans" ist schon längst dem Orkus verfallen, wohin sie auch gehört. schon *Mithridates* ist ein Beispiel für sie gewesen und *Mazdaznan* hielt sie für so schädlich, daß er von ihr Abstand nahm. Warum holt man sie immer wieder aus der Klamottenkiste hervor und glaubt, sie müsse eigentlich doch noch möglich sein? Um dem Ganzen die Krone aufzusetzen: Was soll die Organtransplantation bringen, wenn man schon längst weiß, daß das Transplantat niemals einheilen wird, weil nach den genauen Ergebnissen sowohl der Enzymforschung als auch nach der Genstruktur ein Einheilen unmöglich ist? Was soll der Rummel mit der Gen-Operation, wenn doch längst bekannt ist, daß die Gene im ganzen Körper, in jeder Zelle, vorhanden sind? Wer will da noch operieren? Ein menschliches Wesen wird das wohl kaum schaffen, und Götter sind auch unsere Chirurgen trotz ihres überragenden Könnens noch immer nicht. Ich halte es da mit den indischen Ärzten, die normale Homotransplantationen schon vor zweitausend Jahren machten und sonst nur noch ihre altbewährten Arzneien verabreichten, weil in ihren Augen der Mensch noch ein Recht auf Eigenleben hatte, und sei es auch nur zum menschenwürdigen Sterben. Ich hüte mich, mehr zu diesem Thema zu sagen, weil ich es sonst mit den organbegierigen Organtransplantatoren noch zu tun bekomme. Solange ich selber noch nicht im Gefrierschrank liegen muß, soll es mich nicht drücken, woher sie ihre Ersatzteile beziehen.

Hannemann überschlüge sich vor Verwunderung, wenn er sähe, was aus seiner homöopathischen Medizin geworden ist. Ihm würde die Sprache wegbleiben, wenn er erfahren würde, daß sein Similesatz so ganz anders aufgefaßt wird, als er ihn sich vorgestellt hat.

Um nur ein Beispiel zu nennen: Was ist „außerordentlich", „ungewöhnlich", „eigenheitlich"? Etwa jenes Symptom, das wir schon längst als unbestreitbar homöopathische Ärzte kurzum das ständige Suchen nach dem „Leitsymptom" bezeichnen? Oder, was ist das „sonderlich-eigenheitliche Zeichen"? Etwa die kalten Füße bei Fieber? Was ist das „ungewöhnliche" Symptom bei *inneren* Hämorrhoiden? Etwa, daß sie jucken? Oder, daß sie außen getüpfelt sind? Was ist also von all dem zu halten? So viel als ihnen zukommt, möchte man als normal denkender, akademisch gebildeter Arzt meinen. Aber dem ist nicht so! Man verkünstelt, was normalerweise ganz simpel ist, und macht eine Geheimlehre daraus.

Mit tödlicher Sicherheit verliert man erstens so den Blick fürs gesamte Krankheitsbild, und zweitens verprellt man sich alle diejenigen Kollegen, welche gerne zur Homöopathie stoßen möchten, wenn sie dort nur mehr klareres Denken finden würden. Ich halte es für meine Pflicht, all diese Verstiegenheiten aufzuzeigen, um sie auszumerzen. Wenn man folgerichtiges Denken gelernt hat, dann müßte einem klarwerden, daß diese Art von Mittelfindung nicht seriös ist und nicht seriös sein kann. Wie macht man es aber „richtig"? Logischerweise nach den Gesetzen der homöopathischen *Semiologie*, wie sie *Hahnemann* in den §§ 5, 6 und 7 seines Organons (6. Auflage) klar und unmißverständlich niedergeschrieben hat.

Und was steht da? Nichts anderes als das, was jeder Arzt tag-täglich in seiner Ordination sieht, tut und erlebt. Er sieht kranke Menschen, die ihm ihre Leiden klagen. Er hört die Berichte der Angehörigen seiner Patienten und untersucht seine Patienten oder sollte es tun (daher der Name „Be-Handlung"!). Aus all dem macht er sich ein Bild von der Person und ihren Störungen. Dabei stellt er genaueste

Diagnosen und verordnet hoch differente Arzneien. Wie kommt er so „mir nichts – dir nichts" auf ein ganz bestimmtes Mittel?

Nach der Ätiologie fragt der allopathische Arzt zuerst nach Krankheitszeichen und -zufällen, der homöopathische Kollege zuletzt. Wie kommt der homöopathische Kollege nur auf sein Mittel? Durch Erfassung des Typs vielleicht? Oder durch geniale Intuition vielleicht? Oder vielleicht durch systematisches Ordnen und Hierarchisieren seines am Kranken erhobenen körperlichen und seelischen Untersuchungsbefundes?

Alle diese Wege hieß man mich gehen, und ich tat es gläubig und geduldig-ergeben. Allmählich kam es mir jedoch so vor, als ob ich irregeführt und ein Opfer von Schaumschlägerei geworden sei; ob absichtlich oder unabsichtlich so geschehen, sei dahingestellt.

So mußte ich meinen Weg alleine gehen, getreu der Erkenntnis von *Lao-Tse:* „Lang und verführerisch, aber sehr bequem ist der Weg der Erfahrung, steil und unbequem, aber kurz und sicher ist der Weg des Nachdenkens." So holte ich innerhalb eines halben Jahres nach, was ich versäumt und studierte *Hahnemanns* Werke sowie sein Organon, und so kam ich hinter die Zusammenhänge von allem, was ich beobachtet hatte und nicht einordnen konnte. Nach einem weiteren halben Jahr war mir der Zusammenhang zwischen den Krankheitszeichen und -zufällen klar, und nach einem weiteren Jahr wußte ich, daß die homöopathische Medizin die genialste medizinische Therapie ist, die es gibt.

Seit nunmehr fünfzehn Jahren weiß ich, daß meine Konzeption von *Hahnemanns* unsterblichem Werk genau dem entspricht, was er sich darunter vorgestellt hat, weil ich seither in meiner Therapie nahezu kaum Versagen erlebe und selbst so schwere Krankheiten wie Depressionen, schizophrene Psychosen und Epilepsien nicht nur vorübergehend bessern kann, sondern solche Remissionen herbeiführe, daß sie bis heute, nach mehr als fünf Jahren, ohne Rezidive geblieben sind. Von Heilungen auf dem Sektor der Neurologie und der allgemeinen Inneren Medizin gar nicht zu reden, weil so selbstverständlich wie das Amen nach dem Vaterunser.

Wie man im einzelnen vorgeht, soll im nächsten Teil der Fortsetzung gebracht werden.

Vorweg ein kurzer Satz: Je kürzer der Weg, desto schwerer der Aufstieg. Nullis licet omnia! So ist es an mir zu schreiben und auf stürmische Höhen zu steigen; wie das jedem zu gehen pflegt, dem man nichts anderes vorwerfen kann als seine Genauigkeit und Gewissenhaftigkeit in der Beobachtung.

Hart und beschwerlich ist der Weg des Nachdenkens. Liest man so ein Traktat, dann ist man gerne geneigt, zu seiner Stichhaltigkeit kritische Bemerkungen zu machen. Muß man selbst eines abfassen, dann steht man vor einem unübersehbaren Berg von Zitaten und sonstigen Allgemeinplätzen. Somit ist es jedem freigestellt, es besser zu machen als der jeweilige Verfasser. Nun denn, wer es nicht sein lassen kann, der tus! Ich für meinen Teil habe lange genug darüber nachgedacht, ehe ich es mir zutraute, eine Kritik zu üben, und noch länger, ehe ich die Tinte nicht mehr länger halten zu können glaubte und versuchte, meine Gedanken zu ordnen und zu Papier zu bringen. Leiser spinnen die Nornen ihre Fäden und stiller summen die Räder der Spinnerinnen am Faden des Schicksals ihrer Schützlinge, wenn es gilt, unklare Begriffe zu ordnen und zurechtzurücken.

Kaum einer aus der Schar wachehaltender Gefährten hielt es bisher für nötig, sich und anderen die Frage vorzulegen, was sie eigentlich unter den Begriffen des Altmeisters *Hahnemann* zu verstehen geneigt sind und was sie davon halten. Oder wie *Dalai-Lama* zu sagen geruhte, als er befragt wurde, wie hoch der Himmel sei, aus dem er herabgestiegen, um sich in einen sterblichen Menschen zu verwandeln und so das Los der Erdensöhne kennen zu lernen: „Was ist höher als der Himmel und was ist weiter als die geläutertste Seele eines Menschen, wenn er sich ins Nirwana begibt, um zu guter Letzt einzugehen ins gemeinhin himmlisch genannte Dasein der absoluten Wunschlosigkeit und der seeligen Harmonie mit dem All?" Ich glaube, er will es uns nicht sagen, was seiner Meinung nach besser ist. Und somit müssen wir uns selber diese Antwort geben. Was ist also „eigenheitlich"? Nun, ich denke genau das, was das Wort bedeutet und nicht mehr.

Ein Beispiel

Jemand kennt einen Menschen seines Stammes, der seine Stammessprache spricht. Das ist ihm „eigenheitlich". Und was ist nun „sonderlich"? Wenn dieser Stammesgenosse nicht seine Stammessprache spricht, sondern sich eines allgemeinen Verkehrsidioms bedient, das keinerlei stammeseigentümliche Klangfarbe mehr erkennen läßt. Und was ist nun „charakteristisch"? Wenn unser Stammesgenosse in jedem Zustande seine Stammeseigentümlichkeit beibehält. Und was ist „ungewöhnlich"? Wenn unser Stammesgenosse von allen seinen Stammesbrüdern zum außergewöhnlichen Menschen gestempelt wird, weil er seine Eigenart als Stammesgenosse bewahrt hat. Um es also kurz zu sagen: Es ist aber manchem Stammesgenossen zu stur, so etwas zu begreifen.

Daher ist es auch sehr schwer, jemanden klar zu machen, was *Hahnemann* damit meinte. Er meinte *das gesamte Krankheitsbild* und sonst nichts! Dazu ein Beispiel: Die genuine Pneumonie, als es sie noch gab, hatte folgendes Krankheitsbild: Febris continua mit dem Stadium incrementi, Stadium fastigii und Stadium decrementi; der Lungenbefund mit der Anschoppung und den Stadien der Crepitatio indux und redux. Abfieberung zwischen dem siebten und neunten Tag, meist kritisch, selten lytisch. Das „Sonderliche" an der genuinen Pneumonie war das Sputum. Das „Eigenheitliche" war die Febris continua. Das „Charakteristische" war das Abfiebern am siebten oder neunten Tage. Das „Ungewöhnliche" war der Tod im Stadium der Lysis, weil meistens die Patienten schon im Stadium fastigii starben infolge Herzversagens. Hiermit wären also die Begriffe geklärt. Ohne diese Abklärung ist kein ordentliches Arbeiten in der klassischen Homöopathie möglich!

Jetzt sind die Grenzen klar abgesteckt und damit die Voraussetzungen zum exakten Arbeiten gegeben.

Ich halte das vor allem sehr wichtige Studium der homöopathischen Arzneimittelbilder für sehr nötig, weil einem sonst nichts durchgängig Gültiges bekannt wird und man sonst zur stupiden Homöopathie mit der Jagd nach Leitsymptomen kommt oder sehr ungenaue Ergebnisse erzielt, von deren Wirksamkeit man nichts Überzeugendes zu sehen bekommt und dann zu allen möglichen hirnakrobatischen Kniffen greifen muß, um ein halbwegs brauchbares „Simile" zu finden, von dem man aber – sofern es stimmt – so überwältigt ist, daß einem normal denkendem Arzt die Sprache fehlt, um ein derartiges Wunder zu erfassen. Ich habe noch keine derartigen Wunderheilungen erleben dürfen, weil mein kritischer Verstand mir sagte, daß so etwas zwar möglich, aber somnambulen Fähigkeiten zu vergleichen ist, die mit einer absolut kritischen im strengsten Sinne des Wortes betriebenen Inneren Medizin nichts zu tun haben. Gerade somnambule Fähigkeiten sollten aber in der homöopathischen Medizin unter allen Umständen vermieden werden, um unserem Altmeister *Hahnemann* letzte Ehrenrettung zu ermöglichen. Wird dies nicht getan, so haben es sich die Kollegen der homöopathischen Medizin selbst zuzuschreiben, wenn man sie als Scharlatane abstempelt.

Mich solls nicht treffen, weil ich nichts so sehr verurteile als das kindisch anmutende Jagen nach einem „sonderlichen" Symptom. Was will man denn alles tun, um ein „sonderliches" Symptom zu finden? Man holt die Sterne zu Hilfe und die Konstitution, obwohl man längst weiß, daß eine derartige Homöopathie keinen lahmen Gaul mehr zum Traben bringt und keinen seriösen Arzt mehr zum Studium der homöopathischen Literatur. Mich stürzt es in tiefe Verzweiflung, wenn ich mir solche Praktiken mitansehen muß und wenn man mir zutraut, so etwas als homöopathische Medizin zu akzeptieren. Ich habe diese Art der homöopathischen Medizin allerorten praktizieren gesehen und halte sie für sehr abträglich dem Ruf eines gebildeten Arztes und *Hahnemanns* Meisterstücken. Ich halte diese Art von Homöopathie für das, was *Hahnemann* mit „Afterhomöopathie" zwar sehr unmißverständlich, aber immer noch zu fein umschrieben hat.

Nun kommt es sehr ungelegen, wenn ich als Nervenarzt solche Auswüchse anprangere. Wird mir doch von lieben Kollegen nachgerühmt, ich sei ein Zauberer und ein Spökenkieker, wenn nicht gar ein Magier. Zugegeben, ich habe mich mit all diesen Dingen befassen müssen, um sagen zu können, was von ihnen zu halten ist, nämlich nichts! Mancher vor mir wußte das schon, getraute es sich aber nicht zu sagen, um nicht in den Ruch des Zauberers zu kommen. *Ein* Unterschied jedoch besteht noch, nämlich: Ich *weiß*, was von all diesen Praktiken zu halten ist und was von meiner sehr strengen Denkdisziplin zu erwarten ist, nämlich, daß nur sehr strenge geistige Zucht und sehr strenge innere Disziplin zu einem so klaren Läuterungsprozeß eigener Gedanken und Vorstellungen sowie Ideenassoziationen führen können, zu dem man weit mehr Kraft aufwenden muß als zum Suchen nach „sonderlichen" Symptomen. Ich will dies kurz erläutern: In meiner Studie über die *Inaffinimentation* steckt das erarbeitete geistige Wissen von mehr als zwanzig Jahren und nochmal so viel Jahre des geistigen inneren Abklärens unter sehr schweren

Lebens- und Arbeitsbedingungen. Nur so kann man dann ärztliche Heilungen vollbringen, die erstens erstaunlich und zweitens nahezu wunderbar sind. Nennt man so etwas Magie, dann soll es mir recht sein. Solang aber ein Kollege diese Arbeit geistig und körperlich nicht nachvollziehen kann, so lange hat er kein Recht, meine Arbeit zu beurteilen oder zu kritisieren. Noch einmal: Solange er es nicht *genauso* machen kann wie ich, so lange muß er den Mund halten. Somit wären die Standpunkte klar umrissen. Normale Menschen brauchen Wasser, um leben zu können. Ohne dasselbe ist kein Leben denkbar. Ohne Wasser kein Leben, ohne Wasser keine Heilung! Mindestens ein Liter Wasser ist täglich nötig, um alle lebenswichtigen Funktionen ablaufen lassen zu können. Ohne diesen Liter Wasser kommt der normale Mensch in unseren Breitengraden nicht aus. In tropischen und subtropischen Zonen ist der Wasserverbrauch eines normalen Menschen um ein Vielfaches größer, wenn er nicht krank werden will. Ebenso ist es mit der Arznei und ihrem Wirksamwerden. *Hahnemann* kannte sehr wohl die Aufgabe des Wassers und baute sie in seine Arzneidosierungen ein. Nur so ist es zu verstehen, warum seine homöopathische Medizin so rasch wirkt und warum sie so kleine Gaben zur Heilung braucht. Ohne die Mittlerrolle des Wassers ist es kaum denkbar, eine gekonnte Therapie durchzuführen. Ohne diese Mittlerfunktion ist keine gezielte Therapie mit homöopathischen Arzneien möglich. Ohne diese Mittlerrolle des Wassers kann keine innerste Assimilation derselben erfolgen und somit keine Heilung stattfinden.

Je näher die Konzentration des Arzneistoffes an die Konzentration des Wassers herangebracht wird, desto stürmischer ist der Heilverlauf und um so schneller gelingt die Wiederherstellung der Gesundheit. Je gekonnter die Mittelwahl erfolgt, desto gelungener wird die Heilung sein.

Je differenzierter die Mittelfindung durchgeführt wird, desto differenzierter ist auch der Heilprozeß.

Je gezielter die homöopathische Mittelwahl, desto sicherer ist die Heilung.

Somit ist schon alles umrissen, was zu einem solchen Unternehmen gehört und was zu tun ist, um die gekonnte Therapie im Sinne *Hahnemanns* durchzuführen.

Fangen wir an mit der Aufnahme der Anamnese. Sie ist so allgemein bekannt, daß ich mich auf die klassischen Daten berufen darf, und im alten Mediziner-Latein fragen wir ab: Quis, quid, ubi, cur, quomodo, quando, qua re, quibus auxiliis?

Nun folgt der Untersuchungsbefund nach dem Kopf- zu Fußschema. Intensives Beobachten und Registrieren ist Voraussetzung für eine gekonnte klinische Untersuchung. Danach folgen die Laboruntersuchungen und ihre Auswertung. Dann kommt der sehr wichtige psychische Befund, weil er im eigentlichen Sinne des Wortes entscheidend ist bei der Mittelwahl.

Bis hierher reicht die Analyse des Krankheitsfalles. Ihr folgt nun die Synthese! Und genau hier trennen sich nun die beiden Heilrichtungen der modernen Medizin, weil die allopathische Medizin kein Krankheitsbild mehr kennt, sondern nur Symptome, die sie zwar zu Syndromen zusammenzufassen sich bemüht, ohne jedoch die therapeutische Konsequenz daraus ziehen zu können, und ohne diese hat sie keine echte Möglichkeit zur Heilung der Krankheit.

Ganz anders liegt der Fall bei der homöopathischen Richtung der Therapie: Hier werden die einzelnen Symptome der Krankheit zur Kenntnis genommen und man stellt aus den einzelnen Symptomen – nämlich den Zeichen und Zufällen! – wie aus Mosaiksteinchen das jeweils der Persönlichkeit entsprechende Krankheitsbild zusammen.

Denn: nicht die Krankheit, sondern der kranke Mensch gehört zu diesem aus vielen Einzelsymptomen und Zeichen zusammengesetzten Krankheitsbild, wie das schon *Hahnemann* ausdrücklich betonte, was aber immer vernachläßigt wurde und noch wird. Aber ohne das *gesamte* Krankheitsbild des kranken Menschen ist keine echte homöopathische Heilung möglich.

Nun kommt erst der schwierigste Teil in der homöopathischen Medizin: Das ist das Arzneimittelbild, das ebenso aus lauter Einzelsymptomen – geordnet nach Zeichen und Zufällen! – mosaikartig zusammengesetzt werden muß und was sehr schwer zu vollziehen ist, wenn man das Arzneimittel außerhalb der gekonnten Hierarchisierung der Krankheitszeichen und -zufälle suchen will. Ich habe mehr als ein halbes Jahr gebraucht, um hinter diese Ordnung zu kommen. Sie ist schwer verständlich für jeden modernen Mediziner, der nicht mehr klinisch zu untersuchen und zu diagnostizieren geübt hat. Aber gerade hierin liegt das Können eines echten Arztes: ohne jegliche Hilfsmittel – außer seinen sehr geschulten Sinnen – zu untersuchen und zu diagnostizieren.

Ich halte diese Fähigkeit für so grundlegend wichtig, daß ich sehr viel Zeit darauf verwende, um so untrüglich wie nur möglich meinen klinischen Befund erheben zu können. Denn das erspart mir andererseits wieder sehr viel Zeit und viele wesentlich aufwendigere Spezialuntersuchungen.

Nun erfolgt die Gegenüberstellung der Krankheitszeichen und -zufälle den Zeichen und Zufällen der Arzneimittel.

Um nunmehr das Mittel bestimmen zu können, ist es sehr wichtig, das *auffallendste Zeichen* der Krankheit mit dem entsprechenden Zeichen der Arzneimittel zu vergleichen, um nunmehr das so wichtige Suchen nach dem passendsten Arzneimittel zu verfolgen und zu meistern. Je genauer dies erfolgt, desto sicherer ist dann die Arzneiwirkung.

Somit stellt die homöopathische Medizin etwas vor, was die allopathische Medizin nie kann, nämlich ein in sich geschlossenes System der Medizin, wie es seit der Zeit der außergewöhnlichen Therapie des Altertums nicht mehr vorhanden war und nicht mehr zu erreichen sein wird, weil ihr eine philosophische Konzeption zugrundeliegt, die in sich absolut konsequent ist und frei von jeglicher Spekulation. Um es gezielter zu sagen: eine echte humanistische Philosophie im neoplatonischen Stil, unausweichbar und zwingend in seiner Konzeption und Konsequenz!

Ich halte dieses therapeutisch gelungene Kunstwerk für so einmalig, daß ich keine andere Therapie mehr betreiben möchte, weil sie gewissen Menschen liegen muß und sie nicht von jedem Klempner in der Medizin betrieben werden kann.

Genug der vorbereitenden Worte. Die Theorie der homöopathischen Repertorisationstechnik wäre genau genug umrissen.

Nun zur Technik selbst: Aus den Zeichen und Zufällen muß nun das „Charakteristischste" ausgesucht werden. Was ist nun das „Charakteristischste"? Je nachdem man anhand des Krankheitsbildes zu meinen glaubt, was es ist. Ich halte es dabei mit *Hahnemann,* der so vorging: Er nahm erst einmal die Krankheit des Patienten zur Kenntnis und suchte nun dessen *auffallendstes körperlich faßbares Zeichen* heraus.

Wenn ein Patient mager ist, so ist das ein auffallendes Zeichen.

Wenn ein Patient einen aufgeblähten Leib hat, so ist das ein auffallendes Zeichen.

Wenn ein Patient Stuhlmengen ausscheidet, die größer sind als die aufgenommene Nahrungsmenge, so ist das ein auffallendes Zeichen.

Wenn ein Patient keine Urinausscheidungen hat, so ist das ein auffallendes Zeichen.

Wenn ein Patient sehr stark schwitzt, so ist das ein auffallendes Zeichen.

Wenn ein Patient sehr viel Flüssigkeit trinken muß, so ist das ein auffallendes Zeichen.

Wenn ein Patient nicht schlafen kann, so ist das ein auffallendes Zeichen.

Wenn ein Patient impotent ist, so ist das ein auffallendes Zeichen.

Wenn ein Patient sich nicht pflegt, so ist das ein auffallendes Zeichen.

Wenn ein Patient sich dauernd wäscht, so ist das ein auffallendes Zeichen.

Wenn ein Patient sehr spät ins Bett geht, so ist das ein auffallendes Zeichen.

Wenn sich morgens ein Patient kaum zur Tür hinaus traut, so ist das ein auffallendes Zeichen.

Wenn eine Mutter ihre Kinder nicht mehr liebt, so ist das ein auffallendes Zeichen.

Damit ist alles gesagt, was über die „Zeichen" zu sagen ist.

Jetzt kommen die „Zufälle" an die Reihe:

Jeder Mensch leidet sehr unter seiner Krankheit, und jeder Patient ist sowohl körperlich als auch seelisch krank. Diese Äußerungen nennt man „Krankheitszufälle". Nichts ist so schwer zu beurteilen wie diese „Zufälle", weil sie rein subjektive Empfindungen und nicht so ohne weiteres zu objektivieren sind. Nichts ist schwerer zu definieren als der Begriff „Zufall". Er ist so subtil einerseits und so platt andererseits, daß man ihm sehr große Kritik entgegenbringen muß.

Aber, wie kann man dann überhaupt noch etwas Brauchbares aus den „Zufällen" herausholen? Nun, da hilft die Psychiatrie weiter. Sie ist es, die ihrem Namen nach schon eine geistige ärztliche Schau erfordert, die über das Vegetative und Unbewußte hinaus reicht und sich im Geistig-Seelischen angesiedelt hat, um nur von dort her dem kranken Menschen zu helfen. Wenn ein Nervenarzt so etwas unternimmt, so ist dies dann gekonnte Therapie. Gekonnte Therapie setzt gekonnte Diagnose voraus und sie verlangt wieder gekonnte Befunderhebung sowohl körperlich als auch geistig-seelisch. Nun frage ich mich, wie es sein kann, daß ein Nervenarzt seine Diagnose richtig stellen können muß und ein Internist durch Laborwerte seinen klinischen Befund bestätigt bekommen muß? Der Nervenarzt hat nur seinen Reflexhammer und einen Schreibstift; kein kleines und kein großes Labor und trotzdem stimmen seine Befunde und Diagnosen. Somit sind also die Standpunkte abgegrenzt zwischen klinischer Untersuchungstechnik und Labordiagnostik.

Ich halte dies hier einmal ausdrücklich fest, um nicht zu Irrtümern Anlaß zu geben, wie sie Internisten immer wieder zu unterlaufen pflegen und wie sie Nervenärzten nie unterlaufen können, weil sie zu genau über den Stellenwert solcher klinischen Tätigkeiten Bescheid wissen müssen, um ihren Patienten trotzdem noch helfen zu können.

Nornen und Parzen waren die Schicksalsgöttinnen unseres Kulturkreises, und sie sind es noch heute. Nur sehr viel anders lauten ihre Namen. Wie lauten sie? – Nun, sie heißen jetzt liederlicherweise „uniformierte Presse"; ob nun in der Tages- oder Fachpresse. Ihre stummen Diener sind sie, und wer darüber sich mokiert, soll es ruhig tun. Es ändert nichts am Sachverhalt und nichts an ihrem Wirken.

Um nur ein Beispiel zu nennen: Wer ist von uns noch frei in seiner Tätigkeit als Arzt? Wer kann noch selbst bestimmen, was für eine Therapie er für richtig hält, ohne dabei nicht gleich ins Kreuzfeuer der Tagespresse oder der Fachliteratur zu kommen? Wer von uns kann noch zu sich sagen: „Deine Stunde hat geschlagen: Geh' und sieh' zu, was Du anderwärts durch Fleiß und Arbeit erreichen kannst, ohne durch Gesetze und Verordnungen eingeengt zu sein und ohne daß staatliche Hindernisse einem den Weg versperren, nach jenem Lande zu gehen, wo man noch frei und unbefristet sich niederlassen darf und als Arzt frei tätig werden kann." Kaum einer von uns kann sich das erlauben, ob er nun bundesdeutscher Untertan oder freier Schweizer Bürger ist; von anderen Ländern ganz zu schweigen. Und, wem haben wir es zu verdanken? Nun, den Nornen und Parzen jener Pressefreiheit der stummen Kläger am Stundenglas unserer Zeit und unserer internationalen Fach- und Standespresse. Sie gemahnen uns, vorsichtiger zu sein, als sie es sind und sie bestimmen damit den Ton und die Themen, die gebracht werden können. Wer von uns geht schon mal in ein Kabarett oder in eine Studentenkneipe, um zu erleben, was für eine absolut harmlose Kunst es ist, gute Kabarettisten zu sein, ohne großes Publikum und ohne großes Examen?

Ich finde, das hilft sehr vielen wieder zu etwas Selbstvertrauen, und ich glaube, daß es einem Kollegen der medizinischen Fakultät nichts schadet, zu den Heilpraktikern zu gehen und sich mal mitanzusehen, wie unbekümmert sie ihre Therapie betreiben und trotzdem weit mehr Heilerfolge verbuchen können als manch einer von uns diplomierten und zweifach examinierten Kollegen. Kaum einer von uns hilft sich so unbekümmert bei einem Sterbefall wie sie, weil so etwas mit Krankheit und Therapie verbunden ist. „Sterben müssen wir alle", heißt ihre lakonische Antwort. Und keine Tages- und Fachpresse und auch kein Gericht, erst recht kein Standesgericht, kann ihnen etwas anhaben.

Wie ist so etwas möglich? Ich kann es Ihnen sagen: Die Nornen und die Parzen halten sie für ihre Lieblinge, weil sie nicht ins Rad der Geschehnisse eingreifen wollen und weil sie sich nicht erdreisten, ihnen den Lebensfaden abzunehmen, um selbst zu bestimmen, wer noch leben soll und wer noch kürzer als zwanzig Jahre zum Sterben brauchen darf. Um dieses billigen Tausches willen verfeindet sich jeder von uns, um ein Nichts vom zehnten Teil eines Jahrhunderts, mit den ewigen Kräften der unausweichlichen kosmischen Gesetze; um ein Nichts, im kosmischen Geschehen. Mir wird es jedesmal angst und bang, wenn ich höre, daß man wieder mit der Transplantation eines Herzens einem Menschen das Leben um fünf Jahre verlängert hat. Aber schon mittendrin wird berichtet, daß man immer noch nichts Endgültiges weiß über die Immunreaktionen, und ihre Bekämpfung sei sehr schwer zu ergründen.

Was ist es denn in Wirklichkeit um die Operationen? Nur sehr kurzlebiger Ruhm und sehr viel Kritik in der Presse und Fachliteratur. So etwas hilft sehr wohl dem Menschen zum Nachdenken. Wenn er es nur tun wollte. Er tut es aber lieber nicht, weil ihm dann niemand vorhalten kann, er sei nicht auf dem laufenden.

Muß man denn hierin unbedingt auf dem laufenden sein, wenn es um Menschenleben geht, denen nichts *mehr* zur stummen Not wird als *das langsame Sterben*?

Was hilft es einem zu schreiben, wenn es niemand liest, um nicht sofort zur kämpferischen Partei zu gehören, von der man doch nur Schwierigkeiten und Scherereien hat und von der man sich doch eigentlich schon längst distanziert hat, um nur ja nicht von einem Mann der Presse oder der übrigen Massenmedien zur Rechenschaft gezogen werden zu können. Was nützt es, einem Menschen mit Hormonen das Leben zu verlängern, um nur ja nicht jenem lauten Geschrei der Presse zu verfallen, man habe etwas unterlassen, was zur Alltäglichkeit gehört und was unbedingt zum Lebensstil eines Menschen unseres Jahrhunderts gehört.

Lust und Liebe zum Arztsein könnten einem bei einem solchen Spießrutenlaufen vergehen, wenn man nicht seine Ideale hätte. Hilfe der Nornen und Parzen verschmähte man um eines billigen Ruhmes willen und um ein erträglicheres Leben führen zu dürfen, als man es sich gedacht. Somit ist das Leben nur ein ständiges Sich-Wehren und Verteidigen vor jedem arroganten Nichtswisser und Schreiberling. Das ist dann jenes ruhige Leben, das man sich ersehnt hat und um dessentwillen man seine Haut täglich zu Markte tragen und um seinen Lohn streiten muß, wie einst die Ritter streiten mußten um ihren Lohn für sicheres Geleit, wenn ihre Geleitzüge am Bestimmungsort ohne Zwischenfälle angekommen waren und sich nunmehr die Krämerseelen nicht schämten, ihnen den abgesprochenen Lohn streitig zu machen. Königliche Kaufleute tun so etwas nicht. Nur sehr verkalkte Krämerseelen. Und sie gehen heute noch genauso um mit uns und mit unserer Leistung.

Genug des grausigen Spiels. Unter uns homöopathischen Kollegen ist schon längst bekannt, was ich hier berichtet habe. Meines Erachtens kann uns so etwas nicht treffen, weil wir sonst schon nicht mehr lebten. Man hätte uns schon längst in der Luft zerrissen, wenn man sich getraut hätte, unsere Therapie lächerlich zu machen, ohne nicht sofort die jetzige Tagespresse auf unserer Seite gehabt zu haben. Sie schützt uns, indem sie uns weiter nicht ernst nimmt, und somit sind wir uninteressant, um Schlagzeilen zu geben.

Wie auch immer die Ziele gesteckt sein mochten, man ließ uns in Ruhe und wandte sich interessanteren Themen zu. So zum Beispiel dem histologischen Befund bei einer Tuberkulose oder bei einem Krebs, um der onkologischen Therapieerfolge willen mit Hormonen oder wegen histologischer Veränderungen bei ihrer Chemotherapie.

Uns soll das recht sein, so lange wir so stumm und unauffällig unsere Therapie betreiben können wie bisher. Wenn dies aber demnächst nicht mehr sein sollte, dann sind unsere Erfolge daran schuld, weil sie das Konzept der pathologischen Anatomie und der heutigen Therapie über den Haufen werfen und somit unsere bisherige ruhige Arbeit sehr stören werden. Lustiger wird es nicht, wenn man zur Zielscheibe einer Pressekampagne und journalistischer Attacken wird. Wie bei jenem bekannten Spiel vom „Schwarzen Mann", der die Kinder schreckte, wenn sie ihn plötzlich – unverhofft sahen und sie vor Schreck nicht mehr weglaufen konnten. Nur eine kleine Episode, meinen Sie? Was soll's? Nun, so geneigt Sie mir bisher gefolgt sein mögen, so ungern werden Sie es jetzt tun wollen. Doch, vielleicht ist es trotzdem lohnend zuzuhören. Ich lasse Sie nicht lange zappeln und will gleich mitten in die Sache zu gehen mich befleißigen. Um es kurz zu machen. Wie behandeln Sie eine Grippe? Ich meine, gezielt, nach den Regeln der klassischen homöopathischen Medizin, wenn Sie kein „sonderliches" Zeichen und/oder Symptom finden? Mit einem Fertigpräparat, natürlich aus reinen Heilpflanzen! Und, wenn das nicht hilft? Mit einem Antibiotikum, natürlich. Was sollte ein verantwortungsvoller Kassenarzt auch sonst tun? Der Patient soll leben, und der Arzt will es auch! Nun denn: Was soll man tun, wenn man nichts anderes zur Hand hat als eine antibiotische Spritze? Sterben müssen wir alle. Aber nicht so schnell, nicht an einer Grippe, die jeder Mensch aushalten muß. Was hilft es schon, wenn man so langsam an einem Prakreasleiden sterben muß wie jener Patient, dem man vor Jahren Antibiotika gespritzt hat; nur, um einer Grippe Herr zu werden? Und, was nutzt es, wenn man lieber am Herzinfarkt als an einer Grippe stirbt? Haben wir nicht alle gelernt, Fieber sei ein Heilfaktor? Warum knüppeln wir es sofort nieder? Warum lassen wir es nicht einfach seiner Gesetzmäßigkeit nach sich selbst verzehren? Warum nehmen wir uns nicht mehr so viel Zeit, es zu beobachten und es zu lenken? Warum nimmt man nicht erst einmal „Sulfur"? Es hilft meistens, weil schon die meisten Patienten mit antibiotischen Substanzen randvoll gelaufen sind.

Wie behandeln meine Kollegen von der „klassischen" Homöopathie? Nach den Zeichen und Symptomen so gut sie es verstehen, und somit sind wir wieder einmal bei der „klassischen" Homöopathie? Wir haben gehört: „Zeichen" gehen vor „Zufällen". Somit ist schon alles gesagt, was notwendig ist. Was ist schon dabei, eine Grippe zu repertorisieren, und was läßt sie einem schon zur Wahl, wenn es nicht „Sulfur" ist.

Man hat schon alles therapiert, warum sollte man nicht auch einmal eine Grippe nach den Regeln der klassischen Homöopathie mit LM-Potenzen behandeln und sehen, was sie dabei leisten und um wieviel schneller und sicherer das geht als mit Dezimalpotenzen.

Ich behandle seit Jahren meine Grippefälle nur noch so und habe keinen einzigen Versager erlebt. Normalerweise kann nichts passieren. Sie haben ja immer noch eine antibiotische Spritze in Ihrer Besuchstasche. Ich habe sie schon seit über fünfzehn Jahren nicht mehr in meiner Tasche, und es ist mir kein einziger Patient gestorben. Ich habe mir schon lange Gedanken darüber gemacht, was wohl ein allopathischer Kollege anfangen mag, wenn die Krankheitssymptomatik nichts als nur das Fieber aufweist und er keine Möglichkeit sieht, seinem Kranken zu helfen, so wie es jeder Arzt sich zu tun bemüht? Was mag er sich wohl denken, was er noch alles einsetzen könnte, um seinem Patienten zu helfen? Würde er das Repertorisieren können, dann würde er dem Kranken auch mit einem homöopathischen Mittel helfen. Wenn es überhaupt nur eine Hilfemöglichkeit gibt, würde er sie nutzen.

Und, was tun wir homöopathischen Ärzte? Wir streichen die Segel und nehmen Penicillin, weil wir dann unser Gewissen beruhigt haben. Und was tun zum Beispiel die Heilpraktiker? Sie holen den nächsten Arzt, um so ihr Gewissen zu beruhigen. So schließt sich der Ring wieder beim Arzt. Und was macht er? Er spritzt Penicillin, weil er Angst hat vor dem Richter. Weil ihn niemand deckt und weil ihm niemand hilft, mit seiner Sorge fertig zu werden. Weil ihn die akademischen Lehrer wohl kaum exculpieren würden vor Gericht, wenn sie erfahren, daß er mit einem „obsoleten" homöopathischen Mittel eine Grippe zu heilen versucht hat. Und was tut das Gericht? Es bestraft den Arzt, weil er eine fahrlässige Tötung beging. Somit schließt sich wieder der Ring bei der Eigenverantwortlichkeit des einzelnen Arztes. Wie sagte doch der Leibarzt von Kanzler *Bismarck*? „Arzt sein heißt, von Zweien der Stärkere sein". Warum ist heute der Arzt nicht mehr der Stärkere von Zweien? Weil er sich so verunsichert fühlt. Weil er seine Selbständigkeit verloren hat durch die immense Propaganda der pharmazeutischen Industrie.

Warum ist die pharmazeutische Industrie dazu fähig? Weil sie jeden Arzt mit Gratisproben so überhäuft wie noch nie, um ins Geschäft zu kommen. Warum tut sie das? Weil ihre gekonnte Werbung mit Hilfe der ärztlichen Berufsvertretungen gelenkt wird und weil sie somit durch eigene Leute verraten werden an die kapitalorientierte Medizin.

Warum denn nicht mit den Wölfen heulen, wenn schon Lehrstuhlinhaber mittun an der Versklavung der Ärzte.

Doch, was tun, wenn beispielsweise in naher Zukunft eine Seuche die Menschheit heimsuchte und niemand kann mehr helfen, weil wir zu beobachten verlernt haben und weil wir Angst haben vor dem Richter und vor dem Staatsanwalt. Davor aber sollten wir am wenigsten Angst haben, weil auch sie Menschen sind und leben wollen wie wir alle. Wer stummen Gehilfen (= Zeichen und Zufälle) nicht mehr traut, soll lieber nicht Mediziner werden. Wer nur mit Notenabsolvia „Eins" studieren kann, soll lieber nicht studieren, weil er sonst zum Prototypen der nächsten Henkergeneration würde: nur noch kluge Reden führen und sich mit der jeweiligen Meinung des jeweiligen Lehrstuhlinhabers konform erklären müssen, wenn sie ruhig leben wollen. Somit schließt sich wiederum der Ring an den Universitäten und somit sind es unsere Lehrstuhlinhaber, die ihre Verantwortung zu tragen haben, von der sie keiner entbindet.

Wer so sich mit der lieben Not unserer Kollegen auseinandersetzt, kommt zu einem Arbeitsergebnis in der homöopathischen Medizin. Wer so sich die Fragen vorlegt, kommt zur notwendigen Überzeugung, daß ihm nur noch Gott helfen kann, seinen dornenvollen Weg als Arzt zu gehen, ohne sich zu kümmern und zu fragen: Was tue ich, wenn mir der Patient stirbt und wenn ich vor Gericht zitiert werden? Im Bayerischen Ärztegesetz steht eindeutig, daß sich der Arzt in seinem Handeln und Wirken von seinem Gewissen leiten lassen muß, wenn er Patienten behandelt. Warum also so ängstlich und kleingläubig? Wenn wir vom Gesetzgeber geschützt sind und unsere akademischen Lehrer uns verlassen, weil wir nicht ihre Lehrmeinung teilen? Kurzum: Weshalb nicht mehr Mut zur Sache? Warum nicht mehr Selbstvertrauen und mehr Zutrauen zum eigenen Können? Wenn wir schon nicht für voll genommen werden, warum lassen wir es nicht darauf beruhen und ziehen unsere Kreise immer weiter, so lang, bis uns niemand mehr stören kann, weil sich eines Tages die akademische Lehrmeinung doch mal ändern kann und wir dann gerechtfertigt sind, ohne daß wir viel dazu getan haben. Warum nicht einfach seiner Bestimmung leben und unbeirrt seinen Weg gehen, um nach immensem Fleiß zum Ziel zu kommen und *jede* Krankheit repertorisiert behandeln zu können, ohne Sorge um den Verlauf und ohne Angst vor dem klugen und stummen Freund der Homöopathie, dem Kadi, und seinem Gegenspieler, dem Vertreter der Anklage?

Wer so gekonnt arbeiten will, muß sehr vieles entbehren können: ein eigenes Haus, eine eigene Jagdhütte und eine Zweitwohnung an der Costa del Sol. Wer nicht so arbeiten will, soll sich nicht mehr länger mit der Homöopathie befassen, weil er sich nur zu Tode fürchtet und somit am besten einen guten allopathischen Arzt machen soll, der sich nicht weiters um seinen Patienten zu kümmern braucht, wenn ihm ein Pankreasleiden zu den Augen herausschaut, weil der schon längst bei einem anderen Kollegen war, der ihm zu Stärkung seiner darniederliegenden Enzymproduktion händevoll Fermente verordnet hat und somit der Ring sich wieder schließt, wovon er ausgegangen ist, beim Versuchstier, wie schon mal aufgezeigt. Wer schon nichts mehr zur Pankreasheilung tun kann, der kann auch nichts zu dessen Schutz tun, weil er es nicht weiß, wie man das macht. Und wenn er nicht weiß, wie man das macht, schickt er den armen Patienten zum homöopathischen Arzt, und somit schließt sich der Ring abermals bei homöopathischen Arzt, von dem er sich verraten fühlen muß, wenn dieser just auch mit Fermenten, wenn auch pflanzlichen, ihn traktieren will, um ihm zu helfen. Was tun in einer solchen Lage? Man untersucht erst einmal, dann repertorisiert man das Krankheitsbild und schon geht die Therapie los. Allerdings nicht mit Riesenschritten, sondern mit sehr mühevoll errungenen Einzelerfolgen. Und wenn dann das Spiel gewonnen ist, so heißt es nur: „Das war ja auch längst fällig."

Nun frage ich Sie, meine lieben Kollegen: Was ist lohnender, als ein homöopathischer Arzt zu sein? Ich halte es trotzdem mit der homöopathischen Medizin, weil sie mich befriedigt und weil sie mir sehr ruhige Nächte beschert. Allerdings ohne Kassenklimpern und ohne großen Rummel in der Praxis. Man lebt ruhig; kann noch ein interessantes Buch lesen und sich mit seiner Familie befassen. Man kann Urlaub machen, ohne zumindest Angst haben zu müssen, daß der letzte Patient an einem Pankreasleiden sterben mußte, weil man ihm ohne zwingenden Grund Antibiotika gespritzt hat.

Allgemeine Schlußbetrachtungen

Nehmen wir jetzt noch einmal all die lieben Menschen, die ich hier habe Revue passieren lassen.

Nehmen wir sie nicht als Menschen, so nehmen wir sie nicht mehr ernst. Und, nehmen wir sie nicht mehr ernst, so hört sich jede Kommunikation mit ihnen auf. Nehmen wir sie aber ernst, so nehmen wir sie in ihrer Ganzheit als Menschen und als menschliche Persönlichkeiten voll und ganz ernst. Ohne jenen inneren geistigen Hochmut, ihr normal menschliches Innenleben als uneinfühlbar und nicht verstehbar aufzufassen.

Bei meinen Patienten fiel mir immer wieder ihre unglaubliche Scheu, sich mitzuteilen, auf. Als sie dann aber merkten, ihre Scheu war unbegründet und sie konnten frei sprechen, ohne sofort unterbrochen zu werden in jener allgemein bekannten Art und Denkweise: „Ihre, benigne ausgedrückt, ganzen geistigen Spinnereien sind uns längst bekannt, und halluzinieren Sie nur ruhig munter drauf los. Uns können Sie nichts vormachen." Nehmen Sie mir es ruhig ab! Ich bin immerhin schon ein Menschenalter lang Nervenarzt und kenne meinen Fachjargon genau.

Nehmen wir mal als Beispiel folgenden Sachverhalt:
Ein Mensch, hochgebildet, findet keinen Gesprächspartner, weil ein adäquater Gesprächspartner weder während seiner Gymnasial- noch während seiner Studienzeit auf den Universitäten von ihm gefunden werden konnte. Nicht weil er lauter abstruses Zeug gerne mit jemandem besprochen hätte, sondern weil nachgerade normale und einmalig kluge Gedanken ihn bewegten, die er gern im Zwiegespräch abgeklärt hätte. Jene Menschen konnte er in seiner Altersstufe nicht finden, weil sie nicht alt genug für solche Gespräche waren und er nur kleinkarierte, abschätzige Antworten bekam, so daß er nach und nach niemanden mehr zu fragen sich getraute, und nach und nach sich in ihm die Ansicht herauskristallisierte, er müsse total verrückt sein, weil er sich und anderen solche Fragen stellte.

Immer mehr und mehr kam er so in eine geistig-seelische Vereinsamung mit völlig autistischem Verhalten. Nehmen wir mal an, jenem Menschen wäre nur ein einziges Mal ein adäquater Gesprächspartner während seiner Gymnasial- und Universitätsjahre begegnet, so hätte sein Leben einen völlig anderen Verlauf genommen. So aber machte sich in ihm immer mehr die Ansicht breit, ein total Verrückter zu sein und lieber nicht noch einmal einen Nervenarzt aufzusuchen, um nicht in einer Irrenanstalt, erst auf Zeit und dann auf Dauer, interniert zu werden, weil ihm dies einmal von einem solchen in Aussicht gestellt worden war. In langen Gesprächen konnte ich ihm beweisen, daß seine ganzen Fragen, normal philosophische Fragen, nach dem Sinn und Wert menschlichen Daseins und Soseins in dieser Welt normale Fragen gewesen sind und nichts Verrücktes und nichts Abstruses an sich hatten, sondern nur von niemandem aus seiner normal menschlichen Umgebung auch nur annähernd verstanden und beantwortet werden konnten, weil sich diese Menschen niemals existentialphilosophische Fragen gestellt, sondern einfach ihr Leben gelebt, ohne sich nach dem Sinn eines Menschenlebens jemals gefragt zu haben.

Nachgerade ist dies doch die Thematik über normale menschliche Verhaltensweisen, sonst nichts. Nachgerade ist dies nichts anderes als die Problematik der ganzen Gemüts- und Geisteskrankheiten, sonst nichts. Nachgerade ist die ganze psychiatrische Diagnostik kein medizinisches, sondern ein soziologisches Problem.

Nehmen wir dies noch einmal in aller Ruhe und bei halbwegs klarem Denkvermögen zur Kenntnis! nehmen wir diesen Menschen noch einmal unter die Lupe: Normale menschliche vegetative Funktionen, normale Geistes- und Gemütsfunktionen. Nichts von inhaltlichen und nichts von formalen Denkstörungen. Allseitig normal orientiert, zeitlich, örtlich und situativ. Nicht mehr als ein „somatisch gesund" zu bezeichnender Mensch. Nehmen wir jetzt einmal eine saubere nervenärztliche Analyse vor: ein Mensch, sonst nichts! Ein Mensch wie Du und ich, sonst nichts! Nachgerade an philosophischen Fragen interessiert, sonst nichts! Wie nennt man so ein Phänomen aus der Sicht eines philosophisch nicht gebildeten Nervenarztes in unserer Zeit? Ein Bildungsdefizit des Nervenarztes, sonst nichts! Nehmen wir jetzt aber einmal die Seite des Patienten! Ihm sagt man in aller Ruhe: „Wenn Sie so wie bisher sich immer wieder fragen nach dem Sinn menschlichen Daseins und Soseins in dieser Welt, dann landen Sie demnächst in einer geschlossenen Anstalt." Nehmen wir dies ruhig zur Kenntnis. Nehmen wir zur Kenntnis: normale Fragen, keine Halluzinationen, keine neurotischen Fehlverhaltensweisen. Nur allmähliche Isolierung nicht von seiner Seite aus, sondern durch die Umgebung! Nichts als normal philosophische Fragen, inhaltlich und formal richtig durchdacht und normal vorgetragen, bei normaler Formulierung mit normal geschultem folgerichtigen Denkvermögen, nur ohne adäquaten Gesprächspartner!

Nehmen wir dies zur Kenntnis. Jene bewußte geistige Hybris legt sich dann von selbst. Nachgerade kommt nichts als eine mittelmäßige Schulbildung zum Vorschein; was medizinische Kenntnise anlangt, so nehmen wir sie für heutige Zeiten als „ausreichend" zur Kenntnis.

Ohne mir schon jetzt den Ruf eines total verrückten Nervenarztes einhandeln zu wollen, nehme ich es auf mich zu sagen: „Ein nicht verstehbares, nicht einfühlbares Geschehen" liegt den Gemüts- und Geisteskrankheiten nicht zugrunde. So lehrt uns die Verhaltensforschung bei Tieren, wie sich „Isolierung" in ihrem Verhalten bemerkbar macht. Warum soll dies beim Menschen anders sein? Wenn schon Tiere für menschliche Heilzwecke hergenommen werden, warum nicht auch Ihr Verhalten mit einbeziehen bei jenen abstrusen Tierversuchen, um dadurch Menschen helfen zu können? Ich meine hier nicht ihr Verhalten unter Drogeneinwirkung, sondern ihr normales Verhalten in der Isolierung!

Noch einmal: Jede Psychose ist so abklärbar; nicht nur die organische, sondern auch die sogenannte endogene.

Nach meinen jahrzehntelangen allgemeinen Erfahrungen waren alle geistig-seelischen Störungen abklärbar, einfühlbar und verstehbar. Man nehme es mir ruhig ab. Ich bin lange genug Nervenarzt. Nicht nur im alten Sinn, sondern noch viel mehr im neuen, nämlich im semiologischen und im homöopathischen Sinn. Ich kenne die menschlichen Regungen von der Welt der Vorstellungen bis hin zur Welt der Gedankenbildung. Ich kann formale und inhaltliche Denkstörungen genauso präzis unterscheiden wie neurotische Verhaltensweisen von psychotischen. Jener Bereich menschlichen Seins ist sehr viel kleiner, als man meint, in dem sich jene menschlichen Verirrungen abspielen, den man „Seele" nennt. Betrachten wir nochmals diesen Menschen, mit dem niemand reden wollte: Er war allein, also in der Minderheit. Nun wissen wir, nicht erst seit heute, jede psychiatrische Diagnose ist eine psychologisch-soziologische und keine ärztlich-medizinische! Nun meint man einer: „Aber wieso nimmt dies niemand zur Kenntnis?" Ich kenne die Antwort. Sie lautet „menschliche Lieblosigkeit" und „menschliche Interesselosigkeit", gepaart mit Furcht vor dem menschlichen Phänomen des Andersseins als die anderen in ihrer unmenschlichen Umgebung. Nicht zuletzt läßt man Menschen nicht Menschen sein, sondern preßt sie in eine unmenschliche Schablone, ob sie hineinpassen oder nicht, und fällt dann just das Urteil: „Irresein" oder „gemütskrank".

Nehmen wir normal menschliche Verhaltensweisen und nichts als diese, so nehmen wir niemanden etwas weg, weil niemand etwas hat und geben wir niemandem etwas, was er nicht will!

Somit schließt sich nochmals der Ring beim homöopathischen Nervenarzt und nirgend sonstwo. Denn niemand sonst ist in der Lage als jener, der den Menschen in seiner Totalität zu überschauen vermag. Dies ist bis jetzt noch immer der Nervenarzt. Kein homöopathischer Arzt heutiger Prägung, ohne jahrelange Arbeit in Kliniken mit solchen Kranken, die infolge ihrer Umgebung und durch ihre Umgebung krank geworden sind, ohne nicht schon längst diese Welt gegen eine andere vertauschen zu können mit mehr menschlicher Wärme und mehr menschlichem Einfühlungsvermögen. Ohne Humanitätsduselei, wohlgemerkt. Aber auch ohne geistige und soziale Hybris wohlgemerkt, jemanden abzustempeln, noch ehe man ihn eingehend intern, neurologisch und psychisch auch nur eine Woche lang angehört, untersucht und beobachtet hat. Nehmen wir uns dies zu Herzen und nehmen wir uns noch eins zu Herzen: Mensch zu sein ist eine sehr schwere Auflage, und nicht jeder Mensch kann Mensch sein, so wie er es möchte, weil Zwänge und Tabus ihn einengen und ihn sich nicht entfalten lassen, ohne deswegen gleich zum Massenmörder werden zu müssen, wie so manche menschliche Erscheinungen im Laufe der Menschheitsgeschichte traurig genug gezeigt haben. Wollen wir niemand nennen. Sie sind nur wert vergessen zu werden, nichts sonst.

Nehmen wir nochmals alles der Reihe nach durch: Menschen wollen Menschen sein und keine widerlichen „Fälle". Menschen sollen Menschen sein und bleiben können und auch dürfen, so lange sie Menschen sind hier in dieser Welt, nichts sonst.

Menschliche Schicksale nehmen Menschen mit sich, und nachgerade ist menschliches Leben schon schwer genug zu ertragen, nicht nur als Neurotiker, nicht nur als Psychotiker, nicht nur als Epileptiker und nicht nur als organisch Hirnkranker. Menschsein ist eine Auflage, und Menschenleben wollen gemeistert werden. Nehmen wir dies zur Kenntnis, und nehme man es mir nicht übel, wenn ich zum Schluß, nicht aus nordischer und nicht aus alter Wikinger-Schwärmerei heraus, sondern weil Germanen am meisten unter dem Sinn und Unsinn menschlichen Lebens zu leiden hatten im Verlaufe der letzten zweitausend Jahre, just im germanischen Versmaß niederschreibe, wie ich es sah und immer wieder sehe:

ALLEN SCHWESTERN UND BRÜDERN IM GEISTE
SEI DANK FÜR WORTE STUMMEN VERSTEHENS.
WOHLTUEND DEM, DER IM STILLEN STREBEN
NACH HILFE SUCHTE MIT STÄNDIG SINNENDER STIRN
FÜR JENE, DENEN DIE NORNEN MIT KREISENDER SPINDEL
SPANNEN EIN SO SCHWER ZU TRAGENDES LOS
IN IHREN LEBENSFADEN SCHON LÄNGST,
NOCH EHE SIE WUSSTEN, WESHALB SIE GERADE SIE
ZU STUMMEM LEID ERKOREN UND NICHT ZUM
LACHEN UND LIEBEN.

WÜSSTEN SIE DARUM, SO WÜRDEN SIE STUMM
SOWIE IHRES LEBENS ERST VÖLLIG NICHT FROH,
WEIL UNTER DER LAST, DIE ZU TRAGEN IHR LOS,
SIE NUR SCHWERER NOCH STÖHNTEN UND STUMM
VERZWEIFELND SICH STÜRZTEN IN NOCH TIEFERES LEID!
UNTER SOLCHEN STERNEN ZU LEBEN FORDERT

STUMMES VERSTEHN! –
ZU DEN NORNEN UM HILF UND ERBARMEN ZU
GEHN,
WÄRE FÜRWAHR EIN ALLZU VERSTEHBARES ZIEL,
UM NICHT ZU SAGEN, MENSCHLICH-ÄRZTLICHE
PFLICHT. –
UNTER SOLCHEM SUCHENDEN SINNEN UND DENKEN
MAHNTE IN MIR UNTERBEWUSSTES UND STIEG
NACH OBEN,
UM HILFE ZU BRINGEN FÜR SIE, DIE OHNE LIEBEN
UND LOBEN. –
DOCH SCHWER IST ZU FASSEN, WAS JENE RAUNEN
UND MEINEN
UND SCHWERER NOCH, IHREN URTEILSSPRUCH ZU
VERSTEHN.
DRUM HÜT ICH MICH, SIE ZU ERZÜRNEN, UND
FÜGE MICH,
DEN WEG, DEN SIE WEISEN, BESONNEN UND RUHIG
ZU GEHN!

Schlußwort

Somit schließt sich der Ring, und ich muß meine Erfahrungen, so wie ich sie gemacht, weitergeben.

Ich erhoffe, nicht nur Kritik zu hören, sondern stilles menschliches Nachdenken und stilles Versuchen, meine Erfahrungen und Beobachtungen zu überprüfen.

Nur soll mir keiner sagen, ich hätte *Hahnemann* verraten, weil ich meine Therapie der Geisteskrankheiten nicht in seinem Sinne nachvollzogen hätte.

Solche Unkenntnis wäre verhängnisvoll für alle Kollegen unter meinen homöopathischen Freunden und just sehr verhängnisvoll für eine Therapie menschlicher Prägung.

Vom menschlichen Aspekt her sind sie niedergeschrieben, und vom menschlichen Aspekt her wollen sie verstanden sein.

Sie müssen ohne Voreingenommenheit und ohne Vorurteile nachgeprüft und minutiös nachvollzogen werden, wenn man zu gleichen Ergebnissen kommen will. So, wie dies schon *Hahnemann* gefordert hat: „Macht's nach, aber macht es genau so nach!"

Ich bin am Ende meines Erfahrungsberichtes.

Ich hoffe, mich bald neuen Aufgaben unter anderen Aspekten stellen zu können.

In diesem Sinne verantworte ich, was ich mitteilen und schreiben mußte.

Stichwortverzeichnis

A

Abdomen	58
—, enzymatischer Bereich	229
—, Organbereich	230
abgemagert	114
Abgeschlagenheit	25, 217
— verschwunden	217
Absencen	139
Abstammungswahn	28
Abwehrkraft, geschwächt	36
Acid. phos. D 10	41
Administration	68, 230
Adnexe	59
Affinimentation	196
—, gestörte	18
Afterhomöopathie	165, 212, 236
AgNO₃, 1 Mol	41
Agranulozytose nach Psychopharmakatherapie	55
Ägypter	34
Akribie	16
Aktienmedizin	160
Alkohol	62
— -sucht	201
— —, schwere	218
Allopathie, normale Einzeldosis	36
—, — Maximaldosis	36
—, — Tagesdosis	35
Altersdemenz	95
— -psychosen	94
— -stufe, keine	95
Altertum	131
Alt werden, in Ruhe	95
Aluminium	198
— -gehalt	198
Amenorrhö	114
Ammon-Rah	226
Analbereich	59
Analysen und Suggestionen	224
Anamnese	61
—, Aufnahme	237
— - und Befunderhebung, disziplinierte	202
Anamnesis	155
Anfälle, nur nachts	120
Anfallsleiden	202
—, bei allen, Cuprum	202
— —, lebensbedrohlich	119
— -ketten	50
— -kranker	50
— —, Therapie	199
Anfangstherapie bei optischen Halluzinationen	51
Angstzustände beim Alleinsein	47
Anodyna	193
Anspruchslosigkeit, Leben in	136
Antipsorische Phase, Behandlung	198
Antibiotika	36, 37, 231
— und Sulfonamide, Einführung	153
— — —, Entdeckung	153
Antidepressiva	138
Antikonvulsiva	195, 200
Antikonvulsivtherapie	50
Antineuralgika	68
Antipyretika	37
Apfelmost	89
Apis	72, 176
Arbeitshypothese	184, 216
— -unlust	28
Archimedes	182
Argentum nitricum	41
— — D 10	41
Arme und Beine	59
Arnica	194
Arsenicum album	48, 51, 77, 80, 85, 88, 90, 91, 113, 129, 138, 196, 201, 202, 209, 211
— — als Zellschutz	197
— — bewahrt die Zellen vor weiteren Schäden	197
— —, nach seinem klinischen und psychosomatischen Befund	78
— — nicht nur für den Zellschutz	197
Arsen-Krankheit	209
Arzneiabstimmung, grobe	45
—, allopathische	225
—, alternative	38
—, differenzierte	225
—, dynamisierte	40
—, geistartige Wirkung	218, 223
—, gleiche	53
—, homöopathische	54, 106, 199, 218
— -kunde, homöopathische	37
—, literweise	44

Arzneimittelbestimmung	35
— — -bilder, homöopathische	218
— — -prüfungssymptome	63
— — -prüfungszeichen	63
— — -substanzverteilung	219
— — -wirkung	219
— — -zeichen	211, 239
— -potenzen, homöopathische	46
— -prüfung	13, 43, 44
— — -szeichen	44
— -stoff	46
—, verdünnt	13
— -wirkung	43, 45, 225
Ärzte, Ausbildung	147
—, nichthomöopathische	213
Ärztliche Kunst, Totengräber	208
A.S.R.	69
Assimilationsträger	198
Asthma bronchiale	43
Atem	58
— -geräusch, bronchophones	156
— -not	58
— — beim Radeln	75
—, übelriechend	33, 34
— -vorgang	58
Äthiopien	34
Ätiologie, allein	214
—, infolge Erkältung	214
Atmungsstörungen, lähmungsartig	27
—, spastisch	26
Aufnahmevermögen	28
Aufschwulken	61
Aufstoßen	61, 210
— von Speisen	61
Auftrieb, Entdeckung	182
Auge, rechts	213
—, —, Hängen des Unterlids	215
Augen, gerötet	33, 34
— -hintergrund, Spiegelung	23
— -klappe	213
— -wischerei	52
Aurum	201
—, Simillimum bei *Kent*	173
— muriaticum	41
— — 1 Mol	41
— — D 10	41
Ausarbeitung, körperliche	89
Ausfälle im Gesichtsfeld	24
Ausfluß, Aussehen und Beschaffenheit	62
Ausgangsgewicht	92
ausgeflippt	127
Ausheilung, langwierig und sehr schwer	184
Ausscheidungen	16, 23, 159, 189
Auswerter	198
Automatenwäscherei	111

B

Bagatellfälle	37, 210
Bakteriologie	207
Bedrängnis, seelische	226
Beeinträchtigungswahn	28
Befund	63
— -erhebung, exakte	151, 159
—, klinischer	79, 230
—, körperlich-interner	83
— nach körperlichen Zeichen	130
—, psychiatrisch-klinischer	211
—, psychischer	21, 60
—, psychosomatischer	79, 90, 93, 230
Begleitreaktion, negative	107
Begriffe, klarste klinische und pathologische	223
Behandlung, lange	63
—, psychiatrisch-homöopathisch	56, 83
—, psychotherapeutische	224
— von psychischen Erkrankungen	55
Belladonna	77
Beobachtungen, genaue	214
Bereich, endokrin	19
—, geistig	19
—, intestinal	18
—, seelisch	19
Bergmann, Gustav von	207
Beschaffenheit, feinstofflich	38
—, grobstofflich	38
— der Menses	62
— — Schilddrüse	57
— des Stuhls	61
Beschwerden	63
—, abdominelle	27
—, beklagte	15, 16, 159
— der Lungen	26
— — Nase	26
—, geistige	27
— im Wärmehaushalt	27
— oder Zufälle, körperliche, subjektive	159
—, subjektive	46

Besserung	63
Bevölkerungsexplosion	226
bewußtlos in die Klinik	68
—, 3 Wochen	168
Bewußtsein, Klarheit	180
—, normal und klar	141
—, quantitativ und qualitativ	147
—, Schwelle	180
—, 4 Wochen ohne	68
Bewußtseinslage	25, 60
—, qualitative	25, 60, 145
—, quantitative	25, 60
Beziehung, normal-menschlich	92
Beziehungswahn	28
Bilder, sieht	140
Bismarck, Fürst Otto von	42
Bißnarben	57
Blähungen	61, 130, 210
Blasenbereich	75
— entleeren	61
— -funktion	61
Blindheit, totale, subtotal-partielle, temporäre	23
Bumke, Oswald	199, 218
Blutdruck	77
— — im Normalbereich	76
— -hochdruck	74, 75, 76, 186
— -serum, Konzentration	229
— -transfusion	89
— -zuckerkontrolle	74, 88
— — -profil	78
— — -spiegel, normalisiert	87, 217
— — -werte	78
Bohnenkaffee	88, 119
Bohr, Niels	136
Bronchitis, asthmoide	43
Bronchophonie	33
Bronchopneumonie, schleichende	35
Bruch, eingeklemmt	59
Bruchpforte	59
Brustbein	57
—, weibliche	58
—, unterentwickelt	86

C

Caesar, Gaius Julius	199
Causa efficiens	214
Causticum	67, 68, 178, 213, 214, 215
— D 10	213
— D 10 dil.	68
— H.	168
Calc. carb.	78, 90, 91, 93, 131, 177, 198
— — bei optischen Halluzinationen	211
— — Hahnemanni	51, 80, 86, 88, 120, 139, 196, 197, 200, 201, 209
— — — LM XXX	86
— -Krankheit	209
C 30 Dilution	41
Centesimal-Verdünnung	39, 40, 42
Chemikalien	23
China	226
Chirurgie	230
Cholera und Typhus	161, 162
Chronische Krankheiten, Abhandlungen über die	159
cito, certe et jucunde?	126
Coffeinvergiftungszeichen	38
—, Handschweiß	38
—, Herzklopfen	38
—, Ideenzudrang	38
Contergan-Geschichte	220
Cuprum	50, 72
—, gezielt	178

D

Dalai-Lama	234
Dämmerzustand	25, 60, 77
—, halluzinotisch	60
Daniel	143, 204
Darmbereich	59
— -geräusche	59
— -störungen	210
— -tonus	59
Dasein, das nackte	115
— und Sosein in dieser Welt	109, 147
Delir	139
—, Bild eines	221
—, stilles	139
Delirium tremens	25, 218
dement	96
Dementia praecox	95
Demenz	94, 95, 96
—, Beeinflußbarkeit	95
Denken	55
—, formal und inhaltlich	19

Denken, pathologisches, klarste und reinste Form	204
Denkfehler, logischer	98
Depression	19, 32, 47, 48, 51, 110, 111, 112, 113, 128, 129, 130, 233
—, endogene	51, 201
—, Kern einer	48
—, reaktiv	19, 201
—, schwere	56
Determination, klare	201
Dezimal-Verdünnung	40
— - — -sreihe	36
— -potenz	36
Diagnose, klare	214
Diagnostik, klinische	11
— und Therapie, homöopathische	13
Differenziertheit, Grad der geistigen und seelischen	109
Diskrepanzen, keinerlei	225
Disziplin, geistige	136
—, strenge innere	236
— der Semiologie, alte nie richtig verstanden	53
DNS und RNS	195
Doppelhelix, Bausteine der	195
Dosis einer Arznei, niemals tödlich	94
— — —, tödlich	94
—, nebensächlich	214
Drehschwindel	76
Drogen	50
— -süchtige	50
D 10 Dilution	41
Dunkelheit, semiologische	208
Durchfälle	34
Durchschlafen, normal	62
Durchschlafstörungen	201
Durchschnittsschüler, normaler	217
Durst, brennend	34
—, extrem stark	34
—, groß	33
Dystonien, psychophysische	202

E

EEG	24, 200
Eifersuchtskrankheit	116
— -wahn	28, 115, 116, 117, 202
Eigenleben	231
Einhaltung, strengste, klinisch-exakter Untersuchungen	212
Einschlafen im Unterricht	217
—, normales	118
Einstein, Albert	180
Ein- und Durchschlaf-Störungen	210
Eiterstippen	57
Eizelle, mütterliche	103
Ejaculatio praecox	62
EKG	91
Emanzipation	85
Empfindung für warm und kalt	60
—, rein subjektiv	240
Energiespender	197
Entfremdung, vom Eheliebsten, vom Mann, von den Kindern	210
Entspannung	224
Entziehungskuren, mehrere	218
Entzündung der Augen	34
— — Mundhöhle	34
— im Bereich der Glans penis und des Praeputiums	59
Enzymchemie, moderne	204
— -forschung	229, 231
— -störungen	183
— - und Genforschung, moderne	154
Epidemien	161
Epilepsie	119, 233
—, genuine	200
Erbrechen von Galle	34
Erinnerungsvermögen	60
Erkrankungen, seelische, das Besondere	83
—, neurologisch-intern	11
— und Epilepsien, manisch-depressive	174
Erlkönig, Gedicht vom	135
Erlebnisse, sexuelle	128
Erlösungswahn	28
Erregbarkeit, leichte	186
—, seelisch-abnorme	188
erregt, kataton	100
Erregungszustände	201
Esser, unnützer	92
Exitus	25
Exophthalmus, Enophthalmus	24
Expansionswahn	28

F

Fachinternisten	78
Fahrerflucht	68
Familienanamnese	171
Fangpatienten	126
Farce, heilerische	223
Fata morgana	39
Fazialislähmung	169
— -parese	214
— —, links	168
Fehler	215
Fehlinformation	184
— von Zellen und Zellverbänden	216
Fehlleistung	97, 98
— im gesamten Organismus	216
— in allen Sinnesbereichen	216
Fehlprogrammierung	183
Fehlurteil	97, 98
Feiung, stille, bei der Kinderlähmung	183
Feinabstimmung	45
Fettleibigkeit	91, 92
— -pölsterchen	93
— -sucht	89, 90, 91, 92, 93
— -zellen, Träger des *Warburg*schen Atmungsfermentes	197
Fieberdelir	25, 139, 156
— -halluzinationen	139, 157
—, hohes	33
Fiktion	101
Filter	38
— -vorgang, am Boden der Kanne reichlich feinstes Pulver	38
Fimmelsberg, Dr. *Künzli von*	212
Flury	212
Flüssigkeitsbedarf	61
Foetor ex ore	86
— psychoticus	162
Föhn	80
Formen, weibliche	85
Fratzen, gräßliche	106
Freiheit und Rechte	95
Freundschaft, zwischen Jungen und Mädchen	93
Friedrich II., König von Preußen	215
Frieren	27
Frigidität	62, 117
Frustration	29, 193
Funktionen, vegetative	61
Funktionsbereiche, höchste	182
Füße, kalte	87

G

Gallavardin	208
Galle im Stuhl	34
Gamma oder Mikro-Gramm	41, 42
Gang bei offenen und geschlossenen Augen	60
Gastris	58, 130
Gaumensegel	57
Gebiß, lückenhaft (Prothese)	57
Geburt, Fehlprogrammierung	184
Geburtstrauma	29, 177
Gedächtnis, geschwächtes	28
—, Störungen	19
Gedankenablauf	60
— — inhaltlich gestört	28
— —, formell gestört	28
— —, unterbrochen	60
— -abreißen	28
— anderer hören und lesen	107
— -beeinflussung	61
— -inhalt	60
— -lautwerden	61
Gefangenschaft, in der	59
Gefäßfüllungen	24
Gefühl, fiebrig	175
Gefühlsinhalte	60
Gehen auf Zehenspitzen und Fersen	60
— in der Dunkelheit	24
Gehstörungen bei offenen und geschlossenen Augen	24
Gehirnerschütterung	194
— -wäsche	100
Geister aus dem Jenseits	112
Geisteskrankheit	114, 140, 157
—, geheilt	183
— und Gemütsleiden	137, 184
—, unheilbar	182, 183
—, was sind Zeichen einer	135
—, Wissenschaft von	216
Geistestäuschung	162
Geistwesen	179

Gemeinsamkeit, seelische und körperliche	53
Gemeinschaft	101
—, politische	94
— und Instanzen	94
Gemeinschaftswesen	101
Gemüts- und Geisteskrankheiten	30, 99, 203
Gene	195
Genesungsvorgang	223
Genitalien	59
Genstruktur	231
Genußgift	62
Geruchlosigkeit	26
Geschäftsstruktur, normale	101
Geschwür	34
—, sogenanntes	58
Gesellschaften, menschliche	104
Gesellschaftsordnung	99
—, ohne politische Manipulation und religiöse Zwänge	103
Gesetzmäßigkeiten der Krankheiten	45
— — Semiologie	46
—, klare	182
—, semiologische	16, 17, 33, 211
Gesicht, gerötet	46, 172
—, Halbseitenlähmung	214
Gesichtsausdruck	56
— -feld	57
— -hälfte, brennen in der rechten	213
— -rötung	47
Gesichtspunkte, Heilungsmöglichkeit, allopathische	43
—, psychiatrisch-klinische	21
Gespräch, Faden des	60
Gestagene, ohne Erfolg	217
Gestik, spärlich	56
Gesundheitsstörungen, subjektive	216
Gesundungsbereitschaft, innere	222
— -willen	222
Gewichtsnorm	62
Gewichtszunahme	197
—, kontinuierliche	86
Gott	158
Graphites	93
Gremien, ärztliche	94
Grenze, toxische	37

Griechen	34
Grippe	36
— -Lungenentzündung	43
—, vergeht	36
Größenwahn	28, 144

H

Haarausfall	87, 217
— hört auf	87
— mit Stirnglatze	87
Haar, ergraut, schütter	56
Hahnemann	44, 45, 54, 126, 136, 137, 151, 157, 159, 160, 162, 165, 176, 183, 190, 207, 213, 229, 232, 234, 238, 239
—, Anweisung genau erfüllt	215
—, Causticum von	213
—, Denken und Handeln von	213
—, Ehrenrettung	236
—, Erbe von	208
—, Forderungen von	151, 161, 198
—, Gedanke von, Kunstkrankheit	152
—, gekonnte Therapie im Sinne von	237
—, hält fest	158
—, Heilung im Sinne von	212
—, Homöopathie von	212, 228
—, Konzeption von	151, 229
—, sein Leben um Jahre verlängern	35
—, Lehre von	164, 208
—, Meister von	35
—, Meisterstücke von	236
—, Nachfolger von	35, 212
—, Organon	152, 154
—, Schüler von	158
—, Similesatz von	212
—, therapeutisches Streben von	158
—, Therapie von	161, 162, 199
— -sche Tradition, Trägerin	151
— und sein Werk	153
—, unsterbliches Werk von	233
—, Weisungen von	174
—, Werk von	164, 214
—, Wiedergeburt von	161

—, Zeit von	151, 154, 161
— zu Protokoll	152
Halbseitenlähmung, geheilt	67
— im Gesicht	67
—, plötzlich aufgetreten, rechte Gesichtshälfte, ausgelöst durch Gehen in Wind und Regen	68
Halluzinationen	27, 32, 49, 136, 137, 141, 162, 184
—, akustische	27, 49, 51, 106, 128, 129, 139, 140
—, deklarieren	216
—, Gedankenablauf	28
—, geusische	28, 211
—, haptische	27
—, keinen realen Hintergrund	135
—, optische	27, 49, 139, 140
—, osmische	28, 211
— und Illusionen sind Geistesstörungen	135
Hämorrhoidalknoten	59
Hände, feuchte	87
Handschweiß	126, 217
Halsumfang	57
Haltung	56
Hänni	212
Hannibal	181
Harmonie, stille	118
Haschisch-Zigaretten	118, 125, 126
Haus, fideles	91
Hauteffloreszenzen von kleinen roten Pusteln am ganzen Körper	33
— -hitze	34
—, Rötung der	34
Heilängste	223
— -barkeit, schwere, in allopathischer Sicht und Auffassung	216
— -mittel	196
— — für Psychosen, Suchten und Heilung von Epilepsien	85
— Phosphorus	47
Heilmöglichkeit, akut	43
—, erschwert	43
Heilrichtungen der modernen Medizin trennen sich	238
Heilung	36, 54, 63, 179, 195
— der Psychose	212
— geisteskranker Menschen	53
— im anderen menschlichen Seinszustand	91
—, interne, nach den Gesetzmäßigkeiten der Heilkunst	91
— ist resitutio ad integrum	86
—, niemals mehr möglich	91
—, sichere	54
— verlangt heil sein	91
—, völlig andersartige Form	91
Heilungsprozeß und seine unterbewußten Grundlagen	222
Heiserkeit	34
Heiß, immer	62
Hemmungen, schwere	115
Hepatitis, interstitielle	55
Hermes Trismegistos	161
Herrschsucht, menschliche	102
Herzachse	37
— —, quergestellt	80
— -aktion, tachykard	33, 58
— -beschwerden	27
— -dämpfung, relative	127
— -erkrankungen, Schäden der gesamten inneren Sekretion	174
— -klopfen	27, 38
—, normale Größe, quergestellt	75
— -rhythmus	33, 58
— — -störungen	91
— — —, Infarkt	174
— -töne	58
— und Kreislauf erheblich in Mitleidenschaft	218
— — — — -beschwerden	210
Heureka	182
Heuschnupfen	39
—, geheilt	39
—, normalisiert	39
—, subakut-chronisches Stadium	39
Hexenwahn und Teufelsbündnisse	217
Hilfmittel, alles ohne	159
Hintergrund, realer	135
Hinterhauptschmerzen, ausleiden	194

261

Hinterkopfschmerzen	194
Hippokrates	34, 40, 174, 190
—, die Werke von	33
—, Eid	94
Hirnaktionsströme	195
— -anhangdrüse, bis zu den Gonaden	182
— -kammern, Luftfüllung der	24
— -nerven, Heilung von gequetschten	169
— -schäden, Folgen frühkindlicher	29
Hitzegefühl, innerlich	34
— —, mit Frösteln	175
— im Kopf	34
Hochdruck, labiler, Ursache	186
Hoden und Nebenhoden	59
Höllenqualen	45
Homoeopathie et Psychisme	208
Homoion, exaktes Bestimmen des	228
— in Quinquagesima milia-six	230
Homöopathie, alterprobte Mittel	181
—, Brauchbarkeit der	160
—, Gedanke der	152
—, klassische, höchste ärztliche Kunst	228
—, meine Erfahrungen mit der	53
— nach der Hammelsprung-Methode	202
—, Optimaldosis	36
—, psychiatrische	137
— von *Hahnemann* und *Kent*	223
Hörempfindlichkeit	23
— -störungen	23
— -verlust	23
— -vermögen	57
— -zentrum, Überreizung	128
Hormonbehandlung	115
Humanitätsduselei	105
Humoralmedizin	154
Hunger und Eßlust	61
Husten, erschütternd	34
Hypaesthesie	24
Hyperaesthesie	24
Hypericum	169
Hypernephrom	76
Hypnose	224
— -therapie	228
— -technik	228
Hypoglykämie	216, 217
—, Krankheitsbild der	230
— mit Gestagenen zu heilen versucht	87
Hysterie, normaler Fall	78

I

Ich-Menschen	30
Ideenassoziation	236
— -flucht	210
Idiotie und Imbezillität	29
Ileus	215
Illusion	25, 135
Immunschutz, gegen katarrhalische Erkrankungen	34
Inaffinimentation	18, 128, 129, 182, 184, 195, 196, 204, 209, 216
—, Lehre der	204, 216
—, 1. Stufe in der	196, 197
—, 2. Stufe in der	196
—, 3. Stufe in der	196
—, Studie über die	236
—, Theorie der	18, 194
—, Weg der	184
—, Wesen der	216
—, Zeichen der	186
Indikationen, klarsten heilerischen	223
Infektionen, bakterielle	36
Information	87, 223
Innenleben ist normalisiert	131
Innervation, willkürliche	23
Irresein, induziertes	95
Irrsinn	183
Inspectio	56
Integral in einer Interessengruppe	101, 102
Intelligenz, Reich höherer	118
Interesselosigkeit und Lieblosigkeit	210
Internist und sein Hausarzt	78
Intoxikationen, gewöhnliche innere	183
Introitus vaginae	59

Ischias	70, 71, 72
— -anfall	71
—, nicht gewöhnlicher Art	72
—, rechts	69, 75
—, symptomatisch	72

J

Jesus von Nazareth	177
Johannes der Jünger	39

K

Kaffeeaufguß	38
— -genuß	47
—, grobkörniger	38
— -pulver, hochfein gemahlen	38
—, untersagt	47
— -verbrauch	192
— verschiedener Körnungsgröße	38
— -wirkung	38
Kahlköpfigkeit	55
Kälte-Aldehyd-Test im Urin	218
kalt, sehr schnell	62
Kant, Immanuel	96
Karrieremacher	100
Katarrh der Nase, wäßriger und wundmachender	33
Katastrophensituation	231
Katholiken, strenggläubige	110
Kautelen	85
Kehlkopf	57
Keimschädigung	29
Keller, Dr. *Georg von*	212
Kenntnisse, semiologische	35
Kent	48, 175, 178
—, Repertorium	154, 201, 208
—, —, deutschsprachiges	212
Kinderkrankheiten	62
— -lähmung	183
— -zahl	103
Kirchenfürsten aller Konfessionen	103
Klamottenkiste	180
Klaustrophobien, sehr schwere	202
Klitoris	59
Knoten	58
Koch, Robert (Ära)	208
Kohlenoxydgasvergiftung	77
Kollegen, Schweizer	174
Koma	25, 60
Kombinationsvermögen	60
Komplikation	36
Konstitution, körperlich-seelische	43
Konvulsionen	34
Konzentration des Wassers	42
Konzentrationskraft, mangelnde	28
Konzentrationslager	102
Konzentrationsschwäche	210
Konzeption, philosophische	239
Kopf, heiß	33
— -schmerzen	26, 46, 47, 75, 77, 79, 192
— —, Bagatellen	74
— — nach Empfindungen	26
— — — Orten	26
— — — Umständen	26
— —, seit der Jugend	79
— — und Drehschwindel	76
— — — Ischias	76
— — — Schwindelgefühl beim Aufstehen	46
Koronargefäße	37
Körpergewicht normalisiert sich	85, 87, 115
— -haltung, abgeschlafft	56
— -filter	41
— -funktionen	141
Kraepelin	151, 218
Kraft, böse	157
—, grobe	60
—, —, in diesem Arm, nahezu aufgehoben (Halbseitenlähmung)	67
Krampfanfälle	49, 50
Krämpfe	50
Krankenpfleger	77
— -urlaub	74
Krankheit	204
—, auffallendstes Zeichen der	239
—, chronische, Zusammenhang	183
— des epileptischen Formenkreises	177
—, innere, nichts anderes	211
—, schwere	93
— und ihr gesetzmäßiger Rhythmus	48

263

Krankheitsbegriffe,	
klinische-psychiatrische	201
— -bild	16, 45, 63, 206, 211
— —, Abklärung	215
— —, gesamtes	238
— —, Grundlage	161
— —, klares	214
— —, richtiges	83
— —, stimmt nicht mehr	154
— -erreger	152, 153, 154
— -fall, Analyse	238
— —, jeder	54
— -ursachen	83
— -zeichen	33, 35, 127, 157, 206, 208, 210, 230
— —, äußere	63, 166, 203
— — dieser sog. „attischen Pest"	34
— —, gerötetes Gesicht und Nasenbluten	46
— —, innere	63, 159, 166, 203, 230
— —, körperlich-intern	20
— —, objektiv faßbar	15
— —, seelisch und geistig	20
— — und -zufälle	15, 86, 158, 203, 207, 214
— — — —, sichtbare	54
— — — —, infolge mangelnder Repertorisationstechnik	54
— — — —, Unterscheidung	207
— — — —, Schema	159
— — — —, hierarchische Ordnung	214, 215
— — — — nicht mehr gelten lassen	215
— — — —, markanteste	201
— — — —, Einteilung	22
— -zufälle	240
— —, subjektiv geäußerte	15
Kriege und Notzeiten	115
Kriegsbericht, peloponnesischer	33
Kriterien, 3, von *Kent*	175
Kritikvermögen	60
Kugel in den Kopf schießen	110
Kultur, römische	199
Kümmernisse, seelische	92
Kunstfehler	37
—, ärztlicher	202
Kuren, keinerlei, während der Pupertät	88
Kurieren	36
Kur, patente	93
Kurpfuscherei, indiskutable	228

L

Laborbefunde	189, 206
— —, nicht eindeutig	215
— -medizin	11
— und Radiologie, ohne arbeiten mußten	59
— -werte	11, 33
— —, objektive	230
Labia majora	59
Lachesis	116
— -krankheit, schwere Formen der	202
— —, Zeichen und Zufälle	202
— LM	202
Lähmung, behoben	67
—, Heilungen von schwerer	213
—, linker Arm	67, 168
—, schlaffe	24
—, spastische	24, 71
—, tetraspastische	177
—, was können wir sehen?	215
Lallen	25
Laotse	222
—, Erkenntnis von	233
Laparotomie	215
Lasègue	69
— links	71
Laserstrahlen	23
Lazarus	177
Leben, andere Qualität	145
—, lebenswert	48
Leben, menschliches	109
—, nicht mehr lebenswert	94
—, normales	92
Lebensbrunnen	39
— -elexier	173
— -erwartung	98
— -kraft, Rest	223
— —, verbrauchte	56
— -müdigkeit	29
— -mut, neuer	214
— -qualität	145, 147
— -quantität	147
— -raum, normaler	103
— -überdruß	29, 47
— -untauglichkeit	29

Leber	38
— -chemie, eingehende	218
—, chronisch entzündet	130
—, Erschütterungsempfindlichkeit der	230
— -Gallen-Blasenbereich	58
— -grenze	16, 58
— — im Normbereich	76
— —, obere	37
— —, untere	37
—, indolent 2 Querfinger vergrößert	79
—, —, vergrößert	80
—, Präzirrhose der	37
— -schaden	77, 218
— — und Altersdiabetes	174
—, stark geschwollen	218
—, vergrößert, druckempfindlich	200
—, — und erschütterungsempfindlich	130
— -vergrößerung	75, 78, 79, 230
— — nach Krieg und Gefangenschaft	78
— —, Klopf- und Druckempfindlichkeit	210
Lebewesen, animalisch-tierisches	179
— mit Geist und Seele	219
Leib, aufgetrieben	37, 58
—, weich	33
Leidens- oder Konstitutions-Stadium	43
Leistengegend	59
Leiste, weiche	59
Leitgedanke, grundsätzlicher	152
— -symptom	232, 235
Libido	62
Lichtscheu	23
— -therapie	224
Lidkrampf	24
— -schlag	24
— -spalt	24, 57
Liebe	90
Liebesgeschichten, vorbei und vergessen	131
— -kummer	126, 128, 201
— -sehnsüchte	116, 210
— - und Lebenskraft	120
— - — Sexualwünsche	102
— - — Zärtlichkeitsbeweise	48
— -varianten	48
— -wahn	28

Linie, keine klare	213
Lippen	57
Liquorverlust aus dem rechten Ohr	68, 168
LM VI-Arzheiprüfung	44
— VI dilution	41
— -Potenzen	35, 63, 84, 86, 211
Lösungsstufe	40
Lumbago	69
Lunge, Kapazität	58
Lungengrenzen	58
Lycopodium	78, 79, 80, 88, 89, 90, 91, 130, 138, 197, 209
—, bis Lebergrenzen normal	200
—, hin und wieder	88
— in hohem Maße	198
— -Krankheit	209
—, normaler Zellstoffwechsel	197
—, zur Heilung	196
Lymphknoten, regionäre	58
Lysergsäurediaethylamid	118, 184

M

Mächte, undurchsichtig-bekannte	95
Magenausgangsbereich	38
— -bereich	58
— -blase	127
— -Duodenal-Pankreas-Bereich	79, 80
— - und Pankreasbereich	87
Magersucht	85, 86, 87, 88
Magie, normal menschliche	217
Magier	236
Mal	205
Mandeln	57
Manipulation	100
Mao Tse-tung	226
Marionette, menschliche	100
Mastdarmlähmung, postluische	153, 156
Materia medica homöopathica	171
— — —, genaueste Kenntnis der	211
— —, homöopathische	107, 155
Matrosen, ägyptische	34
Mäuseversuch vom Mindestmaß an Zucker	177
Maxime	90, 107
Mazdaznan	231
Medikation (Schlaf)	62
Medizin, allopathische	213

Medizin, geschlossenes System der	239
—, homöopathische	83, 213, 239
—, menschliche	52
—, wissenschaftliche	13
Medulla spinalis	230
Melanie	35
Mensch, guter	91
—, ist er depressiv?	108
—, — — frei?	102
—, — — irr?	105
—, jeder süchtige	184
—, kein Versuchsobjekt	106
— -lich abstrus	105
— -lichkeit	137
— —, gefühlswarme	48
— normal, längst eine Fiktion	99
—, reagiert abnorm	100
— schon Mensch in seiner Zeugungsminute	103
— unter Menschen	101
Menschen, abnorme	29
— -antlitz	104
—, depravierten	118
—, gemüts- und geisteskrank	105
— glücklich machen, alle	60
— halluzinieren öfter	107
— im Alter	48
— in der Vollkraft ihrer Jahre	48
— -leben ist zu kurz	103
— —, Qualität	144, 145
— —, Quantität	144, 145
— nicht aufputschen	107
—, normale	20, 30, 95, 103
—, —, keine antisozialen Typen	104
—, nur sehr bedingt frei in Sexualität und Liebesverlangen	103
—, stille als Menschen, normale	99
— -würdig behandelt	56
—, qualitative und quantitative Beschaffenheit	16
—, regelmäßig, in Intervall und Dauer	62
—, stockig-klumpig, starker Blutverlust	200
—, unterbrochen	62
Mercurius solubilis	33, 34, 156, 178, 201
— — bei osmischen und geusischen Halluzinationen	139, 211
— — LM VI	33
— sublimatus corrosivus	42
Merkfähigkeit	60
— -schwäche, allgemeine	28
Meßgeräte, elektrische	23
—, elektronische	23
—, optische	23
Messias	143
Messungen, elektronische	24
Metastasen in der Lunge	76
Migräne	77, 138
— -anfälle	76
Mikroskop	23
Milli-Ampère	41
Milz	58
— -region	38
— und Leberbereich druckempfindlich	33
Mimik	56
Mißbildungen am Gebiß	57
Mission erfüllen	60
Missionierungswahn	28
Missionsaufträge	210
Mithridates	231
Mitscherlich	226
Mittagsschlaf	89
Mittel, antibiotische	37, 72, 153
—, obsoletes homöopathisches	245
Mittelmeerraum	34
— — -völker	34
— -wahl	83
Modeerscheinung	84
1 Mol.	41
Molekulargewicht	41
Mönche, christliche	136
Morallehren	103
Motivation, forensische	147
Motorik	56
Müdigkeit	25, 79
— nach der Schule	215
— schwindet	88
Mund	57
— -geruch, käseartiger	172
— —, mäuseurinartiger	162
—, trocken	33
— -winkel, hängt in Ruhe und bei willkürlicher Innervation der mimischen Muskulatur	67
— —, rechts, hängt	213

Muskelschwund	24
— -zuckungen, faszikulär	24
— —, fibrillär	24
Muskeln, Aktionsfähigkeit	71
Muskulatur, mimische, seitengleich innerviert	67

N

Nachkriegsschicksal	80
Nachsatz	35
Nachtschweiße	210
Nachtuntersuchen	203
Napoleon	199
Narren	105
Nase	57
Näseln	25
Nasenbluten	46, 47
Natrium muriaticum	83, 110, 115, 128, 201
Nebukadnezar	144
Neoplasmen	230
Neosolvarsan	156
Nepotismus	199
Nervenarzt im Sinne *Hahnemanns*	174
— — zum seelischen Bankrott getrieben	214
— -austrittspunkte am Kopf	60
— — an Armen und Beinen	60
— -kranke, Klinik für	100
— -krankenhäuser	21
— -krankheiten	23, 24, 183, 184
— -lähmung	67
— -schmerzen bis in das Ganglion	214
— -system	60
Nervus ischiadicus, druckempfindlich	60
Netz, soziales	95
Neurologie, klinische, zentral und peripher	80
Neurosen, schwere Formen	202
— -therapie	210
— und Neurotiker	30
Neurotiker	30
Neuzeit	131
niedergedrückt, morgens wie abends	47
Nierenauswertung	230
— -beckenentzündung, chronisch rezidivierenden, ohne bakteriellen Befund im Urin	231
— — — im Rückfall, abakterielle, durch antibiotische Behandlung	73
— — —, öfter	72
— -bluten, plötzliches	76
— -erkrankungen, homöopathische Ausheilungsmöglichkeit	231
— -gegend, Schmerzen in der, beidseits	175
— -lager	58, 75
— —, druck- und erschütterungsempfindlich	72, 175
— -operation, rechts	76
Niesen	34
Nonnen	102
Normalisierung	19, 91, 114
— ist mehr als Heilung	85, 86
— mehr als eine Remission	91
—, neue Art von Gesundheit und neue Lebensqualität	86
normal, niemals	99
— vom Krankheitsbild her	47
Nornen	234
— und Parzen	241
— — — halten sie für ihre Lieblinge	242
Noxen, Folge von	184
Nullis licet omnia	233
Nux vomica	138
Nystagmus	24, 57

O

Oberflächen- und Tiefensensibilität	60
Oberflächenvergrößerung dieses Arzneistoffes	40
Objektivanamnese	38, 62
Objectiva	155
Observanz, klinische	13
Octavus-Krise	76
Ödeme	60
—, prätibiale	38
Ohrenschmalz	57
— -schmerzen, rechts	214
Operationen	62
—, plastische	68
—, vom Augenarzt vorgesehen	215

Opfer, menschliche	107
Oppenheim-Gordon	71
optischer Bereich, Störungen	135
Ordnung, hierarchische	16, 21, 86, 161, 203, 207, 214
—, streng hierarchisch	83
— und Gesetzmäßigkeit, hierarchische	84
Organbereiche	18
— -defekt	91
— -funktionen, alle Stufen	219
— -system	18
—, gesamtes	183
—, nachgeordnetes	183
— -transplantation	231
Organismus, Abwehrkraft des	152
—, weiblicher, Regelmäßigkeit	16
Organon	126
Orgasmus	111
— -stürme	111
Orientierung, doppelte	25
Osmose, Gefälle der	229

P

Pandemien	34
Pankreas	38, 77
— -bereich	38, 58
Paracelsus	162, 190
Paralysis progressiva	140
Parameter, wissenschaftliche	95
Paranoia	140
Patient, Fragen an den	158
—, normal orientiert über Ort Zeit und Lage	60
—, wie hält er sich?	60
Paulus von Tarsos	30, 199
Peitschen und Zwicken mit Zangen	111
Penicillinkuren	156
Penis, normal gebildet	59
Periode	114
Perkussion	59
Persönlichkeit prämorbide	108
—, volkommene	109
Pest, attische	33, 34
— und Syphilis	162
Pettenkofer	207
Pflegebedürftige, Pflegeheim	96
Phänomen	106, 107
—, psychopathologische überbetont	147
Phantasiegebilde = Illusionen	140
Philosophie der Unterdrückten und der Zukurzgekommenen	103
— des Hungers	103
—, humanistische	239
Phosphor	76, 78, 129, 192, 193
— -Krankheit	209
—, normale Zellfunktion	197
Phosphorus	46, 47, 51, 69, 74, 76, 77, 80, 88, 90, 91, 93, 107, 139, 157, 201, 207, 217
— als Heilmittel	157
—, Arzneimittelbild das Korrelat bildet	230
— bei akustischen Halluzinationen	211
—, konstitutionelle Eigentümlichkeit	47
— LM VI	217
— -Medikation	47
—, Normalisierung	196
—, unwirksam	47
Physikum	42
Piräus	34
Pius XII	94
Pneumonie, genuine	157
Politik	98
Politiker	47
— aller sozialen Schattierungen	103
—, geisteskranke	100
Polysklerose	178
Popanz	100
Potentia coeundi	62
— generandi	62
— satisfaciendi	62
Potenz	62
—, heilerische	40
— -stufe	45
Praxis aurea	209
Presse, uniformierte	241
Primum vivere deinde philosophari (von einem alten Philosophen)	103
Programmierung, völlig falsche	183
Prophet	60, 143
—, jüdischer	136
Prostatabereich	59
Protestanten, strenggläubige	110
Prozeß, akuter	18
—, chronischer	18

—, infauster	38
—, subakut	18
Prüfung des Babinski	71
Prüfungsprotokolle	13
Pseudologia phanthasia	38
Psora, innere	183
P.S.R.	69
— und A.S.R., links	71
Psychiatrie	55
—, ein Wort zur	84
—, Fachwissen in der	155
—, homöopathische	147
—, klassische	11
—, klinische	11, 20, 53
—, *Kraepelin*scher Prägung	151
— von *Kraepelin* und *Bumke*	152, 223
psychisch: indolent, wortkarg, einsilbig	79
Psychisme et Homoeopathie	208
Psychoanalyse, die Lösung des Problems	53
Psychologie	96
Psychopathologie des Trinkers	218
Psychopharmaka	48, 49, 54, 107, 126, 144
—, allopathische versagen	52
—, Auswirkungen von	186
— -behandlung	211
— -dedikation	55
— -medikation	138
— —, Schäden nach	55
— -therapie	55
—, Versagen der modernen	165
—, Wirkungen und Nebenwirkungen	201
Psychopath	110
Psychopathologie, vielfältige	53
Psychose	11, 16, 20, 32, 131
—, einzige	209
—, exogene	139
—, halluzinatorische	51
—, keinerlei Zeichen einer	211
—, körperliches Geschehen bei einer	210
—, paranoid-halluzinatorische	174
—, schizophrene	233
— und Psychotiker	31
— — Suchtbehandlung	53
Psychosentherapie mit den heutigen Psychopharmaka	212
Psychotherapie	114
Puls, an Armen, Beinen und Füßen tastbar	59
— der Arteria femoralis	59
— -frequenz	63
—, in Qualität und Schlagfolge	60
—, rasend	156
—, sehr schneller	33
Pulsatilla	76, 83
Pupertät	89
Pupillenreaktion auf Licht und Konvergenz	57
— -spiel	24
— weit oder eng	56
Pusteln	34
Pyramiden bauen	226
— -zeichen	71, 72

Q

Querfingerbreite	37
Quinquagesima-Milia-Potenz	38
— — -Verdünnung	40
Quis quid, ubi, cur, quomode, quando qua re quibus auxiliis?	61

R

Raptus melancholicus	29
Rauchen, Einstellung zum	193
—, was, wie oft und wieviel	62
Rauschgiftdepots, im Körper Abbau der	185
Reagenzglas	40
Reaktionen, schwerste	107
—, stürmische	54
Reaktionsvermögen	100
Recht, römisches	199
Reflexe	60
Reformnahrung	108
Reglement, soldatisches	146
Reiteration, monotone, heilerischer Informationen	224
Reizzustände einzelner Bereiche des Gehirns	141

Remission	91, 233
Repertorien von *Jahr*	208
Repertorisation	34, 83
— der Zeichen und Zufälle	46
—, Ergebnis	83
— eröffnen	215
—, homöopathische	239
—, im Sinne *Hahnemanns*	164
—, Pannen bei der	54
—, Technik der	155
Repertorium	63, 127, 159
— niemals zu Wege bringen	54
—, steht im	164
Restitutio ad integrum	91
Rethorikerschule, Redner aus der	112
Rhus tox.	69, 70, 71, 72
Rhythmusstörungen, keine	91
Riechstörungen	24
— -vermögen, gestört infolge Schlag	26
— —, — — Stoß	26
— —, herabgesetztes	26
— — nach fieberhaften Erkrankungen	26
— — — Trauma	26
— —, total und partiell gestört	24
— —, verschärftes	26
Rippenbogen	37
Robert-Koch-Ära	207
Röntgenstrahlen	23
Rotwein trinken	88
Rülpsen	89

S

Saufbold	146
Säuferwahn	139
Samenzelle, väterliche	103
Sättigungsgefühl bemerkt	88
Scrotum	59
Sediment, keinerlei pathologische Bestandteile	75, 76
Seele, Kenner der	225
Seelenblindheit (nach Schock)	23
Sehnsüchte	49
—, sehr schwere	202
Sehstörungen	23

Seiltänzer-Gang	60
Seinsbereich	46
—, im anderen	109
Seitensprünge, spekulative	83
Sektkonsum	47
Selbstbestimmung, menschliche	104
Selbsterneuerung, Ringen der ständigen	180
Selbstmordabsichten	210
— -androhung	29
— begehen	110
— -gedanken	29, 210
— -versuche	29
Selbstvorwürfe	29, 210
— -zucht und Selbstkontrolle	114
Self-made-man	171
Semeion	15, 205
Semiologie	11, 15, 17, 137, 205, 207, 208, 232
—, auf Zeichen festgelegt	205
—, Beachtung	212
—, Definition der	206
—, Gesetzmäßigkeiten	209
—, homöopathische	15, 49, 84
—, klinische	15
—, moderne	54
—, Richtlinien der klinischen	20
— — Therapie, homöopathische	34
— und ihre Bedeutung	33
—, vernachlässigt	147
Sendungswahn	28
Seneca	179, 184, 185
—, Sucht und Inaffinimentation	223
— und *Marc Aurel*	180
Sensationen, optische und haptische	211
Serienanfällen	50
Sexspiele	92
Sexualität	117
—, normalisiert	116
Sexualleben	117
— -neurotiker	128
Sexus	90
Sichselbsterneuern	180
Sicht, homöopathische	43
Simillimum	175
Sinnesreize, in akustischer oder haptischer Hinsicht	60
— -täuschungen	140, 162
Sinuhe der Ägypter	198
Skala, innere	19

Skandieren	25
Skleren, weiß, gelb oder blutig	56
Sodbrennen	61
somatisch-psychisch	193
Somnolenz	25, 60
Sonorität der Lunge	58
Sopor	25
Sozialstruktur	101
—, menschliche	104
Spannen in den Waden	71
Spektren, verschiedene	209
Spekulation	107
Speziallabor für interne Diagnostik	174
Spezialwissen	224, 225
Spießer-Welt	125
Spleen	209
Sport und Leibesübungen	92
Sprache, normal oder wirr	60
Sprachstörungen	24
— -verlust, totaler	24
Spritze, antibiotische	244
Subjectiva	155
Sucht	118
— = Alkohol, Drogen	201
—, Gefahren	118
—, Grundlagen	224
—, Heilung der	181
— -mittel	180
— und Neurose	224
—, Zusammenhänge	224
Süchtige	50
—, Heilung	179
—, rückfällig	180
Suggestionskraft	180
Suizid	29
Sulfonamide und Antibiotika, Einführung	153
— — —, Entdeckung	153
Sulfur	83, 93, 118, 127, 156, 185, 193, 201, 244
— C 30 dil.	51
— LM VI	153
—, Wächter und Beschützer normaler Zellfunktion	198
— -zeichen und -zufälle	201
—, zur Ausheilung	197
Symptom	15
—, seelisches	83, 207
—, sonderliches	236
—, ungewöhnliches	232
Symptomatologie	15, 205
Symptomenhascherei	16
— -jäger	207
Syndrom, postcomotionelles	194
Synthese	238
System, mittleres innersekretorisches	182

Sch

Schäden, gesundheitliche	55
—, konstitutionelle	43
Scharlatane, Tummelfeld aller	162
Schau, funktionell-dynamische	204
—, geistige ärztliche	240
Schizophrenie	107, 201
—, Todesurteil	164
—, unheilbare	165
Schlaf	62, 113, 129
—, gestört	126, 218
— -losigkeit	126
— -mittel	74
— -rhythmus, Störungen des	171, 210
—, sofort	62
— -sucht	87
— - und Appetenzstörungen	19
Schlagfolge und Schlagfüllung	60
Schlangengruben, Wust von psychischen	158
Schlankheitsmode	85
Schlapp	130
Schluchzen	34
Schlucken flüssiger Speisen, unmöglich oder erschwert	25
— von festen Speisen, unmöglich oder erschwert	25
Schluckimpfung	183
— -störungen	25
— -unvermögen, totales	25
Schmerzen, starke, im rechten Ohr	213
Schockdemenz	84
Schock, halluzinotische Welt	128
Schöpfung, Imagination der	179
Schule, höhere	92
Schwachsinn	96, 97
— ist Debilität	29
Schwangerschaft, normale	93

Schweiß	61, 62	— des Schmeckvermögens	24
— -geruch	61	—, endokrine	19
—, kalt oder klebrig	62	—, funktionelle	211
Schwindel	47	—, geistige	210
— beim Aufstehen	46	—, gesundheitliche	54
— -gefühl	194	— im Gedankenablauf	210
Schwitzen an bestimmten Stellen des Körpers	62	—, innere	210
—, nachts	61	—, intestinale	19
		—, körperlich-intern	19, 20
		—, mimische	23
		—, seelische, Klagen über	210

St

		—, verzahnte	204
		—, zwischenmenschliche	210
Stadium, akut	43	Stottern	25
—, subakut	43	Strabismus	56, 57
Stammeln	25	Strömung, politische oder religiöse	104
Status	86	Strebungen, innere	102
— epilepticus	50	Struktur in sozialer und religiöser Hinsicht	101
— praensens	155	—, soziale	99
— quo	83	Studenten, Popanz der	163
Staunen, imenses	182	Stuhlgang	61
Stehvermögen bei geschlossenen Augen und Füßen	60	—, hell verfärbt	129
Stellung des Gebisses	57	Stupidität	46
Sterben, langsames	242	Stupor	45, 60
Stethoskop	59		
Stigmata, an Händen und Füßen	19		

T

Stigmatisation, Muster der neurovegetativen	189		
Stimme, heiser	33	Tabakblasenphänomen	63
—, monoton oder tonlos	57	Tabu	102
—, näselnd	57	Tachyarrhythmia spontanea	210
Stimmen	140	Tam-Tam	106
— hören	61, 106, 107, 165, 210, 211	Tee, schwarzer	62
		Technik, therapeutische	56
Stimmung, jähzornig	29	Terminus technicus	195
—, labil	28	Terribles simplificateurs	208
—, launisch	28	Therapia magna sterilisans	231
—, leicht erregbar	28, 29	Therapie, antipsorische	199, 212
—, niedergeschlagen	29	—, apsorische	212
—, streitsüchtig	29	—, echt kunstgerecht	107
—, wütend	29	— der Suchten und der Süchtigen	228
—, zornig	29	— des immanenten Menschen	228
Stimmungslage	19	— — innersten Menschen	228
Stimulans, seelische	92	— — Lichts	224, 228
Stinknase	172, 173	—, *Hahnemann*sche	11
Störungen, äußerlich wahrnehmbar	24	—, klare	214
— beim Gehen und Stehen	24	— mit Psychopharmaka	53
— der Enzymbildung	216		
— — Muskelkraft	24		

— nach *Hahnemann*schem Verständnis	213	—, keine Wissenschaft vom	185
—, nicht menschlich	54	—, Kenntnis der Gesetze des	224
—, normal, intern	55	—, Sklave des	180
—, ohne Illusionen	12	unterbewußtseinsbezogen	225
—, psychiatrische	53	Untergewicht	62, 85, 86, 87
— -Schema bei halluzinatorischen Psychosen	51	—, Pankreasbereich druckempfindlich	217
—, schnell, sicher und angenehm	54	Unterhautfettgewebe	86
		Untersuchung, digitale	59
— von alten endogenen Depressionen	51	—, klinische	16, 155
		—, körperlich-intern	83, 85
— — Nervenschmerzen	53	—, psychiatrisch-klinisch	83
Thorax	58, 230	Untersuchungsbefund, psychosomatisch	87
— -winkel	37, 74	— -methode, klinische	11, 13
Thukydides	33, 34	— -technik, klinische	13, 241
Tobsuchtsanfall	68, 168	— —, semiologische	54
Todesgedanken	29	— -weise, klinische	56
— -sehnsucht	29	Ureterverlauf	58, 72
Torkeln, wie ein Knallfrosch	177	—, beidseits frei	75
Torpor	25, 60	Urin, Aussehen	61
Tötungswahn	28	—, Farbe und Aussehen normal	75
Toxikologen, Gespräch mit	218		
Toxine von Viren oder Bakterien	183	— -konzentration	76
		Urteil, verhältnisschwachsinnig	98
Toxizität	37	Urteilsvermögen	28
Träumen	210	Utopie	101
Trauminhalte	62		
Trennung von Seele und Geist	185	**V**	
Tropfenzahl	45		
Trottel	99	Valleix	69, 71
Tumoren	230	Variationsbreite	145
		Vegetatives und Unbewußtes	240
U		Venen	60
		Venus von Milo	146
Überbewertung	215	Veränderungen, qualitative	60
— -empfindlichkeit des Riechvermögens	24	Verdauungstrakt	182
		—, enzymatische Fehlinformation im	183
— -gewicht	62, 92		
— -mensch	106, 109	Verdünnung	40
Übungen, geistige	136	Verdünnungsreihe	36
Umbringen, alle	60	Verfassung, psychische	127
Umfallen	24	Verfolgungswahn	28
Umsicht und strengste Konsequenz	211	Vergiftungserscheinungen	107
		— -zustände abtauchen	56
Unabhängigkeit, in sozialer Hinsicht	163	Verhaltensweise	19
		Verhältnisschwachsinn	86, 95, 97
Unbewußtes	180	Verkennung, illusionäre	228
Unmenschen	85, 109	Verlangen nach kühlem Wasser	34
Unterbewußtsein	141, 181, 224		

Verlust der ewigen Seligkeit	28
— — Nähe Gottes	28
— des Lebenswillens	28
— — Leitgedankens	28
Vernichtungswahn	28
Verrücktheit	140
Versklavung, menschliche	105
Versuchstiere	56
—, seelisches Niveau der	220
Versündigungsideen	28, 210
— -wahn	28
Verteilung, feine	40
Verteilungszustände, feine	229
Vertrauensarzt	78, 79
Verwerfungen, tektonische	181
Vesiculär-Atmen	58
Veterinärmedizin	160
Virchow	15, 207, 208
— -sche Lokalpathologie	204
— - und Koch-Epoche	208
Virgo intacta	85
Viruskrankheit	34
Visionen	25, 136, 140
Vitalfunktionen	78
Vita sexualis	62
Vordiplom	42
— -erkrankungen	62
— -fahren, unsere	34
— -gänge, energetische, Mittler	198
— -stadium der Todesangst	111
— -stellungen, gesunde	224
— — —, Löschen der seelischen	185
Vulva, normal, konfiguriert	59
— - oder Penisneid	102

W

Wachliegen	47
Wagner, Werner	55
Wahn	95
—, echter	140
—, endemisch	95
— -inhalte	28
— -krankheiten	117
— -sinn	140
— -stimmungen	61, 140
— -vorstellungen	28, 95, 143
Waltari, Mika	198

Warburg	196
— -sches Atmungsferment	196
Wärme- und Kälteempfindung gestörte,	24
—, menschliche	51
Wasserbruch	59
— -lassen, Hindernisse	61
— —, nachts	130
Weitschweifigkeit	28
Welterlöser	143
Wertigkeitsstufe, höchste	84
Wiedergabevermögen	28
Wiedergeburt, geistige	214
Wiederholung, stereotype	183
Wieland	196
— -sche Oxydo-Reduktion	196
Willensentscheidung, Möglichkeiten der freien	102
Wirbelkörper, versteift, zwei	70
Wirkung, enzymschädigende	37
—, genschädigende	184
—, organische	182
—, paradox	47
Wirkungsbereiche, mittlere seelische, geistige	182
Wirtschaft	98
Wissen, nervenfachärztliches	211
Wohlbefinden	101
Würzweine	45

Z

Zahnfleisch	57
Zauberei	217, 236
Zehenspreizphänomen	71
Zeichen	47, 48, 206
—, auffallendestes körperlich faßbares	239
—, äußere	16, 22, 159
—, geistiges	25, 28
—, innere, 1. Ordnung	16, 23
—, —, 2. Ordnung	16, 23
—, —, 3. Ordnung	23
—, inneres	23, 63
—, kein Symptom	205
—, körperliche	83
—, objektive	55
—, psychische	16
—, seelische	28, 83

—, sichtbares	15	—, körperliche	26, 83
—, somatische	16	—, menschliche	106
—, sonderlich-eigenheitliche	232	— oder Beschwerden, seelische	29
— und Zufälle	13, 16, 34	—, psychische	16
— — — beim Repertorisieren auf Phosphorus	87	—, seelische	83, 208
— — —, körperliche und seelische	84	—, somatische	16
		— und Modalitäten, körperliche	203
— — —, seelisch-geistige	63	—, Zeichen	206
— — —, Abdeckung von symptomatischen	54	Zufallstreffer, keine mehr	54
		Zunge	57
— — —, Gegenüberstellung der wichtigsten	203	—, Bißwunde	119
		—, hochrot	33, 34
— — — im Repertorium	211	Zustand, exogen-psychotischer	139
— — —, seelische	203	— innerer Ruhe	114
—, zuerst, dann Zufälle	63	—, innerlich irgendwelcher abnormer	60
Zellatmung	196, 197		
— -neubau, kompensatorischer	197	—, psychosomatisch	90
— -zerfall, abgefangen	197	zuverlässig und normal-menschlich	54
Zelle, harmonische Funktion der	195		
		Zuwendung, menschliche	51
Zell-System in Zellplasma und Zellkern, innerstes	183	— und Hinwendung zum Kranken	98
		Zyklothymie	173, 201
Zellularpathologie	154, 208	Zwangshandlungen	115
Zentralnervensystem	50, 216	— -jacke, chemische	11, 55, 107
Zerebrum	230	— -krankheit	114, 115
Zeugenberichte aus Ost und West	102	— -vorstellungen	114, 115
		Zwerchfell	37
Zincum	154	— -hochstand	19, 20, 72, 78, 79, 80, 87, 130, 186, 200, 210
Zirkel	112		
Zucht, strenge geistige	136, 236	— — von 4 Querfingerbreiten	75, 79
Zuckerbilanz, Abklärung der	230	— -stand	16, 33, 58, 74, 76, 77
— -verzehrer	176		
Zuckungen, unwillkürliche	23	Zwitterwesen, ein heterogenes Gebilde	179
Zufall	15, 240		
Zufälle	106, 206, 240	—, jeder Mensch ist ein	184